全国高等卫生职业教育创新型
人才培养"十三五"规划教材

供医学影像技术专业使用

超声诊断学

U0278596

主　编　赵　燕　肖迎聪

副主编　杨兵社　耿春叶　韩蕊娜　黄晓云

编　委　（以姓氏笔画为序）

马晓晴　（铁岭卫生职业学院）

尹　红　（重庆三峡医药高等专科学校附属医院）

吕　解　（邢台医学高等专科学校）

杨兵社　（陕西中医药大学第二附属医院）

肖迎聪　（陕西中医药大学附属医院）

张　华　（宜春职业技术学院）

张国辉　（曲靖市第一人民医院）

张鹏飞　（陕西中医药大学第二附属医院）

赵　燕　（周口职业技术学院）

袁盛兴　（曲靖市第一人民医院）

耿春叶　（邢台医学高等专科学校）

黄晓云　（曲靖医学高等专科学校）

韩蕊娜　（唐山职业技术学院）

华中科技大学出版社
http://www.hustp.com
中国·武汉

内 容 提 要

本书是全国高等卫生职业教育创新型人才培养"十三五"规划教材。

本书包括超声诊断的基本知识及概念、各脏器或系统的超声检查及实验指导。本书由超声诊断技术专业教学经验丰富的一线教师和临床经验丰富的影像学专家按照"必需、够用"的原则编写。本书图文并茂,条理清楚。

本书可供医学影像技术专业使用。

图书在版编目(CIP)数据

超声诊断学/赵燕,肖迎聪主编.—武汉:华中科技大学出版社,2018.2(2025.1重印)

全国高等卫生职业教育创新型人才培养"十三五"规划教材. 医学影像技术专业

ISBN 978-7-5680-2805-9

Ⅰ.①超… Ⅱ.①赵… ②肖… Ⅲ.①超声波诊断-高等职业教育-教材 Ⅳ.①R445.1

中国版本图书馆 CIP 数据核字(2017)第 107076 号

超声诊断学   赵　燕　肖迎聪　主编
Chaosheng Zhenduanxue

策划编辑:史燕丽
责任编辑:张　琴　余　琼
封面设计:杨玉凡
责任校对:刘　竣
责任监印:周治超
出版发行:华中科技大学出版社(中国·武汉)　　　电话:(027)81321913
　　　　　武汉市东湖新技术开发区华工科技园　　　邮编:430223
录　排:华中科技大学惠友文印中心
印　刷:武汉市籍缘印刷厂
开　本:880mm×1230mm　1/16
印　张:17　插页:6
字　数:573 千字
版　次:2025 年 1 月第 1 版第 5 次印刷
定　价:49.80 元

全国高等卫生职业教育创新型
人才培养"十三五"规划教材
（医学影像技术专业）
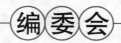

委　员（按姓氏笔画排序）

王　帅　　南阳医学高等专科学校
王　利　　泰山护理职业学院
王木生　　江西卫生职业学院
王德华　　苏州卫生职业技术学院
朱福良　　江西卫生职业学院
邬红蓉　　重庆三峡医药高等专科学校
李敬哲　　鹤壁职业技术学院
杨兵社　　陕西中医药大学
杨尚玉　　鹤壁职业技术学院
肖迎聪　　陕西中医药大学
赵　燕　　周口职业技术学院
晏志勇　　江西卫生职业学院
郭树怀　　邢台医学高等专科学校
崔军胜　　南阳医学高等专科学校
韩晓磊　　陕西能源职业技术学院
廖伟雄　　肇庆医学高等专科学校
谭理连　　广州医科大学

前 言

QIANYAN

　　《超声诊断学》是为适应 21 世纪医学影像专业的发展,以教育部批复的《医学影像技术专业建设方案》为依据,根据华中科技大学出版社组织的"全国高等卫生职业教育创新型人才培养'十三五'规划教材"会议的精神编写而成。超声诊断学是医学影像技术专业重要的组成部分,是医学影像技术专业的必修课。自 20 世纪 70 年代以来,超声诊断技术在我国迅速发展,日趋普及,并取得了令人瞩目的成就。介入性超声、经食管超声和术中超声等技术的新发展,不仅为临床提供了可靠的诊断信息,而且还用于指导临床治疗。医学影像技术专业已成为医学院的一个常见专业,同时也是目前各级各类医疗机构人员缺乏的专业。

　　本教材针对高职高专职业院校学生特点,以就业为导向。编写注重实用性,体现理论与实践相结合,将知识传授与能力、素质培养相结合。目的是培养具备良好职业素养的技术应用型人才,使其能够在各级各类医疗卫生机构和相关领域从事超声诊断技术等工作,并具有广阔的发展前景。

　　教材编写时力求贴近高职高专医学影像技术专业学生在各阶段的应用方向。章后复习题指导以医学影像技术专业资格考试为方向;另外,加强指导学生的职业素质的培养,注重体现医学人文教育理念,促进学生思想素质的提高。各章节均体现超声诊断学与其他影像学临床检查中的不同之处,教材总共 80 学时,其中理论 54 学时,实践课 26 学时,与教学大纲保持一致。

　　由于超声诊断技术发展迅速,在编写过程中编者尽管努力关注超声发展的前沿知识,但仍难涉足它的各个方面,加之水平有限,书中缺点和疏漏之处在所难免,诚请广大同仁批评指正。

编　者

目 录

MULU

第一章 绪论

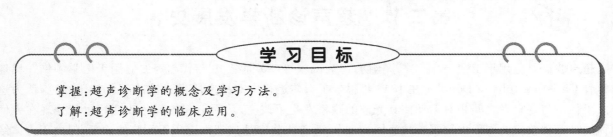
超声诊断学是一门以电子工程学与医学相结合为基础,利用体外或腔内超声波照射,非侵入地获得人体活性器官和组织的精细大体断层解剖图像,同时密切结合临床医学,使一些疾病得到早期诊断的综合学科。其研究内容包括超声诊断的物理基础,超声诊断仪结构、操作技术,如何对声像图做出分析判断及介入性诊断与治疗等。

第一节 超声诊断学概述及临床应用

自然界中的波根据其性质分为两大类:机械波和电磁波。声波、水波等属于机械波,而无线电波、X线等属于电磁波。超声波是指振动频率在 20000 Hz 以上的机械波。超声波与光波相似,有直线传播、散射、衰减及多普勒效应等物理特性,再通过各种类型的超声诊断仪,将超声波发射到人体内,在人体内传播的超声波遇到不同组织或器官的分界面时,发生反射或散射等,形成回声,其强度由界面的性质和空间分布决定。这些携带组织器官信号的回声经接收、放大和处理后,由显示器显示为波形、二维或三维图像,这些图像统称声像图,超声诊断学根据观察分析声像图的结果并结合临床表现对疾病做出诊断。超声诊断仪由发射、扫查、接收、信号处理和图像显示等部分组成,分主机、探头、显示器、操控板四大部件。探头是其主要部件,是在发射和接收超声波的过程中将电能转换成声能或将声能转换成电能的装置,也称换能器。一台主机可根据检查脏器的不同或临床应用科室不同匹配一个或多个探头。

由于超声诊断仪技术的快速发展,超声诊断学在临床的应用越来越广泛。与其他影像学相比,超声诊断学在临床的应用具有以下特点:①无放射性损伤,超声医师和受检者均不需要防护,临床应用安全;②实时动态获得检查脏器切面及运动状态;③可方便获得被检查器官的多方位断层切面。

超声诊断对人体实性软组织的检查应用尤为广泛,超声对软组织脏器的组织结构和含液体器官有很高的分辨率,能清晰显示这些组织器官的细小病变或功能变化,使得过去许多难以发现和不能确认的疾病,得以早期发现和确诊。如肝、胰、脾、肾脏、子宫、前列腺等实质脏器和胆囊、膀胱等含液脏器,超声声像图均可清晰显示其组织结构及病理变化。

在产科方面超声已成为常规检查项目之一,超声显像不仅能够对胎儿的形态结构进行观察与了解,而且能实时地观察到胎儿在宫内的运动、行为以及胎儿血流动力学变化。三维超声能将胎儿表面结构非常逼真地展现出来。

超声心动图可以全面、直观、实时地显示心脏大血管的解剖结构,以及心肌、瓣膜的运动状态和血流状况,所以能使先天性心脏病(先心病)、心脏瓣膜病、心肌病及冠心病等心脏病的诊断水平显著提高。近几年超声诊断在心血管方面新技术、新方法层出不穷,除传统的 M 型、二维、多普勒以及经食管超声心动图以外,心脏三维超声、血管内超声等技术的应用,使得超声心动图成为心脏内、外科重要的影像学检查之一。

腔内超声通过食管、直肠和阴道等探查人体组织器官,提高了超声对深部器官疾病的诊断能力。介入性超声检查的应用,大大提高了对恶性肿瘤的临床术前确诊率,如超声引导下细针经皮穿刺细胞学检查对一些肿瘤的确诊、超声引导下经皮穿刺对肝癌注射无水酒精的治疗等,均已取得良好效果。随着超声新技术的不断发展,超声诊断将会有更广阔的临床应用前景,目前在肌肉骨骼、外周神经检查方面的应用也在逐渐推广。

第二节　超声诊断学发展史

超声波最早应用于工业、农业、军事国防、海底勘察等,20 世纪 40 年代超声波应用于医学领域。奥地利学者 Christian Johann Doppler 在 1842 年报告了天体运行中双星座所发光波的颜色趋于红色,认为这是由于行星与观察者之间相对运动使其光波的频率发生了改变,从而引起的颜色改变。也就是现在人们所称的多普勒效应。同年由德国精神病医生 Dussik 首先将穿透式超声应用于颅脑的诊断,但由于人体结构复杂,只能反映超声波通过人体后的衰减现象,因此没有达到实用的程度。1946 年 Firestone 将雷达技术与声学原理相结合,提出了 A 型超声诊断原理,开始了超声脉冲回声检测技术,应用反射式超声进行医学诊断,开辟了超声医学应用新的领域。1952 年美国 D. H. Howry 和 Bliss 开始研究 B 型超声切面图像,发表了二维超声应用于各种组织器官的切面图像,并介绍了复合扫描原理。B 型超声的问世,促进了超声在临床应用中的发展。1954 年 Edler 和 Hertz 应用西门子反射记录器来研究心脏,探测到二尖瓣活动曲线,自此开始了超声心动图描记法,即 M 型超声心动图。

1961 年机械驱动探头扫查法应用于临床,1971 年 N. Bom 报告用了 20 个晶片的电子线阵方形扫描方法,20 世纪 70 年代计算机技术在超声诊断仪中得到了广泛的应用,超声诊断技术快速发展。到了 20 世纪 80 年代,彩色多普勒血流成像研究获得成果,1981 年 Stevenson 报告彩色编码数字型多选通多普勒在房室瓣关闭不全探测上的应用,在彩色多普勒发展过程中又是一个良好的开始。20 世纪 80 年代后期,彩色多普勒血流成像仪研制成功,它同时附有脉冲频谱和连续频谱,可以获得更多信息,图像实时直观,检查快速易行,结果比较可靠,准确率高。

20 世纪 90 年代,心脏和其他内脏器官的三维成像、彩色多普勒能量图(CDE)、多普勒组织成像(DTI)技术、血管内超声、超声造影、介入性超声等又取得了明显的新进展。从 20 世纪 90 年代初期开始,仪器的研制方面主要向自动化、综合化、定量化、多功能等函数层显像方向发展,致力于从反射、散射特性中提取更多的信息。如调频显像(FM)、三维超声显像、超声计算机断层成像(UCT)、全息显像等尖端技术均有更细微的分辨能力,能为临床提供新型的高清晰的图像信息。三维超声研制与应用弥补了二维超声的某些不足,具有良好的发展前景,但目前在临床的应用还有些技术上的局限。

在国内,早期心脏超声造影检查采用静脉注射过氧化氢溶液、二氧化碳、冰盐水以及葡萄糖振荡液等来观察有无心内分流,后期这些造影剂逐步应用到了肝脏、妇科脏器等的检查中,但这些造影剂均无法通过肺循环。近几年发展较快的微气泡造影剂能产生直径为 $2\sim10~\mu m$ 的微气泡,可以通过肺循环,已用于超声下心肌造影及肝脏等器官的研究,也具有临床应用价值。

21 世纪以来,随着多媒体计算机的发展,出现了医学影像设备多媒体计算机化,使超声及其他影像诊断仪成为多媒体计算机的一种或多媒体输入设备;或者在这些成像设备中引入多媒体功能,使多媒体计算机技术、通信技术集成到同一数字环境中,进行交互式的实时大容量信息存储、处理、编辑、展示和传递通信。凭借多媒体技术,通过医院内外的窄带、宽带综合数据网络进行患者资料、声像图等信息的交换传递,使超声诊断远程会诊、视像会议成为一个新的发展方向。

介入性超声近几年从过去单纯导向诊断已走向治疗,超声介入治疗是超声作为独立学科将来要发展的重要部分。腔内超声、谐波技术、声学密度测定等高新技术的不断发展,将推动超声领域的不断进步。

第三节 超声诊断学习指导

超声诊断学的主要学习任务是在一定的基础医学和临床医学知识基础上,通过学习超声诊断原理、检查方法、各系统脏器正常声像图和病理声像图表现等,学习者能规范扫查各脏器,正确分析声像图,对常见病、多发病能做出正确诊断并准确书写报告。

超声诊断学是临床诊断的一部分,学习时要注意理论联系实际;不仅应学好基础理论,还要通过实验课熟练掌握各脏器的规范扫查切面,实践出真知,通过不断的操作与练习,努力提高诊断正确率,减少误诊和漏诊。同时还要培养良好的医德医风、严谨的科学态度、积极进取的工作作风。

学生在学习过程中要具有严谨的逻辑思维与科学的方法,因为正确的判断来源于周密的检查和全面的分析。做出诊断时不仅要根据声像图特征,还要结合临床表现、实验室检查资料和其他影像学检查结果,综合分析、全面考虑,才能正确掌握诊断的规律。

一个正确的认识往往需要经过由物质到精神,然后再由精神到物质,即由实践到认识,再由认识到实践的多次反复,才能够完成。超声诊断在临床实践工作中,由于经验不足和检查条件的限制,可能出现因现象掩盖本质而误诊和漏诊的情况,因而不能单凭经验主观臆断,而应在提出诊断后坚持对患者进行追踪、随访。检查后行手术治疗者,要核实术中所见及其病理组织学诊断,通过与超声探测结果互相对照,不断总结经验,纠正错误,减少误诊和漏诊,提高诊断正确率。

影像解剖学、病理学是超声诊断学的基础,在学习超声诊断学过程中要经常复习和密切联系。学好超声诊断学必须掌握各种不同切面之间的解剖学关系、各脏器的正常声像图特点、各种常见病的组织形态学改变,以及其在声像图上的特异性改变。

超声诊断学的课程包括教学大纲所规定的课堂讲授,以及与其相结合的临床示教和实习。在上级医师指导下的实践学习环节是必不可少的,学生应通过实践提高诊断能力。

 ## 第四节 超声医务工作者的职业素养

医务工作者作为一种特殊职业,面对的是有思想、有感情的人;担负着维护和促进人类健康的使命,关系到人的健康利益和生命。因此,医生在职业活动中,不仅在医疗技术上要逐渐达到精良,而且面对每一位患者还需要有亲切的语言、和蔼的态度、高度的责任感和高尚的医学道德情操,只有这样才能使自己成为德才兼备的医学人才和担负起"救死扶伤,治病救人"的光荣使命,从而才能成为一个受人民群众爱戴的医生。

当下医患关系紧张已成为一个不容忽视的社会现象,高强度的工作压力和紧张的医患关系使很多医务工作者的职业素养标准发生了改变。临床超声科室常常是就诊率较高、患者较拥挤的科室之一,作为超声医务工作者应该具备怎样的职业素养才能正确面对患者和处理工作中的问题呢?以下内容可作为参考。

(1)要提高对医学道德的基本原则即不伤害原则、有利原则、尊重原则和公正原则的认识和理解,并用这些基本原则指导自己的职业活动;同时,要提高对医疗卫生保健实践中伦理问题的敏感性及运用上述基本原则分析和解决伦理问题,把医疗技术和医学伦理统一起来。

(2)要认真履行国家卫生和计划生育委员会制定的医学道德规范,救死扶伤,实行社会主义的人道主义。时刻为患者着想,为患者解除病痛。尊重患者的人格和权利,对待患者时,不分民族、性别、职业、地位、财产状况,一视同仁。文明礼貌服务,举止端庄,语言文明,态度和蔼,同情、关心和体贴患者,廉洁奉公,自觉遵纪守法,不以医谋私。为患者保守秘密,实行保护性医疗。与同行同事之间互学互尊,团结协作,正确处理与同行同事间的关系。

(3)医患之间要保持良好的沟通。超声医务工作者在检查过程中,需要患者的配合。良好的沟通使医患双方更好地相互理解,有利于检查的进行。由于医学技术的进步,大量高科技超声设备的介入使医生的诊断越来越快捷;医生对这些设备的依赖性也逐渐增强,因此在医患之间出现了有形的医疗机器,致使医患双方的思想交流减少,即医患关系在一定程度上被物化了,并且医生重视的只是疾病。因此,医患沟通可以弥补上述缺陷,也可以消除双方的误会、减轻医患关系紧张以及减少医患矛盾或纠纷,进而有利于建立和谐的医患关系。

(4)要注意人文关怀。医学起源于他人关怀、人类关怀的需要,它与人文有着天然不可分割的联系。我国古称"医乃仁术",誉医生为"仁爱之士"。以上说明,人文关怀是医学的本质特征,也是医学的核心理念。长期以来,医务人员受生物医学模式的支配,加之超声科的工作特点,客观上造成了医生只是面对一个系统乃至一个器官的局面。医学技术的飞速发展导致技术至上主义的滋长以及市场化导致部分医疗卫生保健机构把追求更大的经济利益作为服务的潜在动力等,从而削弱了医务人员对患者的人文关怀。要树立医学人文精神的理念,即对患者健康和生命权利的敬畏,关爱患者的生命价值,尊重患者的人格和尊严。

(5)严谨求实,奋发进取,钻研医术,精益求精。不断更新知识,提高技术水平。扎实的专业技术是医务工作者在临床工作的基本要素;超声诊断学技术发展迅速,未来还会不断地有新技术问世;学无止境,在工作中保持积极的学习态度才能跟上超声医学的发展。

复习题

1. 超声诊断学的概念。
2. 超声诊断学与其他影像学相比具有哪些特点?
3. 如何学好超声诊断学?

第二章 超声诊断的物理基础

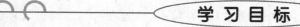

第一节 超声波基本物理量

超声波的本质是一种高频机械波,它的声源振动频率超过 20000 Hz。人耳能感知的声波频率范围是 20~20000 Hz,所以人耳不能感知超声波。超声波的产生需要两个必要条件:高频声源和传播超声波的介质。超声波不能在真空中传播,这一点有别于电磁波。超声波具有频率高、方向性强、能量大、危害小等特点,在医学成像中得到广泛应用。本节重点介绍超声波的基本物理量。

一、声速

超声波在弹性介质中传播时,单位时间内传播的距离称为声速。超声的传播速度与人耳可闻的声波相同。超声声速与介质的密度、弹性、温度等相关,即主要取决于介质的声学特性。实验表明:不同频率的超声波在相同介质中传播的速度基本相同,相同频率的超声波在不同介质中传播的速度不同。超声波在 20℃水中的传播速度是 1450 m/s,而人体大部分组织属于软组织,其声学特性与水相近,所以超声波在软组织中的传播速度近似于 1500 m/s,而超声波在骨骼中的传播速度是软组织的近 3 倍。

二、波长

波动的同一传播方向上两个相邻的相位相差 2π 的质点,振动的步调恰好是一致的,我们把它们之间的距离即一个完整波的长度称为波长。了解所用超声波的波长对估计仪器的分辨率及仪器能分辨病灶的大小是有帮助的,因为波的纵向分辨率的极限是半波长。

三、频率

超声波声源每秒振动的次数称为频率,单位是赫兹(Hz)。超声波频率大于 20000 Hz,医用超声波按频率可分为四类:①低频超声:频率范围为 1.0~3.0 MHz。②中频超声,频率范围为 3.0~10.0 MHz,这是常规超声的频率范围,在临床上得到了最广泛的应用。③高频超声:频率范围为 12.0~20.0 MHz,随着超声仪器制造工艺的提升,高频超声在浅表器官和小儿超声领域的应用日益深入。④超高频超声:频率大于 20 MHz。

四、声压

超声波在介质中传播时，介质密度将做周期性变化，从而引起该处瞬时压强 P 的变化。把压强瞬时值 P 与无超声传播时压强值 P_0 之差称为声压。声压随介质密度的变化亦做周期性变化。声压可用仪器直接测量，仪器所测为有效声压 P_e，它与声压幅值（Pm）的关系是 $P_e = P_m/\sqrt{2}$。

五、声特性阻抗

声特性阻抗简称声阻抗（Z），它是超声物理中最重要的概念，是影响超声成像最关键的参数。声阻抗是声介质的力学量，反映了介质的声力学特性。声阻抗的单位是 $N \cdot s \cdot m^{-3}$，实用单位是瑞利（1 瑞利 = $10 N \cdot s \cdot m^{-3}$）。声阻抗等于介质中声速（$c$）和介质密度（$\rho$）的乘积。即：$Z = \rho \cdot c$，部分人体组织声阻抗测定数据参见表 2-1-1。人体组织根据声阻抗可分为三大类：①低声阻组织，如正常充气的肺部组织；②中等声阻组织，如含液体的胆囊、膀胱，实质性脏器如肝脏、子宫等；③高声阻组织，如成人骨骼等。三类组织之间声阻抗相差甚大，彼此之间不能传播超声波。人体大部分组织属于中等声阻组织，超声波适合于此类组织的检测。在中等声阻组织中，声阻抗接近，声速大致相等，可利用不同组织间声阻抗差造成的超声波反射、散射来识别不同的组织与脏器，从而进一步判断其性质。超声波具有很好的软组织分辨率，介质的声阻抗差达到 1‰，在其交界面产生的反射回声声波即可被测量。这是超声成像并用于医学诊断的物理基础。

表 2-1-1　人体正常组织的密度、声速、声阻抗

介质名称	密度/（$\times 10^3$ kg·m^{-3}）	声速/（$\times$ m·s^{-1}）	声阻抗/（$\times 10^6$ N·s·m^{-3}）
血液	1.055	1570	1.656
血浆	1.027	—	—
大脑	1.038	1540	1.599
小脑	1.030	1470	1.514
脂肪	0.955	1476	1.410
软组织	1.016	1500	1.542
肌肉	1.074	1568	1.684
肝	1.050	1570	1.648
肾	—	1560	—
脑脊液	1.000	1522	1.522
颅骨	1.658	3860	5.571
甲状腺			1.620～1.660
胎体	1.023	1505	1.540
羊水	1.013	1474	1.493
胎盘		1541	—
角膜		1550	—
晶状体	1.136	1650	1.874
前房水	0.992～1.012	1495	1.486～1.513
空气（22℃）	0.00118	334.8	0.000407

六、声强

声波传播过程中单位时间内通过单位横截面积的周期平均能量为声波强度，简称声强。声波传播的过程是以声速将声源的能量传播出去的过程。

七、反射与透射

声学介质是以声阻抗划分的,两种不同的介质分界面就构成了介质界面。超声波在介质中传播时,一般遵循几何声学原则:①在均匀介质中以直线传播;②遇到界面时会发生反射(图 2-1-1)和透射。在人体医学成像中,反射回声声波携带着脏器表面轮廓、管道结构等大界面信息。而透射确保超声波能够继续向前传播,为深部组织的成像提供了基础。超声波在界面发生反射的条件是:①界面的线度远大于超声波波长及声束的直径;②介质的声阻抗在界面处发生改变。超声波在不同介质中反射能量的大小由反射系数衡量,超声波在不同介质中透射能量的大小由透射系数衡量。超声波在界面上的反射和透射只有在垂直入射时声强才能守恒。超声波垂直射入不同生物介质的界面时的声压反射系数见表 2-1-2。

表 2-1-2　超声波垂直射入不同生物介质的界面时的声压反射系数

名称	荧光树脂	颅骨	血液	肝	脑	皮肤	肌肉	脂肪	水
水	0.350	0.570	0.007	0.035	0.007	0.029	0.020	0.047	0.000
脂肪	0.390	0.610	0.047	0.049	0.054	0.076	0.067		
肌肉	0.330	0.560	0.020	0.015	0.013	0.009			
皮肤	0.320	0.560	0.029	0.006	0.022				
脑	0.340	0.570	0.000	0.028					
肝	0.320	0.550	0.028						
血液	0.350	0.570							
颅骨	0.290								

八、散射与衍射

超声波传播过程中,遇到线度远小于波长的微小粒子,超声波将发生散射现象(图 2-1-2)。散射无方向性,如果介质中存在许多悬浮粒子,当超声波传到这些障碍物上时,这些粒子又将成为新的波源而向四周发射超声波,有一部分超声波就要偏离原来的传播方向,众多微小颗粒会使超声波的传播方向发生连续改变。超声探头可以在任何角度接收到散射波,形成声像图的背景图像,这是对超声诊断不利的一方面;另一方面,人体组织细微结构造成的散射又是形成脏器内部图像的另一声学基础。

在超声波传播过程中,遇到界面或障碍物的线度与超声波波长相近时,超声波可以绕过障碍物继续向前传播,这一现象称为衍射。由于衍射与障碍物的线度有关,超声波遇到障碍物时会发生两种现象:①由于障碍物线度较大,超声波不能完全绕过障碍物,在障碍物之后超声波不能到达的区域称为声影,声影是超声波探查不到的盲区。②与波长相仿的病灶探查不到,此时超声波会完全绕过病灶,不形成明显反射回声声波,在图像上不会出现病灶的外形轮廓。

镜面反射回声

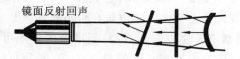

图 2-1-1　超声波的反射回声

散射回声

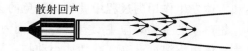

图 2-1-2　超声波的散射回声

九、衰减

超声波在介质中传播时,随着传播距离的增加其声强逐渐减弱的现象称为衰减。导致超声波衰减的主要原因有以下几种:①扩散衰减:超声波在空间传播中因能量分布的改变而造成的衰减,如反射、透射、波阵面表面的扩大造成单位横截面积通过的声能减少。超声波的扩散衰减与波阵面的形状有关,而与传播超声的介质特性无关。②散射衰减:散射过程是超声波与众多散射体的多次相互作用的过程,把超声波散射到其他方向而使原来传播方向上的超声波能量减弱。实际的介质可能有外来杂质,如空气中的灰尘和液体中的悬浮粒子,都会成为散射中心;即使单纯的介质,热起伏也会导致局部密度的变化。而人体组织更是一个非均质介质,当超声波遇到这些散射中心并发生相互作用时,散射衰减就会发生。③吸收衰减:由于介质的黏滞、热传导和复杂的弛豫过程而引起的超声吸收,它把超声波转变为内能和热能。

人体组织间的衰减差别是超声诊断的重要依据。人体组织的衰减与其所含成分有关。通常液性成分衰减最少,实质性组织的衰减程度随蛋白含量的增高而增高,蛋白质中以胶原蛋白的衰减最多,钙化的衰减更多,含气组织在人体组织中的衰减最多。

十、多普勒效应

多普勒效应是奥地利科学家 Christian Johann Doppler 于 1842 年首先发现并报道的。当声源或接收体相对介质运动时,接收体接收到的超声波频率发生变化的现象,称为超声波的多普勒效应(图 2-1-3)。若波源的发射频率为 f,接收到的频率为 f',由多普勒效应引起的接收频率的变化 $f_d = f' - f$ 称为多普勒频移。多普勒频移可以判定血流方向,当血流朝向超声探头时,此方向为正方向,反之为负方向。多普勒频谱法测定血流速度时就是根据 f_d 的正负值来判断血流方向的。在超声仪器中,f_d 自动转换为血流速度,由于 f_d 与超声束和血流方向之间的夹角的余弦成正比,超声束与血流方向平行时 f_d 最大,随着两者夹角的增大,f_d 逐渐减小。因此在超声多普勒检查中,为了获得最大频移信号,应使超声束与血流方向尽量平行。但这样又增加了衰减损耗,所以在实际操作工作中要求超声束与血流方向之间的夹角小于 60°。f_d 的大小与探头发射频率 f_0 成正比,对于一定值的 f_d 来说,f_0 越小,所测量的流速 v 越大,因此,为了测量高速血流,应尽可能选用低频探头。

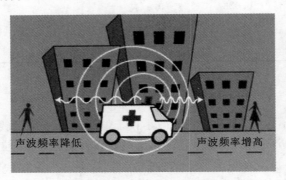

声波频率降低　　　　声波频率增高

图 2-1-3　多普勒效应导致接收频率变化

第二节　超声波的生物效应与诊断安全性

超声波的医学应用开始于 20 世纪 40 年代,迄今不到 80 年时间,但其发展速度之快、普及范围之广远超人们最初的预期。一直以来,超声波医学应用的安全性受到了人们的一致好评,但其作为一种机械波在和人体发生作用的过程中就不可避免的会产生生物效应,所以对其安全性的阈值研究也不断深入。

超声波的生物效应主要有三种,分别为热效应、空化效应和增流效应。①热效应:超声波的作用可以使生物体组织温度升高。在活体小动物实验中,以 $I_{SPTA} = 1.5\ mW/cm^2$ 照射小鼠颅骨 90 s,温度升高(简称温升)超过 5 ℃。温升≤2 ℃时,暴露时间长达 50 h,不会发生任何生物效应,但温度升高(简称温升)超过 4 ℃时,常可导致中枢神经系统的发育畸形,如脑积水、无脑、小眼、上颌发育不良、面部裂等。②空化效应:超声波为高频变化的压缩和弛张波,其压力和负压力呈周期性改变,在负压作用下液体可产生空化效应。诊断用超声波在动物体内可致空化,产生空泡,在小鼠、大鼠、兔、猴及猪的动物实验中,声压达 0.5～1.0 MPa 时即可发生肺组织中红细胞外渗,有学者测量 B 型超声诊断仪弛张期负压在 0.45～0.54 MPa 之间。超声造影剂注入静脉后,大量微气泡进入血液,微气泡在超声波作用下可产生共振和猝灭,在微小空间可导致局部高温高压。而空气微泡或气泡在人体组织中很常见,比如常态下的肺泡或肠管中,临床灌洗、冲洗或产气杆菌感染等均可产生微气泡。③增流效应:脉冲式超声诊断仪的声束聚焦野内可使水介质出现增流效应,即流速加快。控制声功率不变而增加振幅时,3.5 MHz 聚焦野中液体可增流 5

倍。常规 B 型超声诊断仪其流速为 1 cm/s,而多普勒超声诊断仪其流速可达 14 cm/s。有报道多普勒声束在水中流速较血液中大 100 倍。增流可使细胞膜振动,可增强心肌收缩,在剪切力及微增流条件下,易导致血栓形成。

可以说超声诊断的安全性问题,从超声医学诞生的那天起就得到了科学界和医学界的重视。1992 年国际提出 EDA510(K)的人体应用声强标准,超声诊断人体脏器最大声强值如表 2-2-1 所示。由于同一类型的超声诊断仪各生产厂家设计的声强输出差别甚大,不同类型之间(B 型、彩色血流成像、脉冲/连续多普勒显像)亦有较大差别,因此超声仪器的声强输出需要经过法定机构检测方能确定其准确声强数值。

表 2-2-1 超声诊断人体脏器最大声强值

部 位	I_{SPTA}(mW/cm²)
心脏	430
周围血管	720
眼球	17
胎儿	94

但该规定未能表达超声的热效应和空化效应。1995 年国际上提出更新的、反映热效应和空化效应的两个指标:热指数(TI)和机械指数(MI)。TI 指超声实际照射到某声学界面产生的温升与使界面温升 1℃ 所需功率的比值。TI 在 1.0 以下认为对组织无致伤性,但对胎儿检查应调节至 0.4 以下,对眼球检查应调节至 0.2 以下。MI 指超声在弛张期的负压峰值(MPa 数值)与探头中心频率(MHz 数值)的平方根值的比值。通常认为 MI 在 1.0 以下是无害的,但对胎儿检查应调节至 0.3 以下,对眼球检查应调节至 0.1 以下;在使用超声造影剂的情况下,MI 应调节至 0.1 或更低。在现代超声仪器上针对不同检查均预设了相应条件,TI 和 MI 均已控制在安全范围。

总之,超声波医学在全球范围的广泛应用迄今尚未出现明确的负面效应,仅此一点就可以说明超声波的临床应用是安全的。但我们仍应秉持必需、最少次数、最低剂量的原则,在胚胎、胎儿时期检查或对眼球等敏感组织脏器检查时更应格外重视。

第三节 超声诊断仪的基本结构与类型

超声诊断仪是超声成像的工具,它的质量高低对超声临床诊断起着至关重要的作用。随着计算机技术、电子技术、信息技术和材料科学的迅速发展,超声诊断仪的性能有了很大提高,现代超声诊断仪已经实现了全数字化,正朝着集约化、信息化、智能化的方向发展(图 2-3-1)。本节介绍超声诊断仪的基本结构和类型。

一、基本结构

超声诊断仪的基本工作原理是向人体组织发射超声波,并接收组织产生的回波信号,仪器检出回波某种物理参量(如幅度、频率等)的变化,然后以某种方式在显示器上输出,供医师分析诊断之用。超声诊断仪最基本的结构包括探头、发射电路、接收电路、主控电路、显示器等。其中超声探头是仪器的核心部件之一。

1. 探头 超声探头兼具超声波的发射和接收作用。将电振动转化为超声波,穿透人体组织,是探头的发射作用;将从人体组织接收到的超声回波转化成电信号,传导至接收电路,是探头的接收作用。超声诊断仪的灵敏度、分辨率、伪像等都与探头密切相关,了解它的基本结构、工作原理很有必要。

(1)探头的基本结构:探头种类繁多(图 2-3-2),性能各异,但基本结构包括压电换能器、壳体、电缆及其他部分。压电换能器是探头的功能件,具有发生和接收超声波的作用,完成电声能量的相互转换,它由压电振子、聚焦件、匹配层和背衬块组成,压电振子(晶片)是换能器的关键部件,根据探头的种类和用途不同,它可以制成不同的形状,如圆片形、长条形、环形、圆柱形和管形等。壳体的功能是支撑、屏蔽、密封

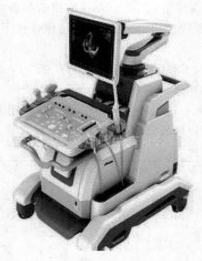

图 2-3-1　全数字化超声诊断仪

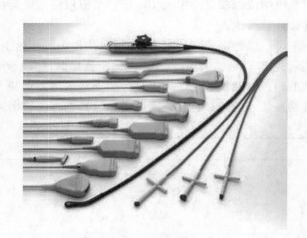

图 2-3-2　各种超声探头

和保护换能器。

（2）探头的种类：①腹部探头：常规频率为 2.5～5.0 MHz，具有良好的穿透力，能满足常规腹部脏器的超声扫查。②浅表探头：常规频率为 7.0～12.0 MHz，具有良好的细节分辨率，能满足浅表脏器和周围血管的超声扫查。③心脏相控阵探头：常规频率为 2.0～5.0 MHz，其体积较小，声束很容易通过胸部肋间隙在人体内做扇形扫查，得到视野宽阔的图像，可对心脏进行扫查。④穿刺探头或穿刺引导装置：穿刺探头是一种中央带有楔形孔的线阵探头，穿刺引导装置是在探头上附加的用以引导穿刺针的穿刺架。⑤术中探头：在手术中应用的探头，体积较小，因为可以直接接触脏器，频率一般较高，最高能够达到 14.0 MHz，根据临床需要可以制成竖式、指式和卧式等不同形态。⑥腔内探头：目前已有经阴道探头、经直肠探头、经食管探头、胃镜探头、尿道探头、腹腔镜探头等，由于有效避开了气体影响，贴近了扫查脏器，图像质量有了明显提高，近年来还开发了直径小于 2 mm、频率在 30.0 MHz 以上的经血管内探头，可用于冠脉内成像。

2. 显示器　超声的图像信息由显示器输出，它是医师研判疾病的平台。最普通的显示器是采用阴极射线管，而越来越多的超声诊断仪已经采用液晶显示器，大有取而代之的趋势。它和显像管相比，具有体积小、重量轻、省电等优点。

3. 基本电路　脉冲式回波超声诊断仪种类很多，结构各异，但它们的基本电路构成类似。

（1）主控电路：最简单的主控电路是同步触发信号发生器，它周期性地产生同步触发脉冲信号，分别去触发控制发射电路、扫描发生器。在现代数字化超声诊断系统中，已直接利用计算机进行同步控制，它不仅控制扫描和声束的形成，还控制许多计算测量过程。

（2）发射电路：发射电路是在受到同步信号触发时，产生高压电脉冲去激励换能器发射超声波。发射超声波的振动频率是由换能器的晶片特性和厚度决定的。

（3）接收电路：它包括射频放大电路、解调和抑制、视频放大电路三个基本组成部分。

二、类型

超声诊断仪根据成像方式的不同可分为 A 型超声诊断仪、M 型超声诊断仪、B 型超声诊断仪和超声多普勒系统。目前在临床广泛使用的超声诊断仪已经将多种成像法合成在一个超声诊断系统内，随着技术的进步，一些新的成像方式也逐步整合进了超声系统，比如组织谐波成像、3D 实时成像等。

1. A 型超声诊断仪　超声波声束不扫描，只进行一个方向的传播，利用显示波形的幅度反映组织界面反射回声声波的大小，它属于幅度调制型超声诊断仪，简称为 A 超。现在 A 超的临床应用范围已经很小，基本处于淘汰的边缘，仅在眼科还有小范围应用。而且在现代超声诊断系统里已经不再包含 A 型成像法。

2. M 型超声诊断仪　超声波声束同样不扫描，只进行一个方向的传播，但利用显示屏上随时间展开的深度变化曲线的亮度来反映组织界面反射回声声波的大小,它属于辉度调制型超声诊断仪。在显示屏上,以亮度反映回声的强弱,垂直方向表示检测深度,水平方向表示时间;因为临床主要用于显示心脏各层次结构随时间变化的运动曲线,反映心脏一维空间组织结构的运动情况,所以又称为 M 型超声心动图(图2-3-3)。

3. B 型超声诊断仪 B 型超声成像是目前使用最广泛的成像方式,它利用辉度表示回波幅度大小,实时显示与超声声束扫查一致的切面回声图像,简称为 B 超。根据声束的扫描方式可分为电子线阵扫描和电子扇形扫描(简称电子扇扫),其中电子扇扫又可分为电子凸阵扇扫和电子相控阵扇扫两种。

(1)电子线阵扫描:线阵探头是由若干小阵元排列成直线阵列的换能器组合,目前阵元数已达 256、512、1024 或更多。在电子开关的控制下,阵元按一定的时序和编组受到发射脉冲的激励而发射超声波,并按既定的时序和编组控制多阵元探头接收回声,回声信号经放大处理后输入显示器进行亮度调整。显示器的垂直方向表示探测深度,水平方向表示声束的扫查位置(图 2-3-4)。

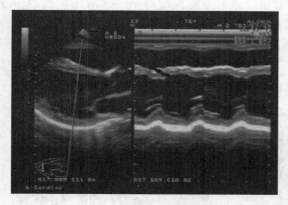

图 2-3-3 M 型超声心动图

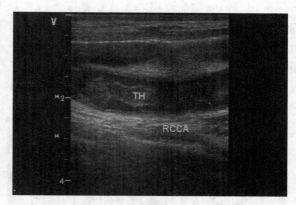

图 2-3-4 线阵扫描显示右颈总动脉血栓
RCCA,右颈总动脉;TH,血栓

(2)电子凸阵扇扫:电子凸阵扇扫的工作原理与电子线阵扫查基本相同,但获得的是扇形图像。凸阵探头的阵元是按一定弧度排列,弧度的曲率半径 R 分为大、中、小三种,妇科和肥胖患者用大尺寸,如 R=60 mm;常规腹部、泌尿检查用中尺寸,如 R=40 mm;心血管检查用小尺寸,如 R=20 mm。凸阵探头与线阵探头相比具有以下优点:①相同的体表接触面,深部的视野宽;②能有效地避开骨骼引起的观察死角;③凸阵探头为圆弧形,可自由选择方向压迫探头,能有效排除肠道内气体干扰(图 2-3-5)。

(3)电子相控阵扇扫:相控阵探头采用的是尺寸较小的线阵换能器,它和线阵探头类似,由多个阵元呈直线排列。由于它体积较小,声束很容易通过肋间隙在人体内做扇形扫查,得到视野宽阔的图像,所以是心脏检查的主要模式(图 2-3-6)。

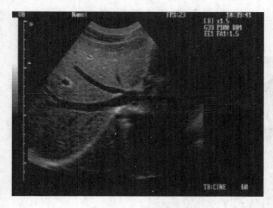

图 2-3-5 电子凸阵扇扫

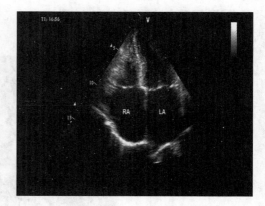

图 2-3-6 电子相控阵扇扫显示心尖四腔心
RA,右心房;LA,左心房

4. 超声多普勒系统 在前面已经介绍过超声多普勒效应,利用多普勒效应可以检测出大多数运动结构(如心脏瓣膜)或散射子集合(如血管中的红细胞群体)背向散射回波的 Δf;作为检查对象的多普勒血流信号,可以用仪器分析、用图像显示或用耳监听运动结构的状态。超声多普勒技术在医学上主要用来检测血流,根据频移情况对血流和心血管病变进行诊断,具体可分为:①探查血流状态,区分层流和湍流;②鉴别液性暗区的性质;③检测血流速度;④估测压差;⑤估测血流量。目前,已成为心血管疾病不可或缺的诊断技术。根据多普勒频移的表现形式和超声波的发射方式,超声多普勒系统又可分为连续多普勒超声系统、脉冲多普勒超声系统和彩色多普勒超声系统。

(1) 连续多普勒(CW)超声系统:CW 是连续地发射和接收超声波的一种多普勒系统,CW 的优点是灵敏度高、速度分辨率高,能测量高速血流且不受深度限制,只要在波束内运动的任何物体的回声信号都能探查到。但所有运动目标所产生的多普勒信号混叠在一起,无法辨别信号产生的确切部位,即不能提供距离信息(图 2-3-7)。

(2) 脉冲多普勒(PW)超声系统:PW 超声发射是以脉冲方式间歇进行的,因此发射和接收信号可以由探头中的同一个晶阵单元完成。脉冲多普勒技术具有沿超声束的不同深度对某一区域的多普勒信号进行定位检测的能力。脉冲多普勒的距离选通功能,可以在不同探测深度以及每个深度的不同长度上进行定位调节,从而增加了血流定位探测的准确性,是一个十分重要的优点。脉冲多普勒技术的主要缺点是所测流速值受到脉冲重复频率的限制。脉冲多普勒的采样深度和测量速度的乘积是一个常数,因此增大采样深度就会降低流速的可测值,反之减小采样深度就能增大流速的可测值(图 2-3-8)。

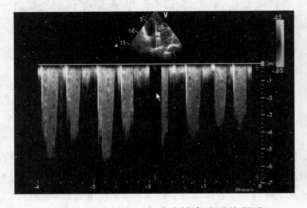
图 2-3-7　CW 显示主动脉瓣高速反流频谱

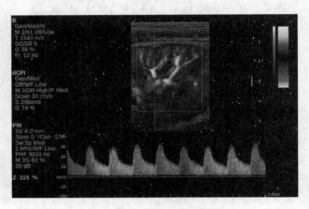
图 2-3-8　PW 显示肾动脉血流频谱

(3) 彩色多普勒血流成像(CDFI)超声系统:PW 探测的只是一维声束上超声多普勒血流信息,习惯上把 PW 称为一维多普勒。PW 要测定某一位置的血流很方便,但要了解瓣口血流流动的详细分布就很困难;而 CDFI 对血流的多种信息具有很好的探测、处理和成像能力。CDFI 是采用脉冲多普勒和 B 型超声混合成像的系统装置。CDFI 采用国际照明委员会规定的彩色图,它有红、蓝、绿三种基本颜色,用红色表示正向流,用蓝色表示反向流,并用红蓝的亮度表示流速的大小,此外用绿色及其亮度表示血流出现湍流或发生紊乱的程度(图 2-3-9)。

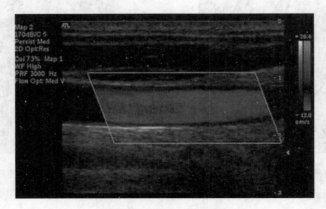
图 2-3-9　CDFI 显示颈总动脉血流

第四节 超声诊断仪的使用、调节与维护

超声诊断仪属于精密、贵重的大型医疗设备,其使用、调节与维护有着一套成熟的规范,虽然各个厂家生产的产品在具体操作上有一些差异,但使用的原则基本相同,本节就此做一概述。

一、使用与调节

1. 受检者信息输入 数字化超声诊断仪均可以录入受检者信息,包括受检者姓名、性别、年龄、体重等基本信息,根据不同的检查类别还可以输入特定信息,比如在产科条件下需要录入受检者末次月经时间、胎儿数目等。

2. 探头选择 根据不同的检查内容选择相应的探头,如成人腹部选择弧形腹部探头,浅表器官选择线阵浅表探头,心脏选择相控阵心脏探头等。

3. 条件选择 现代超声诊断仪在各个探头下均根据检查部位设置了不同的条件,如在腹部探头下有肝胆、泌尿、妇科、产科等不同检查条件,在浅表探头下有颈部血管、甲状腺、乳腺、外周血管等不同检查条件。

4. 常用参数调节 在具体使用过程中,以下参数调节的频率较高,对图像质量和诊断都会产生较大影响。

(1)增益:这是在超声诊断仪使用过程中调整频率最高的条件,增益分为总增益和分层增益,分层增益也称时间增益补偿或距离增益补偿。增益的调节跟个人对灰阶适应程度的差异有关,也和具体的病变有关。

(2)频率:数字化超声探头均为变频探头,例如,腹部探头的频率范围一般为 2.5~5.0 MHz,当受检者体形适中时选择 3.5 MHz,体形肥胖时需要降低频率,选择 2.5 MHz,体形瘦小时可以增加频率,选择 5.0 MHz。更为高端的超声诊断仪在使用过程中可以实现实时自动变频。

(3)深度:根据患者的高矮胖瘦需要对检查深度进行适当调节,例如常规腹部的检查深度一般为 16 cm,当受检者体形肥胖时就需要增加深度至 18~20 cm,甚至 20 cm 以上。

(4)焦点:包括焦点位置和焦点数目。焦点所在位置是图像最清晰之处,在常规情况下一般将焦点置于图像深度的中点或中点略偏后的位置;更为重要的情形是当发现病变后将焦点置于病变所在位置,即感兴趣区,将会改善病变的影像质量。现代超声诊断仪已经能够实现多点聚焦,焦点数目可以达到 5 个、7 个,甚至更多,但增加焦点数目会降低图像帧频,当仪器性能一般时更为明显,所以一般情况下焦点数目 2~3 个已能够满足临床需要。

(5)动态范围:动态范围和图像的对比度、层次密切相关,增加动态范围会降低对比度,增加图像层次;减少动态范围会增加对比度,减少图像层次。如当我们需要将某一病灶的边缘显示得更清晰时可以适当减少动态范围,而当我们需要将某一病灶内灰阶层次显示得更丰富时可以适当增加动态范围。增加动态范围会降低图像帧频。

(6)彩色量程:针对不同的血管或瓣膜口血流速度的参考值范围不同,彩色血流的量程也需要进行相应调整,总的原则是量程需要和血流速度相适应,较高的流速范围用较高的量程,较低的流速范围用较低的量程。假设股动脉的流速范围为 60~100 cm/s,彩色量程可设为 60 cm/s;股静脉的流速范围为 10~30 cm/s,彩色量程可设为 10 cm/s,彩色量程并不是一个绝对固定值。

(7)彩色增益:当彩色血流充盈不佳时可适当增加彩色增益,就正常血流而言,彩色血流以中等、能区分层流色彩层次为度,既不宜太亮,也不宜太暗。当彩色增益过度时,就会出现彩色外溢和彩色斑点噪声,此时就需要适当降低彩色增益。

(8)彩色血流敏感度:这一参数的调节是显示细小微弱血流信号、判断组织脏器缺血的关键,例如在判断睾丸扭转时就需要调节出彩色血流的最佳敏感度。首先将彩色量程降至最低,然后缓慢增加彩色增益,当刚刚出现彩色斑点噪声时将彩色增益降低一格,此时的状态就是该仪器的彩色血流最佳敏感度。

需要注意的是,在调节该参数时需要特别保持探头的静止状态,任何轻微的晃动都会影响这一参数的准确性。

(9)频谱量程:频谱量程需要和速度相适应,一般而言,速度峰值是量程的 2/3,这样既能保证测量的误差较小,又能够让频谱图显得协调、美观。

(10)频谱增益:频谱增益以能清晰显示频谱曲线为宜,过高的增益为带来频谱噪声。

(11)频谱基线:频谱基线根据需要做上下调整。

(12)角度:在超声多普勒中,角度是一个至关重要的参数,错误的角度调节将会导致错误的显示和错误的结果。在彩色血流的显示中,如果声束方向和血流方向垂直,将不会有色彩显示,以此判断血流缺失是错误的;正确的方法是通过调整探头方向减小声束和血流的夹角。同样,在录取血流频谱信号时,需要调节声束和血流的夹角,该夹角必须小于 60°,在超声诊断仪上当夹角大于 60°时会有错误提示。

在越来越多的超声诊断仪上设置了一键优化,这也是仪器向智能化方向发展的一个趋势,进一步提高了超声医师使用的便利性。

二、维护与保养

良好的维护与保养能够降低仪器故障的发生率,延长仪器寿命,保证图像质量。主要包含以下几个方面。

1. 使用环境 保持仪器工作环境温度和湿度的稳定,温度应控制在 15～33 ℃ 之间,湿度小于 90%,且在设备的放置周围留出 15 cm 的空隙,以保证仪器良好的散热。同时做好仪器防尘工作。

2. 电源 一方面,保证系统运行时的交流电压的变动范围为额定电压(220 V)的 -10%～+10%;且配置交流稳压器,最好使用不间断电源稳压器,这样就能应对突然停电对仪器的损坏;另一方面,操作室要选择远离干扰源的地方,如有干扰源要采取屏蔽措施。

3. 探头维护 注意探头的电气安全,若探头外壳破裂、保护层和声透镜磨损或剥离以及电缆损坏,应及时修理或更换。要注意探头的消毒安全,避免强刺激消毒剂对探头的腐蚀。在开机使用过程中应适时冻结,避免探头长时间处于发射状态。探头是超声诊断仪重要而敏感的部件,要轻拿轻放,放置稳固,力戒碰撞和摔地。

4. 定期检测 超声诊断仪要进行定期检测,检测机构应为国家认可的具有相应资质的权威机构,检测项目包括超声剂量、热指数、机械指数、各类测量误差等,如果超标,就需要报送厂家维修以保证仪器使用的安全和精度。

5. 数据备份 现代数字化超声诊断仪靠软件驱动,各类数据就显得尤为重要。超声诊断仪数据包含两大类:第一类为超声诊断仪启动运行的原始数据,往往在后台隐藏,需要一定权限的管理员才能查看和修改,作为用户的超声医师不用管理这一类数据;第二类数据为超声医师在医疗科研过程中存储的数据,此类数据医师要及时导出备份,以免因各种原因导致数据损坏或丢失。随着超声诊断仪和计算机技术的结合越来越紧密,防控病毒也显得尤为重要。

第五节 超声伪像

超声成像中可出现多种形式的伪像,其成因多与超声的物理特性有关,有的与仪器性能及调节有关,有的与人体生理病理情况有关。在超声诊断过程中不仅要会识别伪像以免误诊,而且要善于利用伪像帮助诊断。超声伪像可以减少,但并不能完全消除。

一、混响伪像

超声垂直照射到平整的界面而形成声束在探头与界面之间来回反射,出现等距离的多条回波,其回波强度逐渐减低,由多次反射而使回波延续出现的现象称为混响伪像。超声在探头与腹壁之间多次反射会使充盈的膀胱、浅表囊肿、颈总动脉内出现假回声。通过侧动探头避免声束垂直于腹壁,可减低混响伪像;通过加压探查使等距离多次反射间的距离变小,压力减轻后距离又加大,由此可鉴别混响伪像。另外,适当降低近场增益亦可减少混响伪像(图 2-5-1)。

二、部分容积效应

部分容积效应也称切片厚度伪像,因声束具有一定厚度,把邻近靶区结构的回声一并显示在声像图上。例如,在肝小囊肿内并非完全的液性暗区,胆囊内出现的假胆泥回声均是部分容积效应的具体表现,将焦点对准感兴趣区将会减小该区域的部分容积效应(图 2-5-2)。

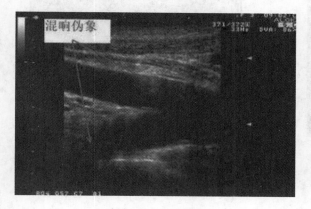

图 2-5-1　混响伪像

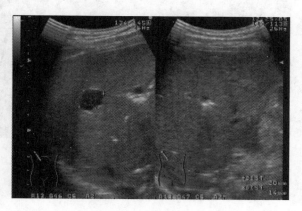

图 2-5-2　部分容积效应致肝小囊肿内暗区欠清晰

三、旁瓣伪像

旁瓣和主瓣同时检测物体,使两者的回声重复造成旁瓣伪像。因旁瓣传播途径较主瓣长,能量又弱,故对同一界面的成像可产生在主瓣回声图像的两侧,形成浅的拱形长线。膀胱结石两旁的"狗耳"征旁瓣伪像的具体表现见图 2-5-3。

四、声影

有强反射或回声衰减很大的结构存在,使超声波能量急剧减弱或消失,致其后方没有超声波到达,在该区域检测不到回声,紧随强回声后方的条带状"黑影"称为声影。声影可以作为结石、钙化和骨骼的诊断依据,它是对诊断有利的伪像的代表(图 2-5-4)。

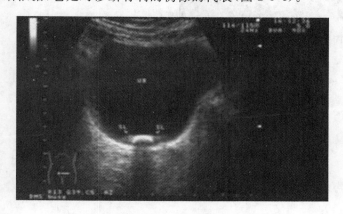

图 2-5-3　膀胱结石两旁的"狗耳"征伪像

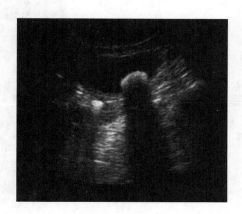

图 2-5-4　结石后方声影

五、后方回声增强

当组织器官或病灶的回声衰减很小时,其后方回声将强于同等深度的周围回声,称为后方回声增强。囊肿和其他液性结构的后方会出现回声增强,可利用它做鉴别诊断(图 2-5-5)。

六、折射声影

有时在球形结构的两侧壁后方会各出现一条细狭的声影,称为折射声影。这是因为超声从低声速介质到高声速介质,在入射角超过临界角时会产生全反射,没有反射回声声波信号(图2-5-6)。

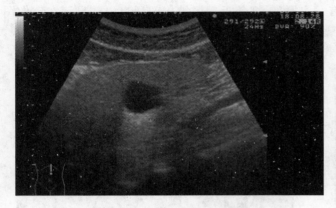

图 2-5-5 肝囊肿后方回声增强

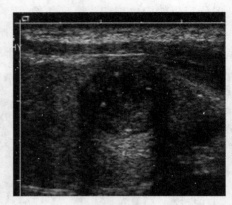

图 2-5-6 甲状腺结节两侧后方的折射声影

七、镜面伪像

镜面伪像在人体最容易出现在膈肌两侧,如肝脏内的高回声团块影像来自肿块的直接反射回声,而出现在深处的团块回声是以膈肌为镜面所成的虚像(图2-5-7)。

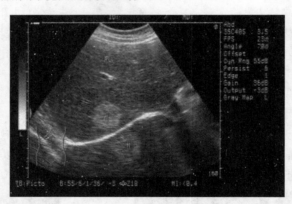

图 2-5-7 肝内结节在膈肌对侧成像

复习题

1. 简述 B 型超声的常见伪像并各举一例。
2. 简述有关彩色血流参数的调节原则。
3. 简述 TI 和 MI 的含义和调节原则。
4. 简述人体组织按声阻抗的分类及其在超声成像中的应用。

第三章　超声诊断基础

学习目标

掌握：超声探测的基本方法及图像方位的识别。

熟悉：超声报告的书写原则及检查前的各项准备工作。

了解：超声诊断的特殊检查方法。

能够具备超声检查的基本能力，并且养成良好的工作态度，树立良好的医德医风。

随着影像医学的飞速发展，超声诊断能力及范围也在不断加大，陆续出现了新的技术和设备，但任何新方法及新技术的使用，都离不开超声诊断的基本知识。本章重点学习超声探测的基本方法，图像方位的识别及超声回声的描述，这些都是进行超声诊断的基础。

 ## 第一节　超声诊断的常规检查方法

一、检查前准备

（一）被检查者的准备

在进行超声检查时，因检查部位的不同，被检查者需要做的准备也有所不同。

1. 上腹部脏器　腹部脏器检查需空腹（禁食 8 h 以上），最好在上午进行，从而减少胃肠道内容物及气体的干扰。胆囊检查前一晚应清淡饮食，检查当天空腹，使胆囊内胆汁充盈，利于胆囊内病变的显示；评价胆囊收缩功能及胆管有无梗阻时则用脂餐实验；观察胰腺及腹膜后病变可饮水充盈胃腔，利用胃作为透声窗来进行观察。

2. 盆腔脏器　经腹妇科、膀胱、前列腺等的检查需要适度充盈膀胱，利用膀胱作为透声窗进行相应的观察。

3. 心脏　大多数检查前忌服影响心肌收缩力的药物，防止造成心功能测定结果不准确。部分心脏超声可能要评价治疗效果，可以在报告中注明有无服用影响心肌收缩力的药物等。

4. 表浅器官及外周血管　一般无须特殊准备。

5. 其他特殊检查　腔内超声、介入性超声及术中超声等需要做好相应准备。介入性超声要写知情同意书。

（二）检查者的准备

（1）了解被检查者的一般情况、症状、体征、既往病史、治疗情况、做过的检查的结果，结合其他的临床资料，明确检查目的，必要时与临床医生一起进行检查。

（2）交代注意事项，以取得被检查者的合作，核实禁食、憋尿情况等准备情况；并告知被检查者处于合适的检查体位。

（3）选择合适的探头及频率，将超声诊断仪调节至最佳状态，使声像图显示清晰。

（三）被检查者体位

1. 仰卧位 临床最常用，检查肝脏、胆囊、子宫、膀胱、前列腺、乳腺、心脏等器官常规采用此体位。

2. 侧卧位 较常用，某些脏器仰卧位超声探查易有盲区，脏器显示不全或图像显示不好，容易漏诊，需结合侧卧位进行检查，如肝右叶、脾、肾脏、心脏等的检查。

3. 俯卧位 常用于双肾、下肢血管等的检查。

4. 半坐卧位、坐位 用于饮水后胰腺的检查、胸水的测定等。

5. 站立位 下肢血管及腹股沟斜疝等的检查。

6. 其他 截石位、膝胸位等。

二、超声探测的方法

（一）探测方式与途径

1. 探测方式 超声检查时，按探头与体表的接触方式不同将探测方式分为直接探测法和间接探测法。

（1）直接探测法：探头与被检查者皮肤黏膜通过耦合剂直接接触，临床多用此方法。

（2）间接探测法：在探头与被检查者之间放入水囊，主要用于浅表器官的检查。随着高频探头的应用，间接探测法已很少应用。

2. 探测途径 超声探测的途径，常规采用经体表途径；随着各种腔内探头的开发应用，各种腔内探测方式已在临床上发挥其重要价值。

（二）基本扫查方法

1. 顺序连续平行扫查法（连续滑行扫查法） 将探头置于脏器的某一部位后，依次缓慢匀速滑动探头，对脏器做横向、纵向、斜向等任意方向的连续扫查。

2. 立体扇形扫查法（定点侧动探头扫查法） 选定某一检查部位，不移动探头在体表的位置，按一定角度左右或上下侧动探头，即可在一个立体的扇形范围内观察脏器和病灶的情况。

3. 十字交叉法 对病变做相互垂直的两个方向的扫查，可用于病变的定位穿刺或鉴别病变的形态。

4. 对比扫查法 对于对称性脏器扫查时需双侧对比，如肾脏、乳腺等的检查等。

5. 加压扫查法 对于一些深部病变，扫查时需将探头加压，有利于病变的显示。

第二节 超声诊断的特殊检查方法

一、经食管超声心动图检查

经食管超声心动图检查是将超声探头置入食管内，从心脏的后方向前近距离观察其内部结构，由于避免了胸壁、肺气等因素的干扰，故可显示出清晰的图像，因此提高了对心血管疾病诊断的敏感性和可靠性。

1. 临床适用范围 经胸壁超声心动图检查图像不清晰、深部结构不易观察而诊断不明确者均可行经食管超声心动图检查。具体适用范围如下所示。

（1）各种心脏瓣膜疾病，如瓣膜狭窄、关闭不全等。

（2）各种人造瓣膜的功能评价。

（3）各种先天性心血管畸形。

（4）感染性心内膜炎。

（5）主动脉疾病，如主动脉瘤、夹层动脉瘤等。

（6）冠状动脉疾病，如冠状动脉狭窄、局限性扩张或冠状动脉瘘等。

（7）心脏占位性病变，左右心耳的病变（血栓）及黏液瘤等。

2. 禁忌证 由于经食管超声心动图检查属于半侵入性检查，而受检者又均是怀疑患有心血管疾病者，检查中有发生严重并发症的风险，因此不应盲目使用此检查方法。应严格掌握以下禁忌证，尽可能减少或避免发生意外。

（1）咽部或食管疾病。

（2）严重心血管疾病。

（3）局部麻醉药物过敏。

（4）其他系统疾病：严重感染、传染性疾病、凝血功能障碍及体质极度虚弱者。

（5）对于精神障碍或过度紧张等不能配合检查的患者，应慎用或禁用。

二、经阴道超声检查

经阴道超声检查是使用高频阴道探头直接放置在阴道内进行超声检查的一种腔内超声检查方法。经阴道超声观察胚胎发育情况比经腹超声早 5～7 天发现，对宫内早早孕、卵泡监测、异位妊娠、微小子宫肌瘤等观察比腹部超声清晰、准确，且患者不需要膀胱充盈。经阴道超声检查已成为妇产科超声检查的重要手段之一。

1. 临床适用范围

（1）观察正常子宫及双侧卵巢大小、形态、包膜、卵泡数目及其周期变化等。

（2）监测卵泡。

（3）诊断早孕，观察早期胚胎发育情况，早期排除胎儿发育不良及胎儿畸形。

（4）诊断早期异位妊娠。

（5）诊断子宫及卵巢肿瘤，并可通过彩色多普勒和频谱多普勒进行血流观察。

（6）发现早期子宫内膜病变，对绝经后妇女内膜的观察尤其重要。

（7）诊断盆腔脓肿、炎性渗出、炎性肿块等病变。

（8）对各种疑难病变及细小病变，进行超声引导下的穿刺和介入治疗。

2. 禁忌证

（1）未婚女性。

（2）阴道大量出血者。

（3）中、晚期妊娠和妊娠期流血者不宜行经阴道超声检查。

（4）超出阴道探头探查范围的盆腔肿块不宜行经阴道超声检查。

（5）阴道畸形及绝经后阴道萎缩明显者、阴道炎症者不宜使用。

三、经直肠超声检查

经直肠超声检查是使用高频探头对周围盆腔脏器进行超声探测获取声像图来帮助判断疾病的腔内超声检查方法。最常用于前列腺疾病尤其是早期诊断前列腺癌。经直肠超声检查可以提供高品质的前列腺图像来测量前列腺大小和引导对不同区域的前列腺组织的活检。

1. 临床适用范围

（1）前列腺、精囊、膀胱病变。

（2）直肠病变。

（3）检测子宫、附件病变（未婚女性及其他不宜做经阴道超声检查者）。

2. 禁忌证

（1）肛管、直肠狭窄。肛管直肠周围急性感染或损伤等。

（2）直肠或乙状结肠内异物未取出。

（3）急腹症与严重的腹腔感染，如肠穿孔、肠梗阻与急性腹膜炎等。

（4）严重心肺疾病与功能不全。

（5）精神病患者或不合作者。

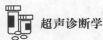

第三节 超声回声的描述、分析及声像图的分析方法

一、超声回声的描述

（一）超声回声强度的描述

回声是由声波经声学界面反射至接收器形成,声像图由许多像素构成,像素的亮暗反映了回声的强弱,灰度是反映在荧光屏上最亮到最暗的像素变化过程即从白到灰再到黑的过程,将灰度分为若干等级称灰阶。被检测组织回声信号的强弱、分布及形态的差异最终形成不同的声像图。

根据灰度将回声强度分为以下 6 种。

1. 强回声 图像灰度非常明亮,反射系数较大,后方伴有声影,如气体、结石、致密骨及各种钙化灶等（图 3-3-1（a））。

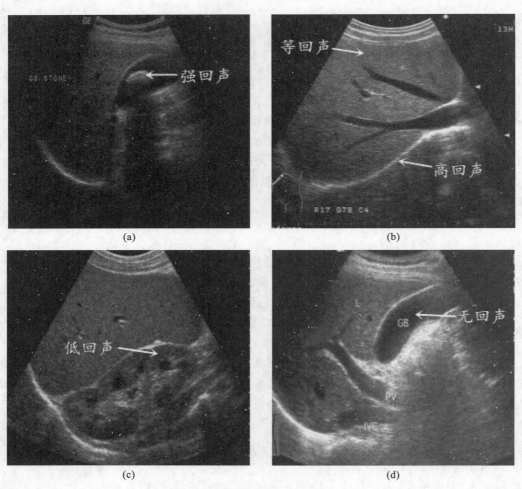

图 3-3-1 常见回声强度

2. 高回声 图像灰度较明亮,后方不伴有声影,如肝脾包膜、血管壁及心脏瓣膜等。

3. 等回声 图像灰度中等,反射系数一般。见于正常肝、脾等实质性脏器。当病灶的回声强度与其周围正常组织的回声强度相等或近似时称为等回声病灶（图 3-3-1（b））。

4. 低回声 图像灰度较暗淡,组织透声较好,少反射型,如正常肾皮质脂肪组织等（图 3-3-1（c））。

5. 弱回声 图像灰度较暗淡,或接近于无回声,如肾锥体、正常淋巴结等。

6. 无回声 图像灰度极暗的黑色区，均匀的液体内无声阻差异的界面，即呈无回声，如胆汁、血液、尿液、胸腹水、羊水等（图3-3-1（d））。

（二）超声回声分布的描述

根据声像图中光点的分布情况，可将脏器回声分布状况描述为均匀或不均匀。不均匀者包括：①回声随深度的增加而规律性递减；②呈现随机性不均，可表现为斑状、点状、线状、团块状回声。

（三）超声回声形态的描述

1. 点状回声 亦称光点，回声呈细小点状，可以是比较弥漫的、散在的或局限的。

2. 斑状回声 亦称光斑，回声可以是斑片状或者是斑点状，可以是散在的或者是弥漫分布的。通常代表非均质性结构。

3. 带状回声 亦称光带，回声排列呈带状或线状，有粗有细，常用来形容脏器表面的包膜和囊肿的分隔等。

4. 团块状回声 亦称光团，回声聚集成结节状、团块状，有一定边界，通常用来形容较大的肿物、较大的结石和胃肠内含气性内容物等。

5. 环状回声 亦称光环，回声排列呈圆环状。

（四）某些特殊征象的描述

在实际工作中，为了反映某些病变的特点，使其更加形象化，常用一些特殊词语对其进行描述，常见的特殊征象如下。

1. 靶环征 又称"牛眼征"，指某些病灶中心区域呈高回声，其周围形成低回声的同心圆环，常见于转移性肿瘤。

2. 声晕 位于肿瘤周围的低回声环，见于肝癌病灶周围。

3. 假肾征 病灶中间呈强回声，周围为低回声，整个形态类似肾的回声表现，常见于胃肠肿瘤。

4. 驼峰征 肝脏肿瘤向肝表面呈弧形隆起，形似驼峰。

5. 平行管征 肝脏内外胆管阻塞时，扩张的胆管与伴行的门静脉形成两条平行的管状回声。

6. 彗星尾征 体内的异物（如金属、节育器）、微小结石及气体等强回声后方出现的线状强回声，酷似彗星的拖尾。

7. 血管绕行征 肿瘤等占位性病变使其周围血管的正常走行方向受到挤压、推移的征象。

二、声像图分析的内容

（一）二维声像图观察的基本内容

1. 位置 超声检查中为确定脏器或病变的位置，有无异位或推压移位，通常会借助体表解剖标志或体内重要脏器对其进行定位，如腹部常用肋弓下缘、脐、耻骨联合、腹主动脉等。此外，病灶位置的观察还包括病变位于某脏器内或脏器的某一部位。

2. 形态 被检脏器的外形是否正常，有无形态失常。若发现占位性病变，其外形是何种形态，如圆形、椭圆形、分叶形或不规则形等要进行大致描述。

3. 大小 对于脏器或病灶大小的测量，通常测三维径线的最大值即前后径、左右径及上下径。

4. 边界回声 被检脏器边缘是否整齐、清楚，包膜有无异常改变。如发现病灶时则应注意其边缘是否光滑、模糊、清楚、完整，包膜有无回声异常等。

5. 内部回声 被检脏器的内部回声有无异常，回声增强或减弱，回声分布是否均匀，结构是否清晰。如发现病变应观察病变内的回声强度，均质或非均质，有无液化坏死等其他改变。

6. 后方回声 由于人体各种正常组织和病变组织对声能吸收衰减不同，而表现为不同的后壁和后方回声。常见的有：①后方回声增强：含液性的脏器或病变后方，如囊肿、脓肿、液性包块等。②后方回声衰减：如某些恶性肿瘤、结缔组织、瘢痕后方等。③后方伴有声影：超声传播过程中遇到骨骼、钙化组织、结石等。此外，后方回声也可无明显改变。

7．周围改变　观察病变与邻近脏器的连续性，有无压迫移位、粘连、浸润；管道结构有无异常，有无扩张、狭窄、破坏中断。

8．功能改变　胎儿生理功能的观察、心脏收缩和舒张功能的观察、胆囊收缩功能有无改变的观察。

（二）多普勒声像图观察的基本内容

1．彩色多普勒　观察病变或脏器内部有无彩色血流，观察血流的方向、血流速度、血流性质，评价血流的灌注和病灶的血供特点，有助于确定病变性质。

2．频谱多普勒　可进行血流流速定量分析和血流动力学分析。一般根据彩色多普勒显示的某部位的多普勒频谱曲线进行，其频谱曲线显示随时间变化的多普勒差频大小及分布。

三、声像图的分析方法

超声成像的特点是成像由近及远，依次成像。因此，在进行超声检查时要按照一定的顺序，全面仔细地观察脏器或组织结构，要做到不重复、不遗漏。超声检查的特殊之处在于超声检查过程与检查结果是同时完成的，这一点与放射科医生及病理科医生有明显的不同。因此在检查过程中，超声科医生要尽可能地利用设备所提供各种技术优势，包括二维成像、彩色多普勒血流成像、三维成像、弹性成像等，综合进行分析诊断。

超声科医生要有在检查前或检查中常规查阅全部病例资料的良好习惯，必要时可临时补充病史询问和体格检查。这样不但可以全面客观地评估超声检查结果，还可发现有意义的临床线索，使检查结果更好地为临床服务。

第四节　超声报告的书写原则、要求及内容

超声报告是重要的临床诊疗依据之一，也是医疗文件的重要组成部分，更是评价超声科医生工作能力、知识水平的标志之一。超声工作者要有高度的责任意识、法律意识及很强的自我保护意识。

一、超声报告的书写原则

任何一份超声诊断报告，都是超声科医生对一系列检查结果进行综合分析后而得出的。所以声像图所获得的信息，是进行超声诊断的主体或重要基础。超声诊断还有另一个重要的原则，就是需要与临床充分结合，只有将超声与临床完整地统一起来，才能使超声诊断水平发挥极致。

二、超声报告的书写要求

1．针对性　根据超声检查所见对临床医生的申请单提出的问题给予有针对性的阐述，做出明确的肯定或否定的回答，即使不能也应实事求是进行说明。

2．客观性　应对病变的部位、形态、大小、数目、毗邻关系、回声特点及动态变化等进行准确的客观描述。

3．独立性　应根据声像图特点进行分析并结合临床资料做出诊断。任何结论都不能离开声像图表现。超声检查只是临床检查的一种手段，任何结论的得出也不能脱离临床实际；但也不能脱离声像图的客观表现而去迎合临床诊断，因此超声科医生需要有自己独立的思维而不受临床病史的误导。

4．系统性　有的病变在其发展过程中，声像图也会发生动态变化，因此有必要进行超声随访来复核最初的诊断，超声诊断报告应正确地把这种情况反馈给临床。

5．科学性　对病变图像的提取与报告书写应注意其规范性、科学性。例如，图像上的规范的标识及清晰的测量径线，利于患者下次复查时病变的定位及大小改变的观察。

6．真实性　无论手写或打印超声报告单均不得涂改，且需经诊断医生签字后方生效。超声工作者不得出具虚假的超声检查报告。

三、超声报告的内容

超声检查报告单为一次检查的结论,临床上作为诊断的客观依据,是将实际情况用文字(或图像)告诉被检查者的凭据。报告单包括内容如下。

(一)一般项目

一般项目包括被检查者姓名、性别、年龄等。必要时,需加填仪器型号、探头类型、检查方法与途径,如经直肠超声检查等。

(二)超声声像记录部分

1. 图像记录部分 其基本要求是典型、清晰,具有代表性,特别是重要的阳性结果,一定要有图像记录,如脂肪肝时最好有肝肾对比的图片。

2. 超声声像描述 应对病变的部位、形态、大小、数目、毗邻关系、回声特点及动态变化等进行准确的客观描述。重要的阴性所见也应描述,供鉴别诊断参考。

(1)病变部位:例如,病变位于肝右叶或肝左叶。

(2)病变形态、大小、数目、邻近结构:如所测量肿物的大小要测量三个径线,这样通过径线的数值就可让读报告者估计出肿物的大体形态;肿物是多发还是单发;与邻近的器官组织或血管的关系如何。

(3)病变回声特点:如内部回声是否均匀,后方回声如何,有无特殊征象等。

(4)病变动态变化:如呼吸或者外力推压时病变的移动情况,包括与邻近的脏器、血管、之间是否相对移动,变换体位时其内部的回声是否有改变等。

(5)重要的阴性所见也应描述,以供鉴别诊断时参考。例如,患者急腹症来诊时,腹腔是否有游离液体。

(三)诊断意见

(1)超声检查正常结论:某脏器超声检查未见明显异常。

(2)超声检查异常影像结论包括以下内容。

① 明确的超声结论:某些病灶的声像图具有高度特异性、准确性、重复性,因此可报告充分肯定或否定的结论,如膀胱结石、腹水等。

② 部分明确的超声结论:例如,肝右叶实性占位性病变,可明确解剖部位和物理性质,但当我们想进一步判断这一占位性病变属于哪一种疾病时,则有肝癌、肝炎性假瘤、肝增生结节、肝腺瘤等诸多选择,究竟超声结论应选择其中哪一个,此时并不能完全明确。

③ 不明确的超声结论:如果超声检查发现异常回声,但又不典型,因此很难做出明确结论,所以在超声结论中可对声像图显示做客观描述并结合临床做恰当的推断。例如:肝左叶低回声,性质待定(局限性脂肪肝?)。

(四)签名与日期

需要超声检查医生亲笔签名,请上级医师会诊时应有上级医师的签名。日期以出报告当天为准。

复习题

1. 超声探测扫查方法有哪些?
2. 常用的超声扫查切面有哪几种?
3. 声像图上图像方位如何判断?
4. 根据超声回声强度如何命名,各有何特点?
5. 二维声像图观察的基本内容有哪些?

第四章　肝脏超声检查

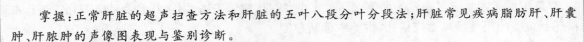

　　超声检查已成为临床上诊断肝脏疾病不可缺少的检查方法之一，其能直观、动态地显示肝脏组织及其病变组织的解剖结构、器官功能和血流动力学等信息，具有简便、迅速、可靠、无创伤的优点，为临床提供重要的诊断价值。本章采用深入浅出的方式，以简明、通俗、易懂的方法，介绍了正常肝脏的声像图表现及肝脏常见疾病如脂肪肝、肝囊肿、肝脓肿、肝硬化、肝癌的声像图表现，新颖实用，并且对疾病图像表现特征、部位、诊断要点等进行了详细描述。

第一节　肝脏超声解剖

一、肝的位置和形态

　　肝脏是人体内最大的实质性脏器，重约 1500 g。肝形态近似楔形，右后上方圆钝，左前下方扁平。肝脏大部分位于右季肋部，部分位于上腹部和左季肋部。肝上界与膈顶同高，约平右侧第 5 肋间；下界一般不超过右肋弓。肝实质表面有结缔组织形成的纤维膜，除右叶后上方小部分外均由浆膜覆盖。

二、肝的解剖结构

　　1. 肝脏表面　肝脏分膈面和脏面，膈面呈圆顶形（图 4-1-1），其前上面有镰状韧带与膈相连；前下缘于脐切迹处有与镰状韧带相连续的肝圆韧带与前腹壁相连；镰状韧带向后上方延伸并向左、右贴附于膈肌而成冠状韧带，并继续向左、右延伸为三角韧带，将肝之两极固定于膈肌上。肝脏面有"H"形的肝裂，它由右纵沟（前下方为胆囊窝，内有胆囊；后上方静脉窝内有下腔静脉通过）、左纵沟（前部为肝圆韧带，后部延为静脉韧带）和横沟（肝脏重要脉管结构如门静脉、肝动脉、肝胆管所在的第一肝门）组成（图 4-1-2）。

　　2. 肝脏的管道　肝实质内有两个不同的管道系统，一个为门静脉系统或 Glisson（格林森）系统，另一个为肝静脉系统，二者在肝内是呈立体交叉。门静脉系统包含门静脉、肝动脉、肝胆管，三者被包裹于结缔组织鞘内，经第一肝门出入于肝实质。肝静脉系统是肝脏内血液流出道，其分支位于肝脏的段间裂或叶间裂，最后汇流成左、右、中三支肝静脉，经肝右后上方的腔静脉窝注入下腔静脉。（图 4-1-3）

　　（1）肝动脉：肝总动脉发自腹主动脉的第一腹侧支——腹腔动脉。它右行于胰头上缘抵达十二指肠第一段上方，在向胰头右前方分出胃-十二指肠动脉之后，主干延续为肝固有动脉，它与肝外胆管伴行于门

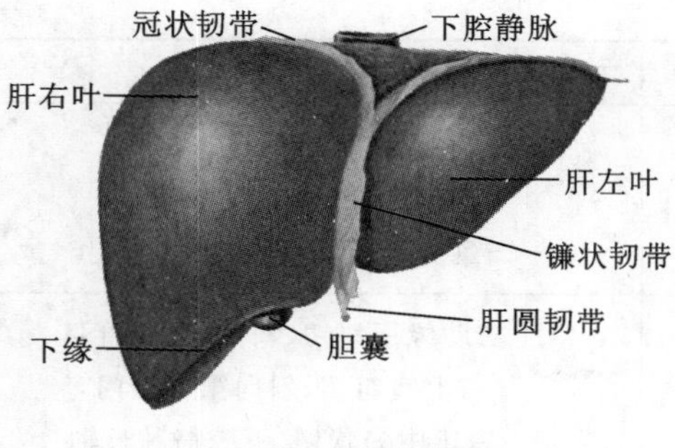

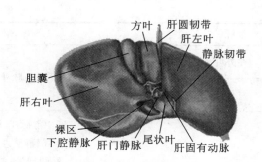

图 4-1-1 肝的膈面

图 4-1-2 肝的脏面

静脉的腹侧,在肝门附近肝固有动脉分成左右两支。肝动脉与门静脉、肝内胆管在肝内伴行,它们共同位于 Glisson 纤维鞘中。由于肝动脉在肝内分支细,常规超声检查显示比较困难。声像图上常利用门静脉在肝内的分布图作为解剖学标志,寻找与之伴行的肝动脉。

(2)门静脉及其分支:门静脉主要由肠系膜上静脉和脾静脉汇合而成,汇合处在胰颈背侧,由此形成主门脉。门静脉在十二指肠上部后方斜向左上,走行于十二指肠韧带中,位于胆总管和肝动脉之后,至肝门处分为左右两支进入肝脏。门静脉右支向右呈水平走行,是门静脉主干的延续,相对短粗,通过肝中裂,多数分成右前叶支门静脉和右后叶支门静脉两支;前叶和后叶门静脉分别再分成上段支和下段支。门静脉左支开始略向左前上方走行,称为横部;然后,主要向前走行,称为矢状部;之后继续分出左外下段支、左外上段支和左内叶支,形成"工"字形结构。门静脉主干内径为 1.0～1.3 cm,内径可随呼吸运动略有变化,呼气时大,吸气时小。

(3)肝静脉:通常有三支,即肝左、中、右静脉,它们汇入下腔静脉,汇入部位称第二肝门。一般肝右静脉单独汇入下腔静脉,肝左和肝中静脉多数在汇入前先合成短干,然后汇入下腔静脉。肝静脉在肝内分布似垂柳状。肝左静脉近(头)端位于左肝叶间裂中,远端和末梢部分走行于左肝外上段和外下段之间到段间裂中。肝中静脉走行于肝中裂,肝右静脉最大,其头端走行于右肝叶间裂中。

三、肝的解剖区域划分

按照 Glisson 系统各分支在肝内的分布对肝脏进行解剖学分叶分段,称为 Couinaud 分段法(图 4-1-4),该方法将肝脏分为左、右两个半肝,进一步分成五个肝叶和八个肝段,即 Segment1～Segment8(S1～S8);肝中裂是左、右半肝的分界,以肝中静脉、胆囊-下腔静脉内缘的连线为标志。(表 4-1-1)

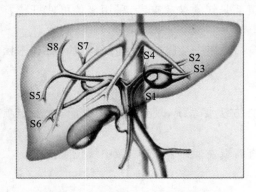

图 4-1-3 Glisson 系统和肝静脉系统

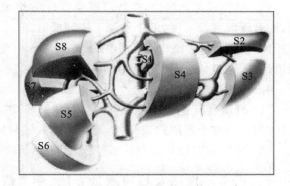

图 4-1-4 Couinaud 分段(S1～S8)和解剖标志

表 4-1-1 肝分叶分段的解剖学标志及扫查方法

肝 叶 段	分 界 标 志	扫 查 方 法
尾叶状(S1)	静脉韧带 门静脉左支 下腔静脉 肝中静脉	正中矢状切、腹主动脉长轴, 右正中矢状切、下腔静脉长轴, 剑突下横切、斜向第一肝门

续表

肝 叶 段	分 界 标 志	扫 查 方 法
左外叶上段(S2)	肝左静脉外侧支	左正中矢状切，左肋缘下斜切，剑突下横切、斜向第一肝门
左外叶下段(S3)		
方叶(S4)	肝中静脉-胆囊连线 门静脉左支 肝圆韧带、矢状段	右肋缘下斜切、斜向第二肝门，右上腹斜切、斜向第一肝门，右正中矢状切、下腔静脉长轴
右前下段(S5)	肝中静脉-胆囊连线 肝右静脉前支 门静脉右支横切面为 S5 与 S8 分界	右肋门斜切、显示门静脉长轴，右肋缘下斜切、显示第二肝门
右前上段(S8)		
右后下段(S6)	肝右静脉中点 门静脉右后支上下段分叉为 S6 与 S7 分界	右侧卧位第 9、10 肋间外侧斜切，右侧冠状切、显示肝右静脉长轴
右后上段(S7)		

第二节　肝脏超声检查方法

一、超声检查方法

1. 仪器　扫查肝脏可选用高分辨率灰阶实时超声显像仪,其速度快,操作灵活,根据仪器条件和被检查者的年龄、体形及被探查组织的深度,尽可能采用高频率聚集探头。普通成人一般采用 3.5～5 MHz 探头,儿童和体形较瘦成人可采用更高频率探头。

2. 检查前准备　单纯扫查肝脏一般无须特殊准备,若同时需要探查胆道系统,尤其是胆囊,则必须让被检查者晨起空腹 8 h,检查前一天少吃油腻食物。

3. 体位

(1)仰卧位:被检查者平卧于检查床上,右上肢放在头右侧枕上,这是常用的检查体位。

(2)坐位或半坐卧位:少数肝脏位置过高者、肥胖体形、腹部胀气的被检查者,采用坐位可使肝位置下降,配合深吸气后屏气,便于肋缘下探到肝脏。

(3)左侧卧位:被检查者左侧卧位 45°～90°,使肝向左下移位,便于从腹壁观察肝门结构,有利于探查胆道系统及右膈顶部病变。

4. 检查注意事项

(1)肝脏器官体积较大,结构复杂,在做肝脏扫查时,扫查方法要系统、规范、连贯、全面,按一定顺序依次扫查,将整个肝脏扫查全面,避免局部区域漏掉。

(2)肝脏的右后叶有时较难探查,为避免漏检可嘱被检查者取左侧卧位,于右腋中线位置扫查。

二、正常声像图及超声测量方法、参考值

1. 一般声像图

(1)肝实质呈弥漫性均匀一致分布的中低水平的点状回声,一般比胰腺略低,比肾皮质稍高。肥胖者肝实质回声水平可相对提升,同时远区出现衰减现象。须注意,正常肝脏声像图也有强或弱回声的部分。出现弱的区域有:①右肋缘下扫查切面的囊颈部后方;②肝门区;③门静脉。出现强回声可能误认为异常者有:①肝圆韧带;②肝镰状韧带。

(2)内部管状结构回声:肝脏实质内显示的管状或圆形断面结构主要是门静脉和肝静脉,而极少为肝内胆管和肝动脉。一般门静脉右支可显示至五级分支,左支可显示至三级;肝静脉一般可观察至三级

分支。

2．常用切面声像图

（1）肝-右肾纵切面图：肝右肾纵切面图一般在右腋前线和锁骨中线之间纵断扫查中获得，用来显示肝和右肾的关系。肝右叶大致呈三角形，横膈弧形强回声，肝包膜光滑，下缘角锐利。肝脏面下方有右肾纵断面。（图 4-2-1）

（2）肝-胆囊纵切面图：在右侧锁骨中线附近纵断面扫查可获得此图像，用以显示肝、胆囊的关系和门静脉右支横断图，肝下方为胆囊纵切面图，呈梨形，内无回声，胆囊颈部指向肝门部门静脉主干或右支。（图 4-2-2）

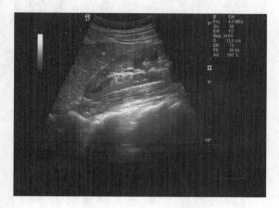

图 4-2-1　肝-右肾纵切面图

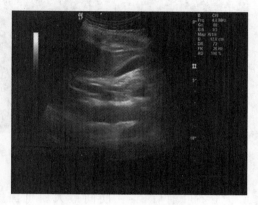

图 4-2-2　肝-胆囊纵切面图

（3）通过下腔静脉的纵切面图：此断层显示肝左内叶（方叶）和肝尾叶的矢状纵切面图像，肝脏借横膈与心脏相邻，肝下缘锐利，其脏面与胃、胰相邻，肝后方以肝尾叶与下腔静脉接壤。下腔静脉壁薄而管径粗大，随心脏舒缩有波浪式活动。（图 4-2-3）

（4）通过腹主动脉的纵切面图：此处显示肝左外叶的点状断层图像。肝略呈三角形，下缘角锐利，腹主动脉在肝后方，其近端较粗而远端较细，肝下方有胃窦部横断图，胃窦深部有胰体及其背侧的脾静脉的横断图。（图 4-2-4）

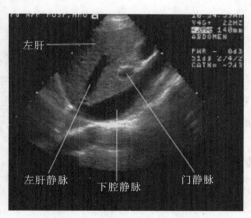

图 4-2-3　通过下腔静脉纵切面图

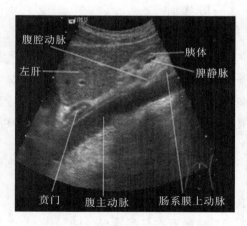

图 4-2-4　通过腹主动脉的纵切面图

（5）通过肝左叶和胰腺的上腹部横断面图：肝光滑，膈面呈弧形，肝实质呈弥漫性均匀一致的中低水平点状回声。肝后方横跨的带状结构为胰腺的纵断层面，其回声一般略比肝高，脊柱两侧有双肾上极横切面图像。

（6）通过第二肝门（肝静脉汇入下腔静脉处）的斜行横切面图：沿右肋缘斜断扫查，声束向上倾斜 45°～60°，可见肝左、中、右静脉呈放射状分布，共同汇入下腔静脉。肝中静脉将肝分为左叶肝和右叶肝，肝右静脉将右叶分为右前叶和右后叶。（图 4-2-5）

3．肝脏超声量化数值的测量方法及参考值

由于肝脏形态不规则，个体差异较大，而且肝质地柔软，易受呼吸运动影响发生变形，因此准确的肝脏超声测量比较困难,重复性差。因此目前肝脏正常测量值尚难统一标准,以下数据可供参考。

(1) 左半肝厚径和长径:在通过腹主动脉的矢状纵切面上测量,正常值范围为左半肝厚径不超过 60 mm,长径不超过 90 mm,可有个体差异。

(2) 肝右叶最大斜径:在肝右静脉汇入下腔静脉斜切面图上测量肝前后缘之间的最大距离,正常测量值范围为 120～140 mm。(图 4-2-6)

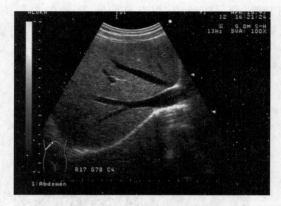 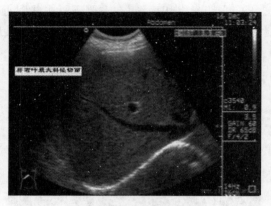

图 4-2-5 经过第二肝门(肝静脉汇入下腔静脉处)的斜行 横切面图

图 4-2-6 肝右静脉汇入下腔静脉斜切面图

(3) 肝右叶前后径:在肋间最大斜切面上测量肝前后缘间的垂直距离,正常测量值范围为 80～100 mm。

(4) 肝右叶横径:自肝最右外侧缘至下腔静脉右侧壁间的距离,正常测量值不超过 100 mm。

第三节　肝脏疾病

一、肝囊肿

【病因病理】

肝囊肿是一种较常见的肝脏良性疾病,可分为先天性和潴留性。无症状的先天性肝囊肿十分常见,且常为多发,囊液不含胆汁。潴留性肝囊肿为肝内小胆管慢性、不完全性阻塞所致,囊内多含有一定浓度的胆汁。两类肝囊肿囊壁为纤维组织而内层盖以上皮细胞,囊液多呈无色或透明,有出血者可呈棕色,多发囊肿常较小而遍布肝各部。少数囊肿内可见一个或数个分隔。

【临床表现】

多数无症状,囊肿较大时可有右上腹疼痛,常在超声体检时发现或患者因发现右上腹包块而就诊。

【声像图表现】

1. 二维声像图

(1) 囊肿形态呈类圆形或椭圆形,大小不一,一般在 0.3～0.5 cm,大可至 20 cm 以上。(图 4-3-1)

(2) 囊壁薄,壁厚通常在 1 mm 以内,轮廓光滑、整齐,呈弧形圆环,囊壁很厚时,难以与周围肝组织回声分出。

(3) 内部回声以无回声区最多见。

(4) 有时可出现侧壁回声失落,即不能真实地显示侧部囊壁;可见侧后声影,具两侧细条状声影,为折射性声影。

(5) 后壁回声增高,后方回声明显增强。

2. 彩色多普勒 肝囊肿在彩色多普勒上多未能检测到彩色血流。在有感染的病例中可在囊壁或分隔上检测到动脉性彩色血流,RI(阻力指数)多较低。

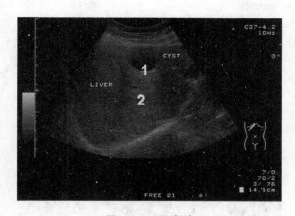

图 4-3-1　肝囊肿

1,囊肿,表现为圆形无回声区;2,囊肿后壁回声增强

【鉴别诊断】

1. 正常肝静脉和下腔静脉横切面

(1)要注意正中肝静脉或下腔静脉应该出现的部位。

(2)要做多方位探查,显示出它们的长轴断面图。

2. 肝脓肿　肝脓肿时壁厚且不均匀,轮廓不平。常有周围炎性反应圈。

3. 肝包虫囊肿　其中囊壁较厚,常有钙化,囊内有子囊,整个病变区似"车轮"状,但若囊内无子囊,囊壁钙化也不明显,鉴别较难,主要依靠流行病史和 Casoni 氏皮肤过敏试验。

【超声诊断评价】

超声显像是诊断肝内囊肿病变的首选影像学检查方法,操作灵活简便,声像图表现特异,明显优于其他影像诊断方法,也是临床随访的主要手段。超声诊断时需要询问和结合临床资料、患者的流行区居住史、家族史等。

二、肝脓肿

【病因病理】

肝脓肿是指由化脓性细菌或阿米巴原虫侵入肝脏形成的肝内化脓性感染灶。本病可来自胆道疾病或门静脉血行感染,直接感染较少见。细菌性肝脓肿 70%～83% 发生于肝右叶,这与门静脉分支走向有关。脓肿多为单发且大,多发者较少而小。少数细菌性肝脓肿患者的肺、肾、脑及脾等亦可有小脓肿。

1. 阿米巴肝脓肿　阿米巴原虫多经门静脉进入肝脏,于门静脉小分支内发生栓塞、溶组织等作用,局部肝组织坏死形成脓肿,脓肿周围结缔组织增生,脓肿内部为坏死的肝细胞、红细胞、白细胞、脓细胞、脓栓等,脓肿邻近肝组织可呈现炎症反应。

2. 细菌性肝脓肿　一般在败血症后细菌经肝动脉进入肝脏。通常为多发小型脓肿,少数为较大脓腔,大体病理变化与阿米巴脓肿相似。小型脓肿用药后可自愈,亦可逐渐发展,融合成大脓肿。慢性脓肿型可纤维化,甚或发生钙化反应。

【临床表现】

细菌性肝脓肿病情较重,临床表现以高热、右上腹痛为主,实验室检查可见外周白细胞和中性粒细胞明显升高。阿米巴肝脓肿症状较轻,常有痢疾病史,有时在大便中可以找到阿米巴原虫。

【声像图表现】

1. 二维声像图

(1)肝脏:脓肿大者,肝脏常有增大、增厚,以局限性增大为主。

(2)脓肿形态:类圆形,椭圆形或不规则形。

(3)脓肿壁:常较厚,厚度不均,侧壁一般显示清楚,无回声失落现象;外壁较规则,内壁不规整,如虫蚀样或花边状;具有后方回声增强效应,但强度较囊肿稍弱(图 4-3-2)。

(4)内部回声:较复杂,可为低回声,分布均匀,改变体位或压放探头可见其中有光电飘动;也可为粗

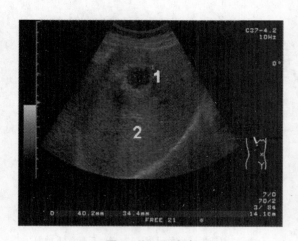

图 4-3-2　肝脓肿

类圆形无回声区,壁较厚,有后壁回声增强效应；

1,脓肿壁(厚度不均匀)；2,脓肿后方存在后方回声增强效应

回声分层分布,由深至浅分别为斑片状、粗点状、细粒状、清液；亦可见澄清液体或清液状。

(5)肝脓肿周围组织回声:由于炎症反应,回声常有减弱,亦可稍增强,分界多不清晰,与脓肿壁间形成环状由亮渐暗的回声带。

(6)慢性脓肿囊壁钙化时,可显示其上方的半圈弧形强回声反射。此反射下方为清晰声影,内部回声为声影所掩盖,不能显示。

(7)产气杆菌感染时,可见微量气体回声,气体后方有彗星尾征。

2. 彩色多普勒　彩色多普勒超声显示肝脓肿内部较丰富的彩色血流,脓腔形成后仅周边部可见少量血流信号。

【鉴别诊断】

1. 肝癌　无周围炎症反应,有别于肝脓肿短期的动态变化,病变区回声也不会随体位变化有慢性移动,肿块一般无压缩性,超声引导穿刺活检或引流有助于诊断。

2. 肝囊肿合并感染　囊肿壁薄而光滑,常有侧壁声影,后方回声明显增强。

【超声诊断评价】

超声显像是诊断肝脓肿的首选影像学检查手段,操作灵活简便,声像图表现特异,优于其他影像诊断方法,也是临床随访的主要手段。超声诊断需结合患者临床症状和病史资料。

三、脂肪肝

【病因病理】

脂肪肝是指由于各种原因引起的肝细胞内脂质积聚超过肝重量的5%。脂肪肝正严重威胁人们的健康,成为仅次于病毒性肝炎的第二大肝病,已被公认为是隐蔽性肝硬化的常见原因。根据脂肪含量,可将脂肪肝分为轻型(含脂肪5%～10%)、中型(含脂肪10%～25%)、重型(含脂肪25%～50%或>30%)三型。脂肪肝是一种常见的临床现象。一般而言,脂肪肝属可逆性疾病,早期诊断并及时治疗常可恢复正常。

【临床表现】

轻度脂肪肝可无任何临床症状,尤其是老年人由于饮食过量或高脂饮食造成的轻度脂肪肝,临床称为"隐性脂肪肝"。中度或重症患者,特别是病程较长者症状较明显。常见的症状有疲乏、食欲不振、右季肋痛、恶心、腹胀等肝功能障碍症状。可伴腹痛,主要是右上腹痛,偶尔中上腹痛可伴压痛。

【声像图表现】

脂肪肝可分为弥漫性脂肪肝和局限性脂肪肝两类。

1. 弥漫性脂肪肝的声像图表现　肝脏大小均匀性增大、饱满,肝表面圆钝；肝脏实质回声弥漫性增高,分布细密均匀,高于肾皮质回声,也称为"明亮肝"。肝实质因被脂肪浸润,回声增强；且脂肪堆积越

多,回声越强,后方伴有明显的回声衰减,呈现较低回声。肝包膜亦因实质回声增强而有不同程度的显示不清,轮廓变模糊,边缘处可较圆钝。(图 4-3-3、彩图 1)

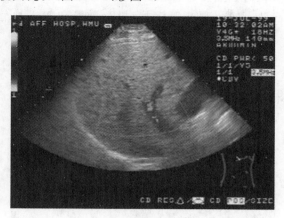

图 4-3-3 脂肪肝
肝脏呈明亮肝

2. 肝内管道回声结构改变 轻度脂肪肝时,肝内管道分布走行尚可正常;重度脂肪肝患者时,肝内管道结构多显示不清,具体表现为管径变细,管壁回声模糊,重者消失,分支显著,但不会出现血管移位或受压中断及肝内胆管扩张等现象,此点可与肝恶性病变时,血管受瘤体压迫移位或受压中断相鉴别。

3. 局限性脂肪肝的声像图表现 病变通常累及部分肝叶或肝段,超声表现为脂肪浸润区部位的高回声区与正常肝组织的相对低回声区,两者分界较清,呈花斑状或不规则的片状。部分局限性脂肪肝仅累及某一规则的区域,多位于肝右叶,脂肪浸润区呈致密的高回声,单个或多个区域;有时在肝实质回声明显增强的背景下,在肝门部或胆囊周围常可显示局限性低回声区,直径 2~5 cm,境界清晰,形状不规则,无包膜。

脂肪肝超声诊断分度如下。

(1)轻度脂肪肝:表现为近场回声增强,远场回声衰减不明显,肝内管状结构仍可见。

(2)中度脂肪肝:前场回声增强,后场回声衰减,管状结构模糊。

(3)重度脂肪肝:近场回声显著增强,远场回声明显衰减,管状结构不清,无法辨认。超声对重度脂肪肝的灵敏度达 95%。

【鉴别诊断】

1. 正常肝 肝实质的回声可因仪器调节不当造成,对比肝肾实质的回声强度可帮助鉴别。

2. 转移性肝癌 常有原发瘤病史,病灶为多发性,发生部位无规律性。高回声型转移瘤病灶后方多伴有回声衰减,低回声型转移性肝癌主要表现为"牛眼征"。

3. 肝血管瘤 血管瘤周边常有较厚的壁样高回声,病灶内部有网格状结构显示,仔细检查周缘区,可有小血管穿越并进入血管瘤内部。当两者的鉴别诊断有困难时,灰阶超声造影检查有较大帮助。

【超声诊断评价】

由于脂肪的衰减常导致脂肪肝的声像图不满意,尤其难以显示深部结构,为使肝实质显示清晰,需合理调节仪器各参数,适当提高远场的增益。超声对轻度脂肪肝的诊断灵敏度一般,呈"明亮肝",对重度脂肪肝的灵敏度很高,可达 95%;对于局限性脂肪肝患者,应多切面、多角度观察异常回声区,避免假阳性。

四、肝血管瘤

【病因病理】

肝血管瘤是肝脏的良性肿瘤,发病率高,可发生于任何年龄,女性多于男性。多为单发,直径以小于 4 cm 多见,小者直径数毫米,大者可达几十厘米。病理上可分为毛细血管瘤和海绵状血管瘤两类,发生于肝脏的血管瘤大多数为海绵状血管瘤。肝血管瘤表面呈暗红色,外有包膜,切面为海绵状,由多数细小血管所组成,亦可由较少的粗大血管所组成,肝肿瘤与肝实质分界清晰。

【临床表现】

多数病例无任何症状,在体检时偶然发现。也有少数病例主诉肝区右上腹疼痛。体积较大,可压迫胃肠道,发生食欲不振、消化不良、恶心、呕吐等症状,极少数肝包膜下血管瘤可破裂出血而呈急腹症表现。

【声像图表现】

1. 二维超声图像

(1)病变形态:类圆形或不规则形,亦可多发。直径大多在1~2 cm,与周围肝组织间境界清晰,可出现凹入性缺损。(图4-3-4)

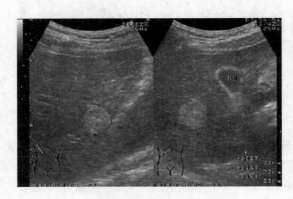

图 4-3-4 肝血管瘤
圆形或类圆形,高回声

(2)病变区回声:2 cm以上者常可显示边缘裂隙征。周围血管环绕完整甚少。

① 高回声型:回声分布略欠均匀,内部有针头状圆形及细管状无回声区,构成筛状结构像(呈细筛网状),肝组织与病变区有小管道(血管)相通。血管进入、血管穿通征。

② 边缘高回声型:病变处边缘呈光滑线状高回声,内部回声可等于或稍低于正常肝组织。

③ 低回声型:病变处回声呈细小光点,分布散在,较周围肝组织回声低。此型常可见较粗的血管进入或血管穿通征。

(3)病变位置:常位于靠近肝脏边缘或邻近血管处。尤其是肝静脉旁。

(4)血管瘤一般生长速度极为缓慢。

2. 彩色多普勒 多数肿瘤内部无血流信号,少数有点状、线状彩色血流,以肿瘤边缘处多见;脉冲多普勒多测及静脉流速曲线,部分见动脉流速曲线,RI<0.60。

3. 超声造影 超声造影对血管瘤的鉴别诊断具有很高价值,表现为动脉期周边部结节状增强,逐渐向中央向心性填充增强,门静脉期和延迟期呈等回声或高回声改变,表现具有特异性。

【鉴别诊断】

1. 小肝癌 多呈低回声,包膜细薄,无小管状结构与肝组织相通,不出现筛状图像。可有声晕征,多生长迅速。

2. 肝错构瘤 罕见,是细薄包膜,内部回声较均匀。亦可分区分布,在某些区域是强回声而另一区域为液性暗区。

【超声诊断评价】

肝血管瘤生长缓慢,超声检查可作为肝血管瘤者长期随访的主要检查手段,如果短期内增大明显,需要进行超声造影或结合其他影像学检查以排除误诊的可能。血管瘤的内部回声是与周围肝实质相比而言的,当周围肝出现脂肪浸润或其他回声改变时,较小的血管瘤超声检查则不易发现。

五、肝硬化

【病因病理】

肝硬化是一种慢性进行性肝病。根据病因病理形态,并结合临床大致分门静脉性肝硬化(慢性肝炎、酒精中毒、营养不良性肝硬化等)、坏死后肝硬化、胆汁性肝硬化、血吸虫性肝硬化和心源性肝硬化。

在上述病因的作用下,长期反复,弥漫性损害肝组织,引起肝细胞变性、坏死、再生和纤维组织增生,最终形成假小叶等一系列的病理变化。继而扰乱了肝内结构使肝脏发生硬化,到晚期肝脏呈结节样变,有的呈小结节样变,有的呈大结节样变,肝萎缩,并导致肝功能受损、门静脉系统循环障碍、腹水等。

【临床表现】

肝硬化早期,一般临床症状轻微。至晚期,由肝脏结构改变引起门静脉高压和肝功能障碍,并由此而引起全身一系列的变化,如消化不良、食欲不振、黄疸、腹水、上消化道出血等。

【声像图表现】

早期肝硬化时,超声显示肝脏大小形态无明显变化,肝内血管基本正常。本节重点介绍典型肝硬化的超声表现。(图4-3-5)

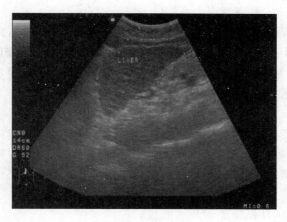

图4-3-5 肝硬化

1. 肝脏的大小和形态改变 肝硬化早期肝脏肿大,下缘角增大。门静脉性肝硬化发展到重度时,随着肝内纤维化的加重,肝脏明显缩小,甚至萎缩,显著畸形。血吸虫性肝硬化时肝肿大明显,尤其是肝左叶肿大显著。淤血性和胆汁性肝硬化时肝左右叶普遍肿大。

2. 肝脏被膜回声的改变 早期肝硬化肝包膜回声线比较光滑,或是回声线增粗而欠光滑。随着肝纤维化加重和结节样增生,肝包膜回声不规则,可呈细波状、台阶状或锯齿状,甚至肝包膜明显增厚,表面凹凸不平。

3. 肝脏内部回声的改变 肝硬化时肝内回声增高、变粗,肝实质纹理紊乱,有时似有结节感。肝内回声欠均质。在肝断面图中肝静脉及其分支数量减少、迂曲、管腔变窄(直径小于7 mm),严重的肝硬化肝内几乎显示不出肝静脉血管图像。门静脉及分支一般表现为扩张,但在重症萎缩病例,肝内门静脉变细,走行僵直或迂曲,并且显示模糊。

4. 伴有门静脉高压征象的声像图改变

(1)脾肿大:增粗的脾静脉伸入脾实质呈树枝状分布,血流呈蓝色。肝硬化可致门静脉高压,从而使脾静脉回流受阻,脾脏淤血肿大,超声测量脾脏径线增大,脾尖变钝,肋缘下可显示出脾脏的图像。长期淤血而肿大的脾脏,其包膜回声粗糙、增强,实质回声增强、增密。

(2)门静脉系统血管增粗:门静脉高压,导致门静脉系统增粗。测量门静脉内径应在肝门部为宜,肝内血管的内径可因肝实质的硬化牵拉而缩小,并需仔细观察门静脉及其属支的血流情况,排除血栓或癌栓。超声测量门静脉主干内径>1.4 cm,门静脉右支>1.2 cm,门静脉左支>1.1 cm,肝侧脾静脉>0.9 cm,脾侧脾静脉>0.7 cm,脾门分支>0.5 cm,脾内静脉>0.3 cm。正常婴儿出生后脐静脉闭合,以后形成肝圆韧带。门静脉高压时,此静脉可重新开放。在门静脉矢状部至肝左叶前下缘肝圆韧带内可见管状暗区。侧支循环尚有胃冠状静脉(直径>0.4 cm,可呈蛇行状或串珠状)、脾门部侧支循环。

5. 其他声像图改变

(1)胆囊壁增厚,呈双边影,系门静脉高压后胆囊静脉压力增高,回流受阻,引起胆囊壁水肿所致,其壁厚均匀一致。

（2）游离的腹水暗区：尤以肝前区和肝肾间隙的少量腹水暗区对诊断肝硬化有意义。

（3）淤血性肝硬化时，下腔静脉扩张。下腔静脉内径＞2.5 cm，且随呼吸活动的生理性运动消失，肝静脉亦扩张，肝左、中、右静脉内径均大于 1.0 cm。

（4）胆汁性肝硬化：如系因肝内胆管梗阻引起者，除了肝肿大和肝内回声增多、粗外，常无其他特殊表现。肝外胆道梗阻则可显示肝内胆管扩张，胆总管亦扩张。

6. 彩色多普勒表现

（1）门静脉管腔内色彩暗淡，充填稀疏，血流方向根据病变程度而异，可以是进肝血流，也可是双向血流，甚至反向血流，因而色彩随血流方向的改变可为红色、蓝色或红、蓝镶嵌色。

（2）肝静脉粗细不等，或弯曲的蓝色或花色血流，末梢血管彩色忽隐忽现。

（3）肝动脉不仅在肝门部较正常更易发现闪烁的色彩，在肝内细小分支处也能发现闪烁的色彩，肝动脉内径平均为(0.64±0.26) cm，最高流速为 9.22 cm/s。

（4）门静脉内血栓形成：附壁血栓形成时，门静脉内色彩充填出现缺损，此缺损系栓塞的团块造成，可见血流呈束条状，且多为色彩明亮的五彩镶嵌血流，绕过血栓前行，而在栓塞的团块内无血流色彩显示。

（5）脐静脉重新开放：一端与门静脉左支囊部、矢状部相通，另一端至肝下缘延续至腹壁，长 6~7 cm，呈暗红色血流，且与腹壁曲张的静脉沟通。

7. 脉冲多普勒

（1）门静脉血流方向改变：出现反向或双向血流时，频谱出现在基线下方，或基线上、下方均有频谱。

（2）频谱振幅低平，随呼吸出现的起伏改变也消失。门静脉平均速度为(7.6±2.8) cm/s。

（3）当门静脉血栓完全堵塞时，可测不出频谱信号。当门静脉血栓不完全栓塞时，在狭窄段可测得较高速的湍流频谱。

（4）脐静脉血流：显示连续性低速血流频谱曲线。

（5）肝静脉频谱曲线呈 S＜D，出现第四峰或 S、D 峰相连呈驼峰。

【鉴别诊断】

弥漫性肝癌　肝肿大明显，门静脉内易出现癌栓，如诊断有困难时，可进行肝穿刺细胞学检查。

【超声诊断评价】

在弥漫性肝病超声诊断中，肝硬化的声像图表现比较有特征性。有报道称，以肝脏变形、边缘变钝、分法评估，基本上可将肝硬化和慢性肝炎区别开来，特异性和诊断准确率均可达到 90% 以上。但肝硬化时肝脏形态发生改变，肠道胀气及腹水时常常导致声像图不满意，可改变体位，多角度显示肝实质及肝内外血管。

六、原发性肝癌

【病因病理】

原发性肝癌分原发性肝细胞性肝癌、原发性胆管细胞性肝癌和其他原发性癌肿，本节主要描述原发性肝细胞性肝癌。原发性肝细胞性肝癌在我国常见，某些地区呈高发趋势。原发性肝细胞性肝癌可在任何年龄发病，本病与乙型肝炎及丙型肝炎后肝硬化、血吸虫性肝硬化、摄食高浓度的曲霉素、亚硝酸盐等有密切关系。原发性肝细胞性肝癌按病理可分为以下三型。

1. 结节型　有单发结节和多发结节，大小不一，在 0.5~6.5 cm，肿瘤边缘境界清晰，其轮廓易识别，早期原发性肝细胞性肝癌多为单发结节，常分布于右叶。

2. 巨块型　多发生于较年轻患者，癌肿体积巨大，直径多在 10 cm 以上，常占据大部分肝脏，使受累的肝脏显著增大，癌肿边界比较清楚。巨块型癌肿周围可有一些"卫星"样小癌结节。此型肝癌最容易发生中心部坏死、液化、破裂出血。

3. 弥漫型　较为少见，癌结节细小，弥漫分布，多伴有肝硬化。肿瘤境界不清，看不到肿瘤轮廓，可见粗大、不均的异常回声呈弥漫性分布。

【临床表现】

以肝痛、腹胀、上腹肿块及食欲减退最常见，亦可见乏力、消瘦、发热。少数有急腹症、腹泻、便血等，无症状者占 0.3%～4.3%，一般原发性肝细胞性肝癌病例有肝肿大，扪及质硬结节或巨块，有黄疸、腹水、脾肿大等。

【声像图表现】

1. 肝脏形态的改变 较小肿瘤、位于肝中心部肿瘤和单发性肿瘤，一般不引起肝脏形态和大小的改变，中、晚期癌肿发展较大时，常伴有肝肿大，肝下缘角增大或变钝圆。癌肿相应部位的肝包膜可因癌肿的生长作用而使膈面或脏面凸起，形成"驼峰征"。突起的肝脏都可对相邻脏器产生压迫作用，如膈面的原发性肝细胞性肝癌可使膈肌凸起，并引起膈肌活动受限；肝脏后面的原发性肝细胞性肝癌可压迫右肾；左叶底面的原发性肝细胞性肝癌可压迫腹主动脉。

2. 癌肿内部回声 将癌肿回声与肝实质回声比较，可分为四型：①高回声型：癌肿回声比肝组织回声强，呈高回声反射。分均匀高回声、高回声多结节组合、高回声内低结节等。②回声减弱型：癌肿回声比周围正常肝组织弱，呈弱回声反射；有的很弱，几乎看不到回声，比较少见。③混合型：癌肿内回声分布很不均匀，在强回声内有散在的低回声或伴有液性暗区，常发生在较大肿瘤中心，局部坏死液化。④等回声型：癌肿回声强度与正常肝实质的回声相近似，若不注意其边界特点，极易漏诊。

3. 肝细胞癌的其他声像图特征

（1）声晕征：癌肿境界光滑、清晰，其边缘可见较窄的低回声带，称为声晕。原发性肝细胞性肝癌中心区生长过快，压力增长过大，使周围的肿瘤组织受压变性。受压区肿瘤组织的声阻抗渐变，回声甚少，以至无回声，产生声晕（图 4-3-6）。临床观察发现，呈声晕征的肝肿瘤生长迅速。

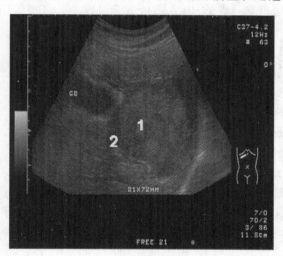

图 4-3-6 原发性肝细胞性肝癌
1，癌肿；2，癌肿周围声晕征

（2）镶嵌征：一个肿瘤结节内可看到另一个小肿瘤。

（3）隔壁回声：肿瘤境界清晰，其内有高回声线网状分隔。

（4）侧方声影：大多数小的原发性肝细胞性肝癌的两侧出现侧方声影，其出现是由于小的原发性肝细胞性肝癌存在假包膜的缘故。

（5）肿瘤后方回声增强：多数原发性肝细胞性肝癌癌肿后方都没有衰减，而且还有不同程度的增强，但不如囊肿后方回声增强显著；尤其是小的原发性肝细胞性肝癌后方回声增强的比例较大，这是由于原发性肝细胞性肝癌的回声衰减值小于正常肝的回声衰减值。

4. 肝内管道系统的变化 因癌肿存在，其周围的血管发生绕行或中断现象。癌肿压迫邻近较大血管，使其管腔受压变形。癌肿结节压迫作用还可使肝内胆管扩张。原发性肝细胞性肝癌伴肝硬化或弥漫性原发性肝细胞性肝癌时，肝内血管尤其是肝静脉往往显示不清，较大分支可有扭曲畸形（图 4-3-7）。

5. 原发性肝细胞性肝癌的扩散及转移

（1）癌栓：原发性肝细胞性肝癌易发生癌栓。癌栓可出现在门静脉、肝静脉或肝管内。门静脉癌栓常可造成肝内癌肿转移。肝静脉癌栓可扩展至下腔静脉，甚至右心房、右心室（图 4-3-8）。肝管内癌栓如存

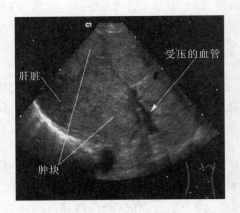

图 4-3-7　原发性肝细胞性肝癌(肝内血管扭曲变形)

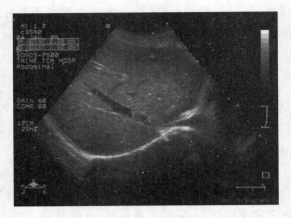

图 4-3-8　原发性肝细胞性肝癌(肝静脉内出现癌栓)

在于左、右肝管或总肝管内产生阻塞则多伴有黄疸。

（2）肝内扩散及侵入邻近脏器：原发性肝细胞性肝癌可通过门静脉及肝内淋巴管而造成肝内转移，亦可侵入胆囊、胰腺、胃壁、十二指肠、结肠及右肾。

（3）转移：原发性肝细胞性肝癌可向多处转移，较常见的为向肝门、腹主动脉旁、腹膜后淋巴结转移。肝表面癌肿可脱落入腹腔和盆腔形成癌结节，但超声较难显示。

6. 弥漫性原发性肝细胞性肝癌　常在一叶、数叶或全肝发生。其声像图表现如下。

（1）肝脏明显肿大。

（2）是中重度肝硬化图形。

（3）数叶或全肝分布不规则的粗亮斑点。

（4）易见门静脉或肝静脉内癌栓。

（5）常伴 AFP(甲胎蛋白)极度升高。

7. 少见的原发性肝恶性肿瘤

（1）原发性胆管细胞性肝癌：多发于中、小肝管中。

（2）肝母细胞瘤：多发于青少年时期，患儿可伴黄疸。

在超声检查原发性肝细胞性肝癌时，要求缩小扫查盲区与注意易漏区。可采用以下方法：①变动体位，常可使浅部为肋骨、肋弓遮盖部位的肿瘤易于检出；②呼吸、深吸气后屏气有助于显示肝脏下角及下部肿瘤，而深呼气后屏气有助于显示为肺组织所掩盖的横膈下方的肝脏小肿瘤。

【鉴别诊断】

1. 肝血管瘤　厚壁（>2 mm）弱回声血管瘤，边缘清晰、锐利，内部细小暗区呈筛状图像，有边缘裂开及血管进入等特征。

2. 早期肝脓肿　液化不全、脓液黏稠或慢性厚壁型肝脓肿含有较多坏死组织碎屑时，病变区呈实质性回声，酷似原发性肝细胞性肝癌结节，肝脓肿常有周围炎性反应圈，结合病史，注意其动态变化，鉴别确有困难时需进行超声引导下的肝穿刺诊断。

3. 增生　占优势的结节性肝硬化易与弥漫性原发性肝细胞性肝癌混淆，重点扫查门静脉或肝静脉内是否有癌栓。弥漫性原发性肝细胞性肝癌，肝脏肿大明显，必要时进行肝穿刺及细胞学检查以明确诊断。

4. 某些肝外占位　如肾上极肿瘤、肾上腺肿瘤在声像图上易与肝右叶重叠，误认为肝右叶占位，鉴别方法是在相应部位反复检查（变动患者体位），将肾与肝图像分开。

【超声诊断评价】

超声可检出早期小的原发性肝细胞性肝癌，并可做出确切定位，对手术和其他治疗提供帮助。原发性肝细胞性肝癌早期常无明显临床症状，有的仅 AFP 升高，但约 33％的小的原发性肝细胞性肝癌其 AFP 不高，超声可用作对原发性肝细胞性肝癌的普查手段。对于门静脉癌栓较易显示，对肝外转移如淋巴结、盆腔脏器的转移灶较难显示。

七、继发性肝癌

【病因病理】

人体各种恶性肿瘤几乎均可转移至肝脏,其中消化系统肿瘤为 35%～50%,以胃癌最多。途径:经门静脉、肝动脉、淋巴管转移或直接浸润。

【临床表现】

继发性肝癌的临床表现一般为原发癌的症状,肝内转移灶较大时可出现肝痛、黄疸和肝区肿块等表现。

【声像图表现】

1. 高回声型肿瘤 最多见,肿瘤呈均匀、致密的强回声,可出现同心环样分层现象,周围伴有低回声晕环,形成"靶环征""牛眼征"。多来源于泌尿系统和消化系统肿瘤,以结肠癌最典型。有的肿瘤为钙化型,呈强回声斑片伴声影。(图 4-3-9)

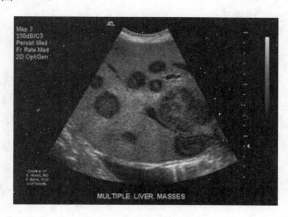

图 4-3-9 继发性肝癌

2. 低回声型肿瘤 多见于较小的转移肿瘤,常见于乳腺癌、淋巴瘤等的肝转移病灶。

3. 液化坏死型 转移癌为较大肿块时,其中心易坏死液化。声像图表现为强回声肿块中心有无回声暗区。

4. 同心状结构 中心坏死区液化呈液性暗区,其外为强回声区,边缘为低回声带,形成三层的"靶环征",多见于平滑肌肉瘤、乳腺癌等的肝转移。

5. 彩色多普勒超声 可显示肿瘤内血流信号,以肿瘤周边部更丰富,脉冲多普勒检测为动脉流速曲线,阻力指数较高。超声造影时,转移性肝癌表现为动脉期整体或环状增强,门静脉期和延迟期消退明显,呈低回声改变,消退时间比原发性肝癌更早更快。

【鉴别诊断】

(1)小肝癌:多呈低回声区,包膜细薄,无小管状结构与肝组织相通,不出现筛状图像。可有声晕征,多生长迅速。

(2)肝错构瘤:罕见,是细薄包膜,内部回声较均匀。亦可分区分布,在某些区域是强回声而另一区域为液性暗区。

(3)转移性肝癌、原发性肝癌和肝海绵状血管瘤的鉴别见表 4-3-1。

表 4-3-1 肝脏占位性疾病的鉴别诊断

	转移性肝癌	原发性肝癌	肝海绵状血管瘤
轮廓形态	圆形结节	圆形或不规则	不定形结节
肿块数目	常见多发	单发或多发	常见单发,可多发
肿块回声	边缘和中心呈低回声,形成"牛眼征"	强回声、等回声和低回声均可出现,低回声边缘有声晕,亦可形成"牛眼征"	高回声,边界清晰,内呈蜂窝状改变,无声晕

【超声诊断评价】

继发性肝癌的影像诊断方法中,超声显像已被公认是首选方法,其诊断准确率较高。需要注意的是,当发现肝内转移性肿瘤存在时,需要对全肝仔细检查以避免漏诊微小病灶。进一步需观察肝门部是否有淋巴结肿大,肝内及肝外的血管是否受压或被侵犯,是否有腹水等晚期肿瘤的征象,为临床处理提供更多的信息。

复习题

1. 肝脏超声基本断面有哪些?
2. 简述肝脓肿与肝囊肿的超声鉴别诊断。
3. 简述肝血管瘤的超声表现。
4. 简述肝癌的超声声像图特征。
5. 简述肝癌与肝血管瘤的鉴别诊断。

第五章 胆道系统超声检查

学习目标

　　掌握：胆道系统的检查方法和正常声像图特点及参考值，胆道系统常见病，包括胆囊结石、急性胆囊炎、慢性胆囊炎、胆囊小隆起样病变、胆囊癌、胆管结石、胆管癌等的超声特点。
　　熟悉：胆道系统超声解剖。
　　了解：胆道系统常见病的鉴别诊断。

　　超声能清楚显示肝内外胆管的形态、内径、走行以及胆囊的形态、轮廓、大小，特别是对结石、肿瘤或其他原因引起的肝内外胆管梗阻、肝内外胆管扩张时，超声不仅能够根据声像图特点进行诊断，而且还可行胆囊、胆管穿刺造影及置管引流，以达到诊断和治疗的目的。该技术与 X 线、CT 相比，操作简便、重复性强，有很高的临床应用价值。

 第一节　胆道系统超声解剖

　　胆道系统是肝脏分泌的胆汁排入十二指肠的管状结构，分为肝内和肝外两部分，肝内胆道系统由毛细胆管、小叶间胆管以及逐渐汇合的左右肝管组成；肝外胆道系统由肝总管、胆囊、胆囊管、胆总管组成。（图 5-1-1）

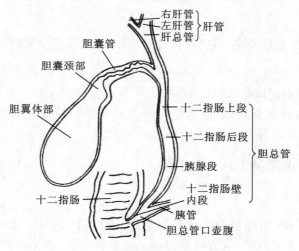

图 5-1-1　胆道系统解剖示意图

一、左、右肝管

　　左肝管长约 1.6 cm，右肝管长约 0.8 cm，左、右肝管内径约 0.2 cm，走行在左、右门静脉肝内分支的腹侧。

二、肝总管

肝总管由左、右肝管在肝门区汇合而成,长 3.0～4.0 cm,在肝十二指肠韧带上缘走行于门静脉的右前方,下行与胆囊管汇合成胆总管。

三、胆总管

胆总管全长 7.0～8.0 cm,内径 0.6～0.8 cm,根据毗邻脏器关系分为四部分:①十二指肠上段:自胆总管上端至十二指肠上缘,长约 3.0 cm。②十二指肠后段:位于十二指肠上曲的背后,下腔静脉右方,门静脉右侧,长 1.0～2.0 cm。③十二指肠下段:又称胆总管胰腺段,长约 3.0 cm。④十二指肠壁内段:胆总管穿入十二指肠降部内后侧壁行走,开口于十二指肠内,长 1.5～2.0 cm。

四、胆囊

胆囊位于右上腹部,肝右叶脏面胆囊窝内,呈梨形。分胆囊底、体、颈三部分,长 7.0～9.0 cm,宽 3.0～4.0 cm,前后径 3.0 cm,容量 40～60 mL。胆囊血供来源于胆囊动脉,多发自肝右动脉,一般位于胆囊管、肝总管和肝下缘围成的胆囊三角内。胆囊静脉与胆囊动脉伴行,汇入门静脉系统。

第二节　胆道系统超声检查方法

一、超声检查方法

(一)仪器

凸阵探头,频率 3.0～5.0 MHz,肥胖者宜用 3.0 MHz,儿童宜用 5.0 MHz。

(二)检查前准备

进行胆道系统检查前,患者应常规禁食 8 h,以保证胆囊、胆管内充盈胆汁,并减少胃肠内容物及气体的干扰。超声检查应安排在胃肠及胆道 X 线造影之前或钡餐检查 3 天之后。

(三)体位

患者常取平卧位,并常根据需要左、右侧卧位进行检查,个别可能采取俯卧位或坐位等。

(四)检查方法

观察胆囊多选取右肋间斜向检查,结合经右肋缘下斜切面检查及多个短轴切面检查,必要时用剑突下胆囊冠状切面以充分显示胆囊全貌,并注意胆囊颈及胆囊管的检查。观测胆囊大小、囊壁厚度、完整性;胆囊内病变数目、大小、部位、形态、回声、血供等特点。

二、正常声像图及超声测量方法、参考值

(一)胆囊

正常胆囊纵切面呈梨形,横切面呈圆形或椭圆形,颈部可成分隔状。整个胆囊轮廓清晰,壁薄而光滑,厚度 0.1～0.3 cm,囊内无回声区,后方回声增强。胆囊管纤细,常不能显示。正常胆囊超声测量值,长径不超过 9 cm,前后径不超过 3 cm。(图 5-2-1)

(二)胆管

肝内胆管均与门静脉同级分支伴行,除肝左、右管外,二级以上的分支一般不易显示。肝外胆管上段与门静脉伴行,有肝做透声窗易于显示,内径为伴行门静脉内径的 1/3～1/2。横切面位于门静脉右前,与门静脉和肝动脉组成"米老鼠"征,肝外胆管上段(胆总管)与肝动脉分别为"米老鼠"的右耳和左耳。肝外

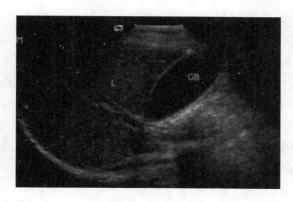

图 5-2-1 正常胆囊

纵切面呈梨形,壁薄而光滑,囊内无回声,后方回声增强;GB,胆囊;L,肝脏

胆管下段与下腔静脉平行,大部分可以显示,与仪器分辨率、操作手法、肠道内容物多少有关。正常肝外胆管的超声测量值:正常成年人肝外胆管内径 0.4~0.7 cm。(图 5-2-2、图 5-2-3)

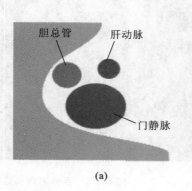

(a)

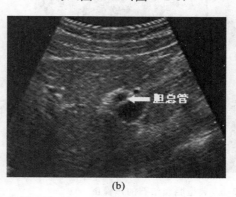

(b)

图 5-2-2 "米老鼠"征

该切面的门静脉、胆总管和肝动脉呈"米老鼠"征,与门静脉长轴垂直的切面是评估胆总管极为优越的切面

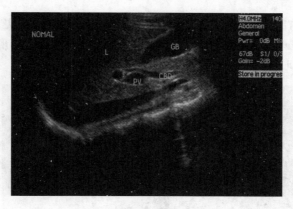

图 5-2-3 正常肝内外胆管声像图

CBD,胆总管;PV,门静脉;GB,胆囊

 # 第三节 胆道系统疾病

一、胆囊结石

【病因病理】

胆囊结石是最常见的胆囊疾病,是引起急腹症的常见病之一,发病率仅次于阑尾炎。胆囊结石按化

学成分不同分为胆固醇结石、胆色素结石、混合性结石等。

【临床表现】

较大结石不易引起胆囊的梗阻,可长期不发生症状,患者无明显不适感觉,仅在超声检查时发现。当结石嵌顿于胆囊颈或胆囊管时,则出现典型的胆绞痛。表现为突然发生的右上腹绞痛,呈阵发性加剧,同时向右肩或胸背部放射,可伴有恶心及呕吐。

【声像图表现】

1. 典型声像图表现 典型胆囊结石有 3 个特征:①胆囊腔无回声区内的强光团;②强回声后方伴有声影;③强回声可随体位改变移动。(图 5-3-1)

2. 不典型胆囊结石

(1)充满型胆囊结石:胆囊无回声区不显示,胆囊区内出现一条弧形光带,其后伴有一条宽而明晰的声影。胆囊轮廓缩小,增厚的胆囊壁低回声带包绕着结石的强回声团,其后方伴有声影,构成"胆囊壁-结石-声影"三联征,即"WES"征。(图 5-3-2)

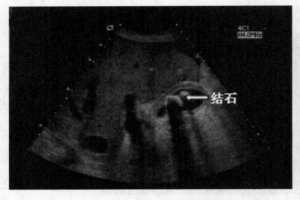

图 5-3-1 典型胆囊结石的声像图

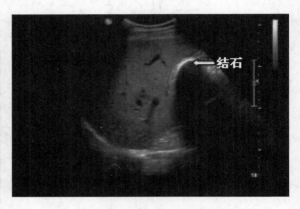

图 5-3-2 胆囊内充满结石

(2)胆囊颈结石:横切面可见"靶环征",有胆汁衬托时典型,结石嵌顿于胆囊颈时,强回声团不明显,可表现为胆囊肿大伴有颈部声影。

(3)泥沙样结石:胆囊内出现沿胆囊后壁分布的强回声带,内为点状及斑点状强回声,回声强弱不等,直径多小于 0.5 cm。随体位改变,强回声可沿胆囊后壁移动,且强回声带的形状和大小均有改变;层状回声较厚或回声光点光斑粗大时常伴有声影。(图 5-3-3)

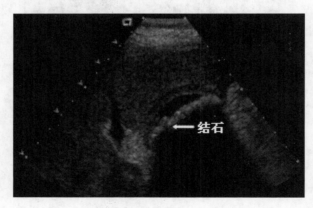

图 5-3-3 泥沙样结石

沿胆囊后壁分布的厚薄不一的强回声带及后方较宽的声影

【鉴别诊断】

1. 胆囊内正常结构 主要是和胆囊颈粗大的黏膜皱襞鉴别,多切面观察可见皱襞来源于胆囊壁。

2. 胆囊内非结石性高回声 非结石性高回声病变包括软组织肿瘤、凝血块、胆泥、陈旧性胆汁、黏稠的脓性分泌物等,其后方一般无声影,肿瘤不随体位改变而移动。

3. 伪像 多重混响、部分容积效应及肠道气体旁瓣伪像均可于胆囊内见高回声,但应用适当的检查技术及多切面观察,可排除此类伪像。

【超声诊断评价】

超声可明确胆囊结石的诊断,准确率在95%以上,是首选的检查方法。

二、急性胆囊炎

【病因病理】

急性胆囊炎是胆囊管的阻塞加上细菌感染而引起的炎症病变。主要病因是胆汁淤积和细菌感染,90%以上是结石所致,大肠埃希菌、葡萄球菌、链球菌、产气杆菌、厌氧杆菌等为主要致病菌。病理改变为胆囊壁充血、水肿、糜烂和出血,或胆囊壁血供障碍、缺血、坏疽和穿孔,造成胆汁性腹膜炎和内胆瘘。

【临床表现】

突然发作的上腹部绞痛,并持续加重,可向右肩背部放射,常伴有恶心、呕吐、发热或寒战。少数患者出现轻度黄疸。可反复发作。查体时右上腹压痛、肌紧张及反跳痛,墨菲征阳性,部分患者可触及肿大的胆囊。

【声像图表现】

1. 单纯性急性胆囊炎 声像图上仅表现胆囊轻度增大,胆囊张力增高,胆囊壁轻度增厚,内壁粗糙或模糊。

2. 急性化脓性胆囊炎 胆囊显著肿大,前后内径可达 4 cm,胆囊壁弥漫性增厚,大于 3 mm,因浆膜下水肿而呈"双边征",内外缘轮廓线都比较模糊,胆汁透声性减低,出现较多的回声,超声墨菲征阳性。(图 5-3-4)

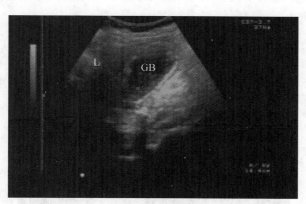

图 5-3-4 急性化脓性胆囊炎
GB,胆囊;L,肝脏

3. 急性坏疽性胆囊炎 胆囊体积增大,胆囊壁明显增厚,大于 5 mm,且胆囊壁厚薄不规则,回声强弱不均匀或呈多层弱回声带,气性坏疽时囊内可伴气体多重反射。

4. 胆囊穿孔 扩张的胆囊缩小,胆囊内回声增多,胆囊周围出现无回声或胆囊周围炎症改变,与透声性减低的胆囊形成一模糊的炎症肿块,整个胆囊轮廓模糊不清或欠清晰。胆囊穿孔并十二指肠形成内瘘时胆囊腔内可有积气。

【鉴别诊断】

1. 胆囊体积增大 胆道梗阻及胆囊颈结石均可致胆囊体积增大,但可发现颈部有结石或肝外胆管结石或肿瘤等征象。长期空腹也可导致胆囊增大,胆囊内可见点状强回声沉积物,但胆囊壁一般无增厚,进食后改善。

2. 胆囊壁水肿增厚 多种疾病均可导致胆囊壁增厚,甚至呈双边影,如肝硬化、低蛋白血症、急性肝炎、右心衰竭、腹水等,但这些疾病引起的胆囊壁水肿,胆囊体积大小正常,临床上有相应的临床表现和实验室检查结果,易于鉴别。

3. 胆汁内异常回声 沉积物、胆泥、凝血块以及胆固醇结晶等的回声可移动但多切面、多体位观察后方无声影。

【超声诊断评价】

超声检查急性胆囊炎不受患者条件限制,诊断准确率高,可清晰显示胆囊大小、轮廓、壁水肿及胆囊内外情况,为临床诊断和选择治疗方案提供可靠依据,是临床诊断该病的首选检查方法。

三、慢性胆囊炎

【病因病理】

慢性胆囊炎是急性胆囊炎反复发作的结果,与急性胆囊炎是同一疾病的不同阶段的表现。由于炎症、结石的反复刺激,胆囊壁纤维结缔组织增生,胆囊黏膜萎缩,胆囊壁增厚,以致胆囊收缩与胆汁浓缩功能逐渐减低或消失。由于慢性炎症长期刺激,胆囊内可出现结石或使其内有形成分增加。胆囊管因炎症狭窄或梗阻,可使胆汁淤积,胆色素被吸收,而胆囊黏膜仍有一定量的黏液分泌,形成胆囊积水,即所谓的"白胆汁"。

【临床表现】

不同病程阶段患者临床表现差别很大,通常病史中有多次急性胆囊炎的症状,反复发作。一般症状不典型,可有右上腹发胀、隐痛、反酸、厌油等"消化不良"的症状,常被误认为"胃病"。部分患者右上腹胆囊区有轻压痛或不适感,少数患者可触及肿大的胆囊。

【声像图表现】

1. 轻症或早期慢性胆囊炎　声像图并无特异改变,或仅有胆囊壁稍厚,囊内可见结石。

2. 炎症严重　胆囊外形不同程度增大,壁增厚,回声不光滑,胆囊壁内可出现弱回声带,胆囊内结石增多并出现沉积物。长期炎症刺激,胆囊严重萎缩,外形显著缩小变形,胆囊腔小,胆囊壁明显增厚,合并结石可出现"胆囊壁-结石-声影"三联征。(图 5-3-5)

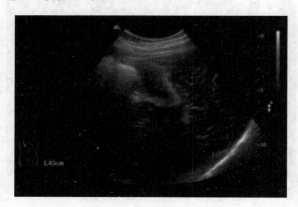

图 5-3-5　慢性胆囊炎

【鉴别诊断】

1. 慢性胆囊炎与胆囊腺肌症鉴别　后者胆囊壁内可有小囊腔,且脂肪餐试验收缩功能亢进。

2. 慢性胆囊炎囊壁增厚与胆囊癌鉴别　前者胆囊壁增厚呈弥漫性,且连续性好;后者胆囊壁呈局限性或弥漫性增厚,可同时伴有弥漫性浸润,内表面不规整,彩色多普勒超声检查可显示其内血流信号较丰富。

【超声诊断评价】

对于轻症或早期,慢性胆囊炎超声诊断价值有限,但对绝大多数炎症严重者可做出正确诊断。

四、胆囊小隆起样病变

【病因病理】

胆囊小隆起样病变是超声检查发现直径＜15 mm 的胆囊壁局限性增厚突入胆囊腔内的小结节样病变的总称,包括肿瘤性息肉(如腺瘤及腺癌)和非肿瘤性息肉(如胆固醇息肉、炎性息肉、腺瘤样增生等)。

【临床表现】

由于病变小,一般无临床症状,多于体检时发现。

【声像图表现】

（1）单发或多发，自胆囊壁向胆囊腔内突起的乳头状或桑葚状结节。

（2）附着于胆囊壁，多数有蒂，不随体位改变移动。

（3）回声强弱不等，可为中等回声、高回声、低回声，后方不伴声影。

（4）体积较小，直径通常小于 1 cm，可同时合并胆囊结石。

（5）胆囊大小和形态一般正常，胆囊壁厚度正常或轻度增厚。（图 5-3-6）

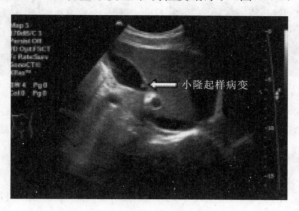

图 5-3-6　胆囊小隆起样病变

【鉴别诊断】

胆囊小隆起样病变需与堆积的无声影结石、凝血块、浓稠的胆汁、胆泥、异物鉴别。息肉样病变不随体位改变移动，形态也不发生改变，因此，改变体位观察多可以鉴别。

【超声诊断评价】

小隆起样病变由于体积小、无症状，临床诊断困难，多数是在体检中发现。超声对于小隆起样病变的检出率很高，可以清楚显示小隆起样病变的部位、大小、数量、形态等，方便动态随访及观察其变化。

五、胆囊癌

【病因病理】

胆囊癌是胆道系统最常见的恶性肿瘤，在消化道恶性肿瘤中占 1.5％，位居消化道恶性肿瘤第 5 位。大多数肿瘤呈浸润性生长，好发于颈、体部，根据肿瘤大体病理可分为结节型、肿块型、厚壁型 3 种类型。组织学类型有腺癌和鳞状细胞癌两种，以前者居多。

【临床表现】

早期无临床表现，肿瘤浸润周围组织可引起胆囊区疼痛、黄疸、厌食和体重下降，发现时多为晚期。

【声像图表现】

1. 直接征象　根据胆囊癌大体病理的不同，声像图表现略有差异，可分为 5 种类型。①厚壁型：胆囊壁呈局限性或弥漫性不均匀增厚，以颈、体部显著，外壁不光滑，内壁线不规则，胆囊腔不均匀性狭窄或扩张。②结节型：为早期表现，病灶一般较小，中等回声，呈乳头状突入囊腔，其底较宽，表面不光整（图 5-3-7）。③蕈伞型：低回声或中等回声，肿块呈似蕈块状突入囊腔，基底宽而不规则，囊壁连续性破坏，可单发，也可多发或相互融合呈不规则团块状（图 5-3-8）。④混合型：胆囊壁增厚同时伴有结节状或乳头状肿块突入腔内。⑤实块型：正常胆囊腔消失，整个胆囊表现为低回声或回声粗而不均匀实性肿块，边缘不规则，常伴有结石强回声。彩色多普勒超声检查于胆囊壁或肿块内探及丰富的动脉血流，阻力指数多小于 0.4。声学造影显示绝大多数肿块回声增强，早期迅速高增强并迅速减低为低增强，胆囊壁连续性及完整性破坏，层次结构显示不清。

2. 间接征象　胆囊癌易侵犯肝脏，发生早期转移，表现为肝内转移灶、肝门部胆管梗阻、肝胆管扩张、胆囊颈或胰头等部位淋巴结肿大。

【鉴别诊断】

1. 厚壁型胆囊癌与慢性胆囊炎鉴别　见本节慢性胆囊炎。

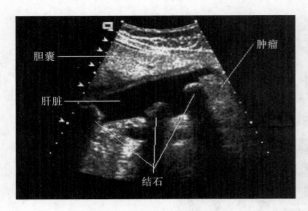

图 5-3-7 结节型胆囊癌

胆囊癌合并胆囊多发结石

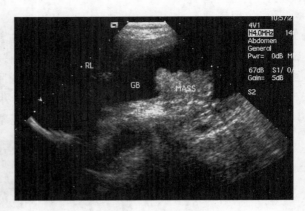

图 5-3-8 蕈伞型胆囊癌

肿块呈低回声似蕈块状突入囊腔,基底宽而不规则,
囊壁连续性破坏;MASS,胆囊肿块;GB,胆囊

2. 实块型或结节型胆囊癌与胆囊腔内异常回声鉴别 胆囊癌块内多可探及动脉血流信号,胆囊腔内异常回声包括胆泥、沉积物、凝血块,均无血流信号显示,与囊壁间界限清晰,可移动。

3. 胆囊癌与胆囊小隆起样病变鉴别 较小的胆囊癌不易与胆囊小隆起样病变鉴别,但前者结节基底部宽,结节周围可有囊壁增厚,结节内探及动脉血流。

4. 肿块型胆囊癌与肝实性肿瘤鉴别 肝门部肿块常可显示正常或移位的胆囊回声,鉴别容易。但如果肝门肿块合并胆囊不显示时,需注意鉴别,此时可根据肝中裂强回声线判断是否为胆囊肿块,正常肝中裂强回声线由门静脉右支根部指向胆囊颈部。

【超声诊断评价】

胆囊癌早期症状不明显,多于中晚期临床症状明显时就诊,此期超声表现特异,诊断准确性高,并可发现肝内或肝门部转移,为临床提供可靠信息,但早期胆囊癌缺乏特异性声像图表现,诊断困难。

六、胆管结石

【病因病理】

胆管结石分为原发性和继发性两种。原发性胆管结石是指原发于胆管系统(包括肝内胆管)内的结石,结石的性质大多为含有大量胆红素钙的色素性混合结石。继发性胆管结石是指胆囊内结石通过扩大的胆囊管进入胆总管而形成的结石。结石的形状和性质多与胆囊内的结石相同。多数呈多面形的胆固醇混合结石。由于继发胆道感染,结石的外层带有胆红素钙沉着。

【临床表现】

胆管结石的典型临床表现为胆绞痛、发热、寒战和黄疸。但不少患者缺乏完整的三联征表现。多数患者有剑突下偏右突发性绞痛,可放射至右肩背部,少数人可完全无痛,仅感上腹闷胀不适。约 2/3 的患者继急腹痛发作后出现黄疸,此时腹痛常已缓解。黄疸一般不很深,并有波动性的特点。有时黄疸也可为少数胆管结石患者唯一的临床表现。

【声像图表现】

1. 肝内胆管结石 ①肝内出现强回声伴声影,沿胆管走行分布(图 5-3-9)。②强回声远端小胆管扩张呈小双管、囊状或分叉状。③有胆汁淤积,表现为扩张的肝内胆管内出现结石强回声,后方伴声影。④合并肝脓肿可见脓肿征象。

2. 肝外胆管结石 ①肝内外胆管扩张,肝外胆管壁可有增厚,回声增强。②管腔内出现恒定的高回声团,并能在两个互为垂直的切面中得到证实。③强回声团与胆管壁之间有分界,典型的可见液性暗环包绕结石强回声而成为"靶环"样。④强回声团后方伴有声影。(图 5-3-10)

【鉴别诊断】

肝内胆管结石与肝内钙化灶鉴别:肝内胆管结石沿胆管走行分布,周围胆管可见扩张;肝内钙化灶可出现在肝内任何部位,但以肝周围多见,且不伴周围胆管扩张。

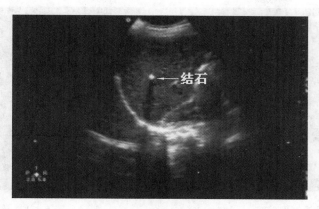

图 5-3-9 肝内胆管结石

肝内出现强回声伴声影

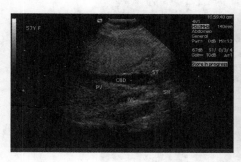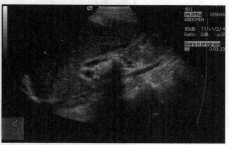

图 5-3-10 肝外胆管结石

CBD,胆总管;IVC,下腔静脉;PV,门静脉;ST,结石;SH,声影

【超声诊断评价】

超声是肝内、外胆管结石首选的检查方法,可准确地判断肝内胆管及肝外胆管上段结石的部位、大小、数目,但对胆总管末端的结石的检查容易受到胃肠道气体干扰,假阴性率高,诊断准确性较低。

七、胆管癌

【病因病理】

胆管癌是指发生在肝外胆管,即左、右肝管到胆总管下端的恶性肿瘤,不包括肝内胆管细胞癌。发生在左、右肝管,汇合部和肝总管的肿瘤称为肝门部胆管癌,胆囊管汇合部以下至胰腺上缘的肿瘤为中段胆管癌,胰腺段和十二指肠壁内段的肿瘤称为下段胆管癌。肝门胆管癌占肝外胆管癌的50%。大体形态上可分为三种类型:①乳头型癌;②结节型癌;③浸润型癌。

【临床表现】

主要表现为迅速进行性加重的阻塞性黄疸。其起病隐匿,早期即出现黄疸、黄疸进行性加重。如伴发感染,可有高热、上腹痛、胃肠道症状。其他症状包括:体重减轻、身体虚弱、发热。

【声像图表现】

1. 乳头型 肿块呈乳头状高回声团,自胆管壁突入扩张的胆管腔内,边缘不齐,无声影(图 5-3-11)。肿块一般不大,其形态、位置于脂肪餐后或复查时固定不变。

2. 结节型 肿块呈圆形或分叶状堵塞于扩张的胆管内,与管壁无分界,并可见胆管壁亮线残缺不齐。肿块多数为高回声,较大时因肿瘤内部坏死而表现为不均匀低回声。(图 5-3-12)

3. 浸润型 胆管局限性狭窄,扩张的胆管远端突发被截断或呈锥形狭窄,阻塞端及其周围区域往往呈现为较致密的高回声点,边界不清,系癌组织浸润所致。当肿瘤邻近的门静脉高回声壁消失,提示肿瘤侵犯门静脉。

4. 其他共性征象 病灶以上胆道系统明显扩张(图 5-3-15)。肝脏弥漫性肿大,回声增粗。当肿癌阻塞一侧肝门部胆管时,也可引起同侧肝叶的萎缩。肝门部淋巴结肿大。

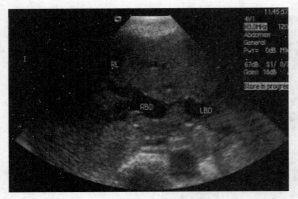

图 5-3-11　乳头型胆管癌

RL,肝右叶;LBD,左肝管;RBD,右肝管

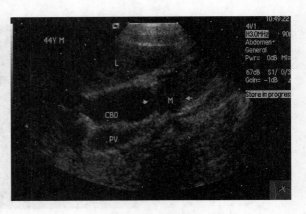

图 5-3-12　结节型胆管癌

M,胆囊癌病灶;L,肝脏 CBD;胆总管 PV,门静脉

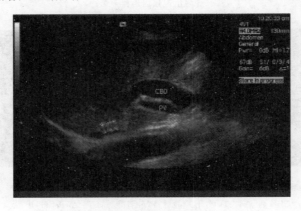

图 5-3-13　胆总管扩张

胆总管下端管壁不规则增厚,管壁增厚处管腔狭窄呈"鼠尾"征;

为胆总管下端癌;CBD,胆总管;PV,门静脉

【鉴别诊断】

(1)胆管癌患者一般均引起其远端胆管扩张,首先需与引起胆管扩张的非肿瘤性病变,如胆管炎、胆管结石、胆管内胆泥等鉴别。结石和胆泥的回声特点与肿瘤不同,超声鉴别不难,且超声造影有助于鉴别诊断。胆管炎,特别是硬化性胆管炎,本身即有癌变倾向,在超声下与浸润型胆管癌鉴别困难,需要借助胆道造影甚至病理活检鉴别。胆管癌需要与胆管良性肿瘤和非胆道上皮起源的恶性肿瘤鉴别。胆管良性肿瘤罕见,常见的有胆管腺瘤,超声见胆管内边界清楚、均匀的低回声。

(2)原发性肝癌亦可直接侵犯或转移至胆道引起胆管癌栓。癌栓边缘多光滑,大部分与胆管壁分界清楚。

(3)胆总管下段癌与十二指肠乳头癌、胰头癌鉴别困难,一般需要结合十二指肠镜、超声内镜和病理学的证据才能区分。

【超声诊断评价】

超声检查能够显示胆管形态及走行的改变,并可判断胆管内肿块的形态特征,能够初步确定胆管扩张的范围和肿瘤在肝外胆管的位置,并评估肿瘤对门静脉侵犯程度,为临床进一步处理提供有用信息。据统计,超声能探测到约 90% 的肝外胆管癌。对于位于肝门部的肝管癌,超声判断门静脉侵犯的准确率也能达到 85% 以上。但是,超声在评估胆管癌的侵犯范围存在局限性,这时往往需要进一步进行其他影像学检查。

复习题

1. 典型胆囊结石的声像图特点。
2. 胆囊的正常声像图特点。

第六章 脾脏超声检查

学习目标

掌握:脾脏不同扫查切面的正常声像图表现。

熟悉:超声检查前准备,能够对脾脏破裂的声像图表现进行描述,通过弥漫性脾脏肿大的声像图表现对脾脏肿大进行分度。

脾脏是人体最大的淋巴器官和储血器官。脾脏自身病变并不多见,但在全身感染、肝脏疾病及血液病时,脾脏急性暂时性肿大或慢性持续性肿大,可反映前述病变的严重程度。20 世纪 60 年代进行 B 型超声对脾脏显像的研究,肯定了脾脏超声检查的应用价值,特别肯定了超声在脾脏大小的测量、脾脏外伤的诊断及脾脏良恶性占位性病变的鉴别诊断方面的应用价值。

第一节 脾脏超声解剖

一、脾脏的位置和形态

脾脏位于左季肋区,与第 9~11 肋相对,长轴与第 10 肋平行。脾脏形态个体差异甚大,多呈椭圆形。

二、解剖结构

脾脏分膈面和脏面:膈面平滑隆起,脏面向内凹陷,近中央处为脾门,有脾脏血管、神经和淋巴管出入。脾脏有前、后两缘,上、下两端,前缘稍钝,有 2~3 个切迹,前后缘之间为脾脏的宽度。上端朝向背内侧,与第 11 胸椎同高;下端比较宽钝,朝向腹外侧,贴近胸壁口(图 6-1-1)。

脾脏的血供:脾动脉起自腹腔动脉,沿胰腺上缘走行,至脾门附近分若干细支进入脾脏。脾静脉在脾动脉下后方伴行,在脾门部接受来自脾脏内的静脉分支。脾静脉与肠系膜上静脉在胰颈背面汇合形成门静脉主干。正常脾静脉内径为 5~8 mm,脾动脉内径为 4~5 mm。

正常人脾脏长 10~12 cm,厚 3~4 cm,宽 6~8 cm。

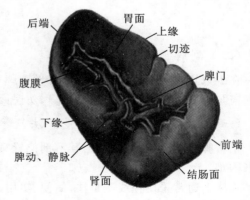

图 6-1-1 脾脏的构造

第二节 脾脏超声检查方法及正常声像图

一、超声检查方法

（一）仪器

应用二维实时超声诊断仪，通常选用 2.5~5.0 MHz 凸阵或线阵探头。

（二）检查前准备

一般无须特殊准备，不宜在饭饱后进行，以避免脾脏过多向后上方移位。为清楚显示脾门部、左肾、胰尾部附近肿物，或与左上腹部肿块进行鉴别，可在空腹情况下饮水 300~500 mL。

（三）体位

通常采用右侧卧位和仰卧位。

二、正常声像图及超声测量方法、参考值

（一）一般声像图

1. 脏器形态、边界回声 在纵切面（沿肋间扫查）声像图上，脾脏略呈半月形，边缘稍钝。脾脏被膜呈整齐光滑的线样高回声。

2. 内部回声 脾脏实质表现为均匀的点状低回声，其回声强度稍高于肾皮质而略低于肝实质回声。脾门处脾动脉内径为 2~3 mm，脾静脉内径约 7 mm（图 6-2-1）。

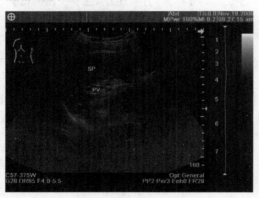

图 6-2-1　脾脏正常声像图

SP，脾脏；PV，脾静脉

（二）副脾

在少数正常人的脾门附近偶尔可见副脾声像，表现为小圆形或椭圆形结节，边缘清晰，包膜光滑，内部回声与脾脏回声类似。属正常变异，勿误诊为胰尾肿瘤或脾门淋巴结肿大。

（三）超声量化数值的测量方法及参考值

正常脾脏的个体差异较大，其解剖位置又比较隐蔽，加上肋骨和肺内气体的影响，为准确的超声测量带来困难。

临床上通常采用径线测量法，简便、实用，测量指标有厚径、长径。

1. 脾脏厚径 在左侧肋间斜切面显示脾脏长轴切面的脾门及脾静脉，测量脾门至脾脏膈面的距离即为脾脏厚径（图 6-2-2）。正常参考值：男性脾脏厚径≤4 cm，女性脾脏厚径≤3.7 cm。

2. 脾脏长径 通过左侧肋间扫查显示脾脏的最大长轴断面图像，测其上下端间距即为脾脏长径（图 6-2-3）。正常参考值：8~12 cm。

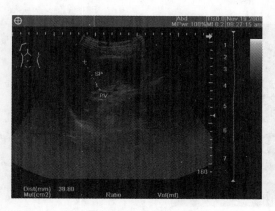

图 6-2-2　脾脏厚径的测量

SP,脾脏;PV,脾静脉

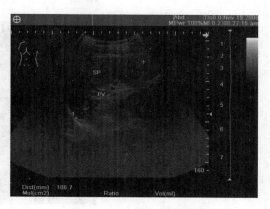

图 6-2-3　脾脏长径的测量

SP,脾脏;PV,脾静脉

 # 第三节　脾　脏　疾　病

一、弥漫性脾脏肿大

【病因病理】

弥漫性脾脏肿大的病因较多,多为全身性疾病所致。

超声检查判断弥漫性脾脏肿大较触诊敏感、准确,有重要的临床应用价值。彩色多普勒显像对于门静脉高压和脾静脉阻塞综合征等血液循环障碍所致弥漫性脾脏肿大,还可以提供血流动力学和病理生理学方面的诊断信息。

【临床表现】

其临床症状以全身性疾病的表现为主,部分患者可触及肿大的脾脏。

【声像图表现】

(1) 具备以下条件之一者,应考虑脾脏肿大:

① 成年人脾脏厚径:男性超过 4 cm、女性超过 3.8 cm,同时脾脏下缘超过肋缘线。

② 脾脏最大长径(上下端间径)超过 12 cm。

(2) 脾脏肿大程度的估测:正常脾脏测量值个体差异较大,超声检查脾脏肿大可根据其程度分为轻度、中度和重度。于仰卧位深吸气时测量。

① 轻度肿大:超声径线测量值超过正常标准,左肋缘下可见 2～3 cm 脾脏回声。

② 中度肿大:脾脏各径线显著增加,在左肋缘下可见脾脏下缘并超过 3 cm,但未超过脐水平(图 6-3-1)。

③ 重度肿大:脾脏的体积进一步增大,脾脏前缘可超过左锁骨中线,甚至抵达腹正中线,脾脏下缘超过脐水平线以至达盆腔。

(3) 脾脏肿大、形态异常:脾脏轻度肿大,脾脏形态可正常。脾脏中重度肿大,脾脏两极轮廓圆钝,脾门切迹消失。

【鉴别诊断】

超声检查可确定有无弥漫性脾脏肿大,但对其病因、鉴别诊断除少数疾病如门静脉高压症等所致充血性脾脏肿大而外,并无太多帮助。病因诊断主要依靠临床和实验室检查,如细菌学、生化、免疫学、寄生虫学、骨髓细胞学检查等。超声检查发现脾脏肿大须与左上腹部其他肿物鉴别。

【超声诊断评价】

超声检查有助于迅速诊断弥漫性脾脏肿大及其程度,有助于与左上腹部其他肿物的诊断和鉴别诊

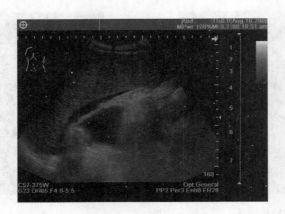

图 6-3-1　脾脏中度肿大

断。超声检查无辐射,操作方便、实用,成为影像学检查中首选方法。超声检查用于弥漫性脾脏肿大的病因鉴别时,其特异性差但有助于提示多种原因引起的充血性脾脏肿大、增生性脾脏肿大及某些代谢障碍所致的脾脏肿大。

二、脾脏破裂

【病因病理】

脾脏破裂可分为三种类型:①中央型脾脏破裂:破裂发生在实质内,形成大小不等的血肿。②包膜下脾脏破裂:引起包膜下血肿。③真性脾脏破裂:脾脏包膜和实质都破裂,引起不同程度的出血,即脾脏周围血肿或游离出血,后者易导致出血性休克。

【声像图表现】

脾脏破裂的声像图表现取决于病理改变、脾脏破裂的类型和病程。

1. 中央型脾脏破裂　脾脏不同程度增大,轮廓光滑清晰,包膜完整。实质内片状或团块状回声增强或强弱不均,代表新鲜出血或血肿。随着病程发展可为局限性无回声或低回声(局限性血肿),也可为多数小片状低回声(多数性小血肿)(图 6-3-2)。

2. 包膜下脾脏破裂　脾脏体积增大,形态失常。包膜下方见梭形或不规则形无回声区或低回声区,通常位于脾脏的膈面或外侧。血肿内可有低回声的团块,有时可见条索状分隔样结构,系机化所致,代表陈旧性血肿。

3. 真性脾脏破裂　脾脏形态失常,可见皮实质出现裂口与裂隙甚至大部分断裂。脾脏周围出现低水平回声或无回声区,适当加压扫查可见积液区宽度发生改变。少量出血时,仅在脾脏周围出现无回声或低水平回声间隙,同时可见直肠膀胱陷凹内积液征象;大量出血时,无回声区扩大至腹部右侧及盆腔,肠间隙、肝周围、膈下区皆可见到,为真性脾脏破裂重要的继发性征象(图 6-3-3)。

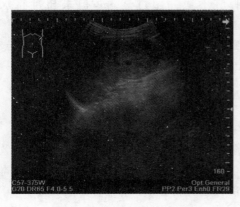

图 6-3-2　中央型脾脏破裂

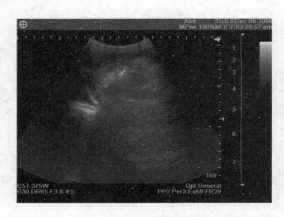

图 6-3-3　真性脾脏破裂

【鉴别诊断】

当左侧肋骨骨折、腹部开放性损伤或疑及腹部多脏器破裂而超声检查困难时,CT 有助于本病的全面诊断。必要时可做脾动脉造影。

【超声诊断评价】

超声检查有助于脾脏外伤的诊断并确定其类型。对于暂时采取保守治疗的患者,超声可以用来作为随访的工具。

复习题

1. 简述脾脏的正常声像图表现。
2. 简述脾脏的径线测量方法和正常参考值。
3. 简述脾脏肿大的分度标准。
4. 简述脾脏外伤中真性脾脏破裂、包膜下脾脏破裂、中央型脾脏破裂声像图表现的异同点。

第七章　胰腺超声检查

学习目标

掌握:腺与周围脏器及血管的关系,胰腺不同扫查切面的声像图表现。
熟悉:胰腺炎、胰腺囊肿、胰腺癌、壶腹周围癌的声像图表现及鉴别诊断要点。

　　超声检查对发现胰腺肿物和胰管扩张、梗阻起到重要作用。但因胰腺大部分位于腹膜后,受胃肠道气体和脊柱的影响,较难获得清晰的图像。只有改善仪器,提高分辨率,排除气体干扰,改进操作手法,熟悉解剖、病理及临床知识,才能提高胰腺的显示率,准确分辨正常与异常胰腺,为早期诊断胰腺疾病创造条件。

第一节　胰腺超声解剖

一、位置和形态

　　胰腺是一个无包膜的形态狭长的腹膜后脏器,于人体正中线横跨第 1、2 腰椎的前方。它的体表投影:上缘相当于脐上 10 cm,下缘相当于脐上 5 cm。

二、解剖结构

　　胰管位于胰腺实质内,主胰管横贯整个胰腺,其内径不超过 2 mm,超声可显示。副胰管短而细,位于胰头部主胰管前上方,超声难以显示。

　　从横切面上观察,正常胰腺大致可分为 3 种形态:①蝌蚪形:胰头粗而胰体、胰尾逐渐变细(或者相反),约占 44%。②哑铃形:胰头和胰尾粗,胰体部细,约占 33%。③腊肠形:胰头、胰体和胰尾几乎等粗,约占 23%。

三、与周围脏器关系

　　胰腺的形态、大小和位置变化较大,但与某些脏器、血管的关系比较恒定,所以了解胰腺与周围组织的关系尤为重要(图 7-1-1)。

　　胰腺分头、颈、体及尾四部分。胰头包括钩突部,整个胰头埋在十二指肠弯内。胰头的上方是门静脉和肝动脉,前方及右侧方为肝脏,右前方为胆囊,后方为下腔静脉。胃、十二指肠及肝动脉第一支,嵌入胰头的上缘,胆总管进入胰头的下缘。钩突部位于其间,有时钩突部向左延伸,达肠系膜上静脉与腹主动脉之间。

　　胰颈位于正中线的右侧,是胰腺的狭小部分,前方为胃幽门,后方为门静脉即肠系膜上静脉与脾静脉汇合处。

　　胰体离腹壁最近,最易被超声显示。其前方有胃、小网膜囊,后方为脾静脉、肠系膜上动脉和腹主动

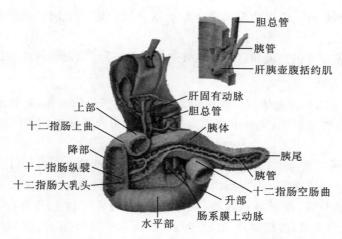

图 7-1-1 胰腺与周围组织的关系

脉。在胰体上缘有腹腔动脉发出,并有三个分支,脾动脉沿胰体上缘走行至脾。

胰尾位于脾静脉的前方,其前方为胃,其末端直达脾门。脾静脉是胰体、胰尾的界标。

四、定位标志

胰腺无包膜,其回声水平略高于或等于肝、脾的回声,与周围脂肪组织有时难以分辨清楚,常需以血管影像作为定位标志。①胃、十二指肠动脉是确定胰腺右侧缘或胰头于胰颈间的标志。②肠系膜上动脉是定位胰体的标志。③脾静脉可作为胰腺后缘的定位标志(图7-1-2)。

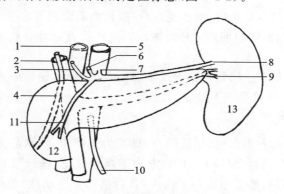

图 7-1-2 胰腺与周围血管、胆管关系

1,下腔静脉;2,门静脉;3,胃右动脉;4,胆总管;5,腹主动脉;6,胃左动脉;7,腹腔动脉;
8,脾动脉;9,脾静脉;10,肠系膜上动脉;11,胃、十二指肠动脉;12,胰腺;13,脾脏

第二节 胰腺检查方法及正常声像图

一、超声检查方法

(一)仪器

应用二维实时超声诊断仪,通常选用 2.5～5.0 MHz 凸阵或相控阵探头。适当调节总增益和深度增益补偿系统及动态聚焦,以胰腺轮廓清楚、周邻形态可见为标准。

(二)检查前准备

超声探测胰腺必须在检查前空腹 8 h 以上,并在检查前 3 天内不吃易产气的食物或药物。对腹部胀气或便秘的患者,睡前服缓泻剂,晨起排便或灌肠后进行超声检查。如通过上述方法,胰腺仍显示不清或不满意时,可饮水 500~800 mL,使胃内充满液体作为透声窗。近年采用口服胃超声造影剂后可显著提高胰腺的显示率及清晰度。

胰腺超声检查通常应安排在胃镜和胃肠道钡餐造影之前进行,以避免气体和钡剂干扰胰腺显示。

（三）体位

1. 仰卧位 为常规采用的检查体位。探测时,双手自然放于身体两侧,充分暴露上腹部,进行平稳自然呼吸。有时嘱患者深吸气后屏气,使肝下移作为透声窗,便于观看胰腺,并且深吸气有助于下腔静脉扩张,便于定位。

2. 侧卧位 胰头显示不满意时,采用右侧卧位;当胰尾显示不满意时,可采用左侧卧位。

3. 半坐卧位或坐位 当肝脏较小,胃肠内气体较多时,仰卧位检查胰腺无法显示,可取坐位或半坐卧位。这样肝脏下移作为透声窗,便于显示胰腺;横结肠下移,胃内气体上升至贲门,亦有利于观察胰腺。对于消瘦舟状腹患者,改坐位后,腹部膨隆,有利于线阵探头的平放检查。

4. 俯卧位 疑有胰尾病变时,可利用左肾或脾作为透声窗,在其右前方探及胰尾。

二、正常声像图及超声测量方法、参考值

（一）一般声像图

1. 形态边界回声 胰腺横切面时,呈蝌蚪形、哑铃形或腊肠形;纵切面时,胰头呈椭圆形,胰体呈近似三角形,胰尾呈梭形或菱形。由于胰腺薄且形态变化大,又缺少致密的包膜,因此在切面声像图上境界并不十分清晰。只有在声束垂直于胰腺与肝或胃后壁交界处,或探测脾静脉时,其前后境界方可显示清晰。

2. 内部回声 胰腺内部回声呈均匀、细小光点,一般认为胰腺回声水平不会低于肝脏回声,除非肝脏有弥漫性脂肪浸润,肝回声增强,胰腺回声才相对减弱。老年人及肥胖者胰腺回声增高,可能是脂肪较多或纤维组织影响所致。

3. 内部管状结构回声 正常主胰管在胰腺长轴切面上可显示,胰腺中央可见两条平滑、线状管壁回声,内径 1~2 mm。副胰管正常情况下不易显示。

（二）常用切面声像图

1. 横切面扫查 胰腺的前方为胃壁,呈低回声,胃腔为强回声,饮水后显示为液性暗区;其后方紧邻脾静脉。胰头外后部可见到胆总管,呈圆形;其后方为下腔静脉,呈椭圆形、壁薄的无回声区。胰体后方可见肠系膜上动脉,壁为强回声,腔为小圆形无回声;其后紧邻腹主动脉,壁厚,管壁回声较强。下腔静脉与腹主动脉后方为脊柱前缘,声像图呈弧形带,后方伴声影（图 7-2-1）。

2. 纵切面扫查

（1）通过肝与下腔静脉纵切面扫查:可见胰头呈椭圆形;其前方为胃窦,呈圆形或椭圆形;上方为门静脉,呈椭圆形无回声区。

（2）通过肝与主动脉纵切面扫查:可见胰体呈三角形;紧邻其后方为脾静脉（呈稍扁的圆形无回声）和腹主动脉（为纵行管道结构）,可见腹主动脉规律性搏动;其上部后方可见肠系膜上动脉呈壁厚、管壁回声强的管道结构（图 7-2-2）。

（3）俯卧位纵切面扫查:在脾及左肾之间、胃的后方、近脾门处,可见脾尾。

3. 斜切面扫查 为弥补横切面扫查不足,采用斜切面扫查。能观察胰腺的全貌及胰腺边界、内部回声、胰管及位置等。

（三）超声量化数值的测量方法及参考值

胰腺大小多采用切线测量法,其测量选择的标志是:取下腔静脉的前方测量胰头,取腹主动脉的前方测量胰体,取腹主动脉或脊柱左缘测量胰尾。目前多数学者以测量胰腺的前后径（厚径）作为胰腺的正常值。一般胰头厚径小于 2.5 cm,胰体、胰尾小于 2.0 cm。

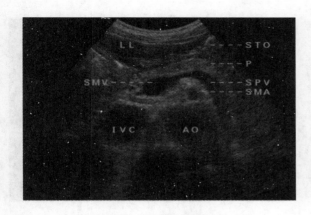

图 7-2-1 胰腺横切面扫查

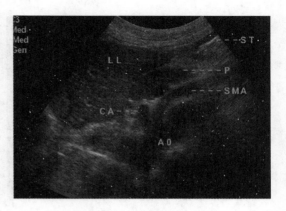

图 7-2-2 胰体纵切面扫查

AO,腹主动脉;IVC,下腔静脉;SPV,脾静脉;SMV,肠系膜上静脉;

SMA,肠系膜上动脉;P,胰腺;STO,胃;LL,左半肝

第三节 胰 腺 疾 病

一、急性胰腺炎

【病因病理】

急性胰腺炎以中年人居多,病因多为胰管、胆系和十二指肠疾病及手术,暴饮暴食、过量饮酒、内分泌异常等。急性胰腺炎可分为急性水肿型胰腺炎和急性出血坏死型胰腺炎,是同一病变的两个阶段。

急性胰腺炎如发生继发感染可发展成胰腺及其周围脓肿、弥漫性腹膜炎或败血症。病变后期,胰腺自身消化后可形成胰腺假性囊肿。

【临床表现】

急性胰腺炎起病急,最常见症状是突发剧烈可持续的上腹疼痛,并向腰、背及肩部放射。恶心、呕吐大多显著且持久。可有中度发热,有的超过 39 ℃。实验室检查除白细胞增多外,血、尿淀粉酶常显著增高。发生并发症时可有弥漫性腹膜炎、麻痹性肠梗阻,并可有胸水、腹水等体征。

【声像图表现】

急性胰腺炎声像图表现短期内变化大,需动态观察。主要从胰腺本身的改变和胰腺炎引起的周围回声改变进行观察,以利于明确诊断。

1. 胰腺外形、轮廓 因胰腺炎性肿胀、水肿,使其体积增大,轮廓不清。大部分胰腺弥漫性、均匀性肿大,严重时可增大 3~4 倍。还有部分胰腺呈局限性增大、肿块型肿大。胰腺轮廓一般较整齐、光滑。若水肿明显,后壁回声可轻度增强。

2. 胰腺内部回声 胰腺内部回声可有弱回声型、高回声型和混合回声型。胰腺声像图主要以回声强度减低为特征。水肿性病变表现为胰腺实质呈均匀一致的低回声,后壁回声可增强(图 7-3-1)。若病变发展到出血坏死,可出现分布不规则的高、低回声(图 7-3-2)。

3. 胰腺周围回声改变

(1)胰腺区呈气体强反射:急性胰腺炎引起麻痹性肠梗阻,胃肠道内积气,超声检查时可出现气体强反射现象,使胰腺显示困难。

(2)胰腺周围组织受压变形、移位:因胰腺显著增大,可压迫肠系膜上静脉、下腔静脉和胆总管,应观察有无相应的声像图表现。

(3)胸水、腹水:急性胰腺炎伴发胸水和腹水,超声检查时可观察到液性暗区。

(4)胆系异常:胆石引起的急性胰腺炎可在胆系见到胆石。

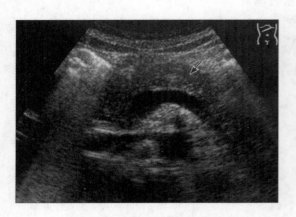

图 7-3-1　急性水肿型胰腺炎

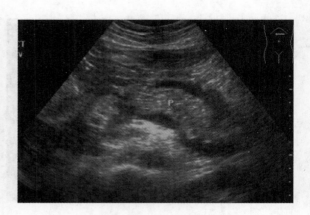

图 7-3-2　急性出血坏死型胰腺炎

P,胰腺

【鉴别诊断】

1. 急性胰腺炎与急性胆囊炎等其他急腹症鉴别　急性胆囊炎声像图可表现为胆囊肿大、囊壁水肿等。而胰腺炎则无改变,但胆石性胰腺炎可在胆囊或胆管内探及结石回声。一般来讲,鉴别诊断均应结合临床表现和其他检查。

2. 局限性肿大的急性胰腺炎与胰腺肿瘤鉴别　胰腺肿瘤呈边缘不规则的弱回声区或质地不均匀回声,内无胰管回声。胰管远端多有扩张,呈串珠样。而局限性肿大的急性胰腺炎仅有胰腺回声减弱,分布均匀,边缘完整或模糊,内可见胰管回声,胰管远端多不扩张或有轻度平滑型扩张。

【超声诊断评价】

超声根据声像图表现很容易诊断急性胰腺炎,但急性胰腺炎往往伴胃肠道内大量积气,加之上腹部剧痛拒按,使胰腺显示困难而影响超声诊断。对于轻度水肿型胰腺炎因其声像图更接近正常而给超声诊断带来困难。

二、慢性胰腺炎

【病因病理】

胰腺慢性病变的范围和程度轻重不等,常见边缘增厚,表面苍白呈结节状,胰腺略增大,后期整个胰腺变小、质硬。胰腺呈广泛纤维化,局灶性坏死,胰泡和胰岛组织破坏、萎缩和消失。胰腺实质的局限性脂肪坏死处可有钙沉积,胰管常有多发性狭窄和囊状扩张,管内常有结石或钙化。纤维化病变也可波及胰腺邻近的组织脏器。

【临床表现】

临床上患者可有反复发作的上腹疼痛,明显消瘦、无力,食欲减退等症状,有的患者可发生脂肪泻。胰腺假性囊肿形成和纤维化时,可阻塞胆总管发生持续或间歇性黄疸。患者常无明显体征,或偶有轻压痛,并发假性囊肿时腹部可扪及包块。

【声像图表现】

1. 胰腺形态、轮廓　胰腺轮廓不清,边界不规整,与周围组织界限不清。胰腺轻度增大或局限性增大,整个胰腺肿大不如急性胰腺炎明显(图 7-3-3)。

2. 胰腺内部回声　胰腺内部回声增高,分布不均,呈条状或带状回声。

3. 慢性胰腺炎合并假性囊肿　表现为胰腺局部的无回声区,其后壁回声增强,侧方见声影。

4. 慢性胰腺炎可见胰管扩张　表现为胰管扭曲、粗细不均,呈串珠样或囊状扩张,有时在扩张的胰管内见到结石(图 7-3-4)。

【鉴别诊断】

(1) 如有局限性增大,应与胰腺癌鉴别。后者边界不清楚,有浸润现象,胰腺其他部分正常。

(2) 如形成假性囊肿,应与肝、肾囊肿,十二指肠积液,腹膜后淋巴肿瘤等鉴别。

(3) 应与胆系感染作鉴别。两种疾病往往同时存在,或互为因果,鉴别比较困难,胆系造影、ERCP(经

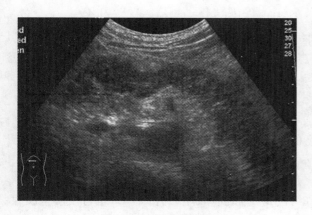

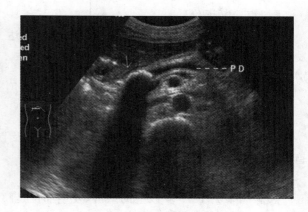

图 7-3-3 慢性胰腺炎
胰腺体积增大不明显

图 7-3-4 慢性胰腺炎胰管结石
PD,胰管;箭头所示结石

内镜逆行性胰胆管造影术)检查,可将两者区别清楚。超声可以发现胆系结石、胆管增宽,而胰腺无改变。

【超声诊断评价】

超声诊断慢性胰腺炎,特别是仅表现为胰腺回声增强的较为困难,但伴有胰管结石及扩张时,诊断慢性胰腺炎的价值则大为提高。

三、胰腺囊肿

【病因病理】

胰腺囊肿分真性和假性两大类。胰腺真性囊肿较小,不引起任何症状,往往在手术和尸检中发现,又分为先天性囊肿、潴留性囊肿、寄生虫性囊肿。胰腺假性囊肿多见,常发生于外伤、急性胰腺炎患者,由胰液外渗被周围纤维组织包裹而形成,囊肿体积较大而对周围脏器压迫时,才可引起症状。

【声像图表现】

胰腺假性囊肿:胰腺内或胰腺周围探查到边界清楚的液性暗区,胰腺假性囊肿多发生于胰体、胰尾部,囊肿大小不等、形态不一。囊肿壁可轻度增厚,多数边缘规则。囊肿绝大多数呈单房,少数为分隔状和蜂窝状。囊肿内大多数表现为典型的无回声,当囊肿内有少量坏死组织碎屑存在时,其内可见散在点状低、中、高回声(图 7-3-5)。

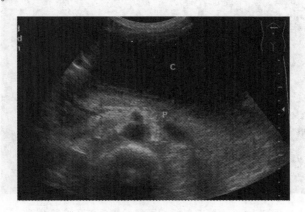

图 7-3-5 巨大胰腺假性囊肿压迫胰腺实质
C,囊肿;P,胰腺

【鉴别诊断】

(1)胰腺囊肿应与周围脏器的囊肿鉴别。胰头囊肿,应与肝、右肾囊肿及胆总管囊状扩张鉴别;胰体囊肿,应与胃内大量积液、网膜囊积液鉴别;胰尾囊肿,应与脾及左肾囊肿鉴别。女性患者还应与卵巢巨大囊肿鉴别。

(2)胰腺囊肿应与胰腺囊腺瘤(癌)鉴别。胰腺囊腺瘤(癌)为囊实性,有乳头状结构向囊内突出,无胰腺炎史等。

【超声诊断评价】

超声诊断胰腺囊肿特异性较高,诊断准确率达 95％以上。对于胰腺假性囊肿,超声便于动态观察其发展、演变过程,有利于临床及时诊治与判断预后。超声导向经皮胰腺囊肿穿刺抽液检查,具有诊断与鉴别诊断价值。

四、胰腺癌

胰腺癌在消化道恶性肿瘤中,虽不及肝癌及胃癌的发病率高,但仍是常见的肿瘤,发病率有上升趋势。

【病因病理】

胰腺癌多见于 40 岁以上的患者,发生部位是胰头(约占 2/3)和胰体、尾(约占 1/3),也可浸润全胰腺。病理上分两型,一种来自腺泡上皮,由圆形细胞或多角形小细胞组成;另一种来自胰腺导管,由柱状的肿瘤细胞组成。大体上观察,胰腺癌为实质性,质硬,切面呈灰白色,边界不清。

【临床表现】

胰腺癌的临床表现为腹痛或上腹部不适、食欲减退、乏力、体重减轻、黄疸等。

【声像图表现】

1. 胰腺局限性肿大　当癌肿广泛浸润时,整个胰腺呈不规则性肿大。肿瘤的边缘轮廓不整齐或不清晰,癌组织向周围呈蟹足样或花瓣状浸润。

2. 肿瘤内部回声　多数呈低回声;有的可显示高回声的癌结节,分界较清晰但无明显分界;或仅有少许散在光点,部分呈粗大不规则光斑、光团,呈混合性回声。当癌肿有坏死、缺血,胰管阻塞时,可有无回声暗区出现。

3. 胰管回声　癌肿压迫使胰管阻塞,声像图上可显示胰管扩张,其边缘平滑,呈串珠状扩张。

4. 肿瘤压迫周围脏器　如胰头癌可使十二指肠曲扩大,肝左叶受压移位,向后挤压下腔静脉而使其变窄,远端则出现扩张。压迫胆总管时,可使胆总管远端肝总管、左右肝管、肝内胆管、胆囊及主胰管扩张(图 7-3-6)。胰颈癌使门静脉、肠系膜上静脉受压移位,胰体、尾癌使肝静脉及肠系膜上动脉移位,可压迫胃、脾、左肾移位。

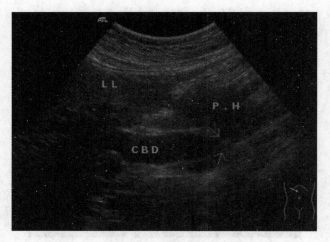

图 7-3-6　上腹部斜纵切面显示胰头癌压迫胆总管
CBD,胆总管;LL,左半肝

5. 胰腺癌晚期　常有肝、周围淋巴结转移及腹水。

【鉴别诊断】

胰腺癌的鉴别诊断常分为两大类:一类是与胰腺本身的疾病相鉴别,另一类是与胰腺邻近脏器的肿物相鉴别。

(1)胰腺癌与慢性胰腺炎的鉴别见表 7-3-1。

表 7-3-1　胰腺癌与慢性胰腺炎的鉴别

鉴别内容	胰腺癌	慢性胰腺炎
病史	隐匿,逐渐加重	反复发作
胰腺增大	局部增大,向周边组织浸润	弥漫性轻度肿大
内部回声	不均匀性低回声	回声增强
胰管管径	均匀性增宽	不均匀串珠状增宽
转移	向肝、周围淋巴结转移	无

(2)胰腺癌应与周围脏器的肿瘤鉴别:胰腺周围脏器的肿瘤可引起胆总管、胆囊、肝内胆管以及胰管扩张等梗阻征象,关键在于清楚显示胰腺图像。

【超声诊断评价】

超声对于肿块大于 1 cm 并向胰腺外突出的胰腺癌诊断的正确率较高,但对于肿块小于 1 cm 且不向胰腺外突出的胰腺癌,尤其是胰腺钩突癌和胰体、尾癌诊断的敏感性和特异性均较差。由于胰头癌又占整个胰腺癌的大多数,故超声可作为诊断胰腺癌及早期胰腺癌筛选的首选方法之一。

五、壶腹周围癌

【病因病理】

壶腹周围癌位于胆总管壶腹部,肿瘤可来自胆总管末端上皮、主胰管末端或十二指肠乳头部。

【临床表现】

临床症状以胆总管伴胰腺管阻塞现象为主,因癌性溃疡常伴消化道出血,继发贫血。患者常有进行性黄疸、持续性背部隐痛。

【声像图表现】

(1)癌瘤较小,位于胰头右侧。

(2)病灶内部回声多为实质性高回声。

(3)胰头无明显异常,有时可见胆总管、胰管扩张。

【鉴别诊断】

(1)壶腹周围癌应与胃肠肿瘤相鉴别。超声难以区别,可用胃肠造影、ERCP 检查等方法进行鉴别。

(2)壶腹周围癌与胰头癌、胆总管下段癌的鉴别见表 7-3-2。

表 7-3-2　壶腹周围癌与胰头癌、胆总管下段癌的鉴别

鉴别内容	壶腹周围癌	胰头癌	胆总管下段癌
病变回声	肿块较小,边缘不规则,低回声型多见	实质性肿块,边缘不规则,低回声型多见	肿块较小,边缘不规则,低或中等回声,与胆总管不易区分
胰头增大	无	有	无
胆总管扩张	最早出现、呈进行性加重,多为重度扩张	多见,进行性加重	多见,进行性加重,多为重度扩张
胆总管壁	无变化	正常	增厚、变形
主胰管扩张	多见	多见	无
邻近器官及淋巴结转移	无	有	无

复习题

1. 简述胰腺定位的血管主要有哪几支。
2. 胰腺疾病造成胰头增大时,临床上患者可出现黄疸。试用胰腺与周围脏器的关系来解释这种现象。
3. 简述胰腺的正常声像图表现。

第八章　胃肠超声检查

学习目标

掌握：胃肠超声检查方法及正常声像图表现。

熟悉：急性阑尾炎，肠梗阻，胃、十二指肠溃疡，胃肠肿瘤的声像图特征。

了解：胃肠超声解剖特点。

　　胃肠及其附属物占据腹腔 2/3～3/4 空间，同肝脏、胰腺等实质脏器共同构成人体消化系主体，承担食物的消化、吸收功能。由于胃肠的形态、位置随患者体型、饮食状态而变化，且胃肠腔内食糜、粪便、气体及系膜等周围组织的影响，胃肠曾长期被视为超声检查的盲区。近年来，随着超声诊断仪进步、有回声型充盈剂的使用、检查手法的标准化、胃肠临床超声思维的完善，胃肠管壁肿瘤性病变已经能清晰显示，同时在胃肠道急腹症方面，超声也具有独特的诊断作用，使胃肠超声成为腹部超声重要的组成部分。

第一节　胃肠解剖与超声特点

一、胃肠解剖生理特点

　　1. 胃　位于上腹部，容量 1500～3000 mL。分贲门、胃底部、胃体部和幽门部。其中贲门平面以上部分为胃底，临床称胃穹隆，含空气 50 mL 左右，X 线称胃泡。胃上缘较短，凹向右上方，称胃小弯，其折转处称角切迹。胃下缘较长，凸向左下方，称胃大弯，自胃底向下至角切迹处为胃体。胃体与幽门之间为幽门部，临床上称为胃窦。中间沟分其为右侧的幽门管和左侧的幽门窦（图 8-1-1）。胃前壁右半部与肝左叶和方叶相贴，左半部直接与膈肌相邻，胃后壁隔小网膜囊与胰腺、左肾、左肾上腺相邻，胃底邻脾脏、膈肌（图 8-1-2）。

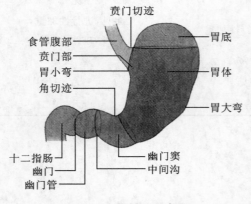

图 8-1-1　胃解剖示意图

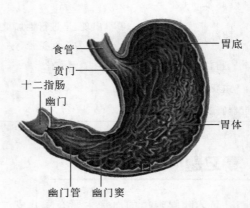

图 8-1-2　胃壁结构示意图

　　2. 十二指肠　在小肠中长度最短、管径最大、位置最固定，长约 25 cm。大部为腹膜外位器官，靠结

缔组织直接固定于腹后壁。正常人十二指肠呈 C 形,分上部、降部、水平部、升部。(图 8-1-3)

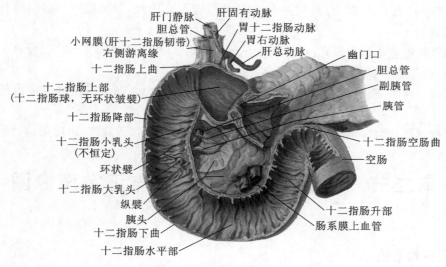

图 8-1-3　十二指肠解剖示意图

3. 空-回肠　起于十二指肠空肠曲,近侧 2/5 为空肠,远侧 3/5 为回肠。空肠大部位于左上腹,回肠多位于脐周、右腹股沟区和盆腔。空肠具有消化管典型的 4 层结构,其黏膜环状皱襞多,肠梗阻时是超声鉴别梗阻部位的特征性标志。

4. 大肠　呈 M 形,盲肠直径约 6 cm,后逐渐变细,至乙状结肠末端约 2.5 cm。具有结肠袋、结肠带、肠脂垂三种结构。主体分升结肠、横结肠、降结肠、乙状结肠、直肠。升、降结肠属腹膜间位器官,无系膜,借结缔组织固定于腹后壁,活动性小;横结肠、乙状结肠属腹膜内位器官,系膜长度差异大,形成不同的空间变异(图 8-1-4)。

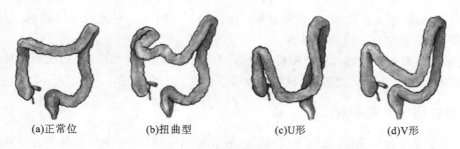

(a)正常位　　　(b)扭曲型　　　(c)U形　　　(d)V形

图 8-1-4　横结肠常见变异

5. 阑尾　多位于右髂窝,少数人可移至肝下、盆腔、左侧腹。长 5～7 cm,管径在 0.6 cm 左右。根部开口于盲肠后下壁,位置较固定,尖端为盲端,游动性较大(图 8-1-5)。体表投影位于右髂前上棘与脐连线中外 1/3 处,阑尾炎时,固定压痛点是超声寻找阑尾的线索。

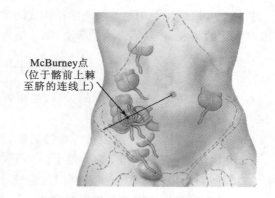

图 8-1-5　阑尾位置与体表投影

二、胃肠超声临床思维与手法特点

(1)胃肠系空腔脏器,形态随充盈程度不同,位置因系膜长短相异,因此超声检查常需借助相邻器官进行定位。

(2)胃肠及附属物占据腹腔大部分空间,除食管腹段、幽门、十二指肠降部、升降结肠外,其余部分位置不固定。因此,无固定声窗,需依检查目标灵活处理。

(3)胃肠不同部位,超声检查手法不同。如胃大、小弯检查,宜在充盈后采用滑动法;穹隆检查用扇形扫查法。

（4）正常人在空腹时，胃肠管壁黏膜形成许多褶皱，腔内有气体、黏液，影响超声检查。饮用有回声型充盈剂，可使黏膜褶皱展平，气体、黏液消除，有利于病灶显示。因此，胃肠超声一般应进行空虚与充盈两种状态下的对照检查。

（5）蠕动是胃肠道基本运动形式，在进食后 5 min 后即可出现，频率为 3～5 次/分，同心脏搏动相比，运动缓慢而持久，故观察胃肠蠕动，要适当等待。

（6）胃肠疾病和网膜、腹膜、系膜（"三膜"）疾病多有关联。例如，老年人腹痛也可由肠系膜血管疾病引起。

（7）每个部位尽量获取 3 个互相垂直切面，至少 2 个互相垂直切面观察，以防误诊、漏诊。

第二节　胃肠超声检查方法与正常声像图

一、胃肠超声检查方法

1. 仪器　高分辨率超声诊断仪。探头：经腹检查，选择凸阵探头，频率 3.5～5.0 MHz，小儿 5.0～10.0 MHz。

2. 检查前准备　检查前一日清淡饮食，避免进食易产气、难消化食物。检查当日空腹，检查前准备充盈剂待用。

3. 检查体位　仰卧位为主，左侧卧位、右侧卧位、坐位为辅助体位。

4. 检查要领　先行空腹检查，再行充盈检查。

（1）空腹检查：以排除急性胃扩张、幽门梗阻和胃、十二指肠穿孔等疾病，并大致确定病灶部位。

（2）充盈检查：检查胃、十二指肠，饮用 400～500 mL 有回声型胃肠充盈剂后立刻检查；检查小肠则等待半小时待小肠开始充盈再行检查；检查结肠，用 1000～2000 mL 充盈剂缓慢灌肠，同时依次检查直肠、乙状结肠、降结肠、横结肠、升结肠、盲肠。

5. 胃肠充盈剂的制备　国内有回声型胃肠充盈剂，多以谷物为主要成分，制成颗粒剂型。用沸水冲泡，每包可加水 400～500 mL，迅速搅拌成均匀糊状，待温度适宜时使用。

二、胃肠声像图的一般特征

胃肠管壁，组织学分为黏膜层、黏膜下层、肌层、浆膜层。经腹超声，在探头频率为 2.5～5.0 MHz 条件下，显示为"三明两暗"5 层结构。从内向外依次显示为：强回声—低回声—强回声—低回声—强回声。

胃肠壁 4 层组织结构与 5 层声学结构之间的对应关系，认识尚不统一。多数学者倾向认为，第 1 层为黏膜及其表层的黏液回声，第 2 为黏膜层，第 3 层为黏膜下层，第 4 层为肌层，第 5 层为浆膜层回声（图8-2-1）。

三、胃肠各部检查方法与正常声像图

1. 胃、十二指肠　由于解剖的关联性，将胃、十二指肠作为一个超声检查单元（10 个部分）来检查（图8-2-2）。

（1）贲门部：包括食管腹段及胃贲门周围。

① 矢状切面：患者平卧，探头置于剑突下，于肝左外叶脏面深部，腹主动脉短轴前方，膈肌下面倒置"喇叭口"样结构，观察食管腹段及贲门前后壁（图 8-2-3）。

② 横切面：在矢状切面基础上旋转探头 90°，表现为肝左外叶脏面深部"靶环"状结构，观察食管腹段及贲门前后壁、左右壁。

③ 冠状切面：患者平卧，探头置于左腋前线第 8、9 肋间，声束朝向患者右肩方向，扇形扫查，显示为"高脚杯"样结构（图 8-2-4）。观察贲门左右壁、贲门切迹和胃大、小弯近端。

（2）胃穹隆部：贲门切迹至脾脏上极高度之间为胃底。脾脏增大时，此部减小或消失。

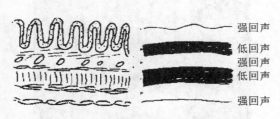

图 8-2-1 胃壁组织与声学结构示意图

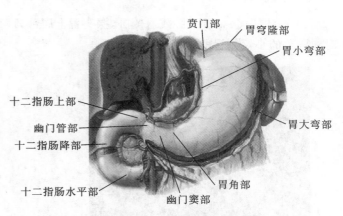

图 8-2-2 胃、十二指肠超声分部示意图

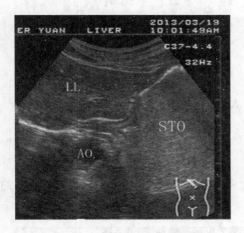

图 8-2-3 贲门部矢状切面图

LL,左肝;AO,腹主动脉;STO,胃腔

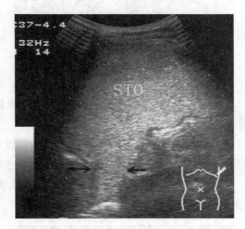

图 8-2-4 贲门部冠状切面图

STO,胃腔;➡,贲门

① 矢状切面:患者平卧或左侧卧,探头置于左肋弓下,声束朝向左背方向,扇形扫查,可获得胃穹隆部连续矢状切面图,依次观察左肝、食管腹段、胃穹隆、高位胃体前后壁、脾脏上极(图 8-2-5)。

② 冠状切面:患者平卧或左侧卧,探头置于中腹部,声束朝向患者左肩方向,扇形扫查。观察左肝、胃穹隆部、膈肌、脾脏上极(图 8-2-6)。

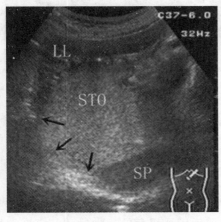

图 8-2-5 胃穹隆部矢状切面图

LL,左肝;STO,胃腔;SP,脾脏;➡,胃穹隆

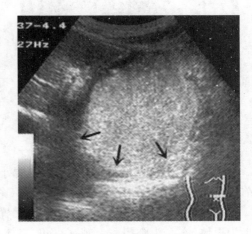

图 8-2-6 胃穹隆部冠状切面图

(3)胃小弯部:贲门至胃角的部分,含胃小弯、胃小弯侧胃前后壁、肝胃韧带近端。

① 横切面:患者右侧卧,探头置右肋缘下,呈右上左下方向,连续滑行扫查,获得胃小弯部系列横切面图,观察胃小弯、胃小弯侧胃前后壁、肝胃韧带等(图 8-2-7)。

② 冠状切面:患者平卧或右侧卧,探头置上腹部,声束朝向患者肩颈方向,连续扇形扫查。观察自贲门到胃角的小弯侧胃前后壁(图 8-2-8)。

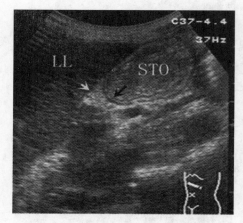

图 8-2-7 胃小弯部横切面图

LL,左肝;➤,胃小弯;STO,胃腔;➡,肝胃韧带

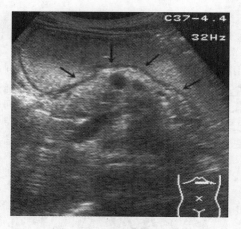

图 8-2-8 胃小弯部冠状切面图

(4)胃大弯部:脾脏上极所对应胃大弯处至胃角所对应胃大弯处。含胃大弯、胃大弯侧胃前后壁、胃结肠韧带近端。

① 横切面:患者右侧卧,探头置左中腹部,连续滑行扫查。获得胃大弯部连续横切面图。观察胃大弯、胃大弯侧胃前后壁、胃结肠韧带及部分横结肠(图 8-2-9)。

② 冠状切面:患者平卧或右侧卧,探头置上腹部,声束朝向肩颈方向,扇形扫查,观察贲门至胃角的胃大弯部分(图 8-2-10)。

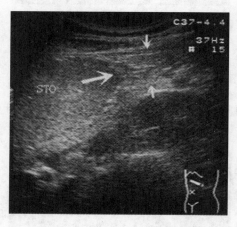

图 8-2-9 胃大弯部横切面图

STO,胃腔;➡,胃大弯;➡,胃结肠韧带

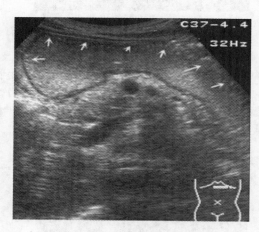

图 8-2-10 胃大弯部冠状切面图

(5)胃角部:

① 冠状切面:患者体位、探查方法同胃小弯部冠状切面,为上述切面连续向右延伸而得。观察胃体远端前后壁、胃角、幽门窦近端小弯侧胃壁等(图 8-2-11)。

② 横切面:患者平卧或右侧卧,探头横置上腹部偏右,获得胃角部横切面,典型形态为"8"字形结构,左半为胃体,右半为幽门窦。观察胃角、胃体远端前后壁、幽门窦前后壁。胃角部过大时,"8"字形结构不明显(图 8-2-12)。

(6)幽门窦部:胃幽门近端部分,管腔较大,胃壁较薄。

① 矢状切面:患者平卧或右侧卧,探头置右肋弓下,扇形扫查,观察幽门窦前后壁、幽门管、十二指肠球。空腹时,幽门窦腔内可有少量气体(图 8-2-13)。

② 冠状切面:患者平卧或右侧卧,探头横置脐水平,声束朝向双肩胛方向,扇形扫查。观察幽门窦、胃

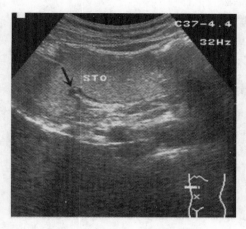

图 8-2-11 胃角部冠状切面图

→，胃角；STO，胃腔

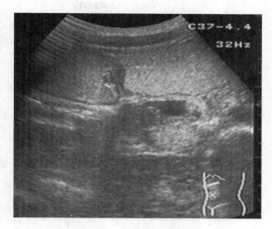

图 8-2-12 胃角部横切面图

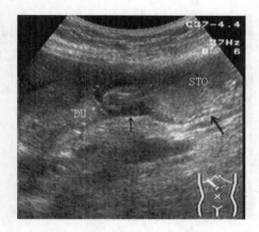

图 8-2-13 幽门窦部矢状切面图

⟶，幽门管；⟶，幽门窦

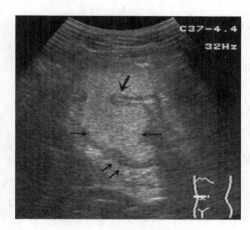

图 8-2-14 幽门窦部冠状切面图

⟶，胃角；⟶，幽门窦；⟹，幽门管

角、幽门管左右壁，幽门黏膜及幽门蠕动(图 8-2-14)。

(7)幽门管部：

①矢状切面：患者平卧或右侧卧，探头置右上腹部，声束指向背部，扇形扫查。观察幽门管前后壁、球底、幽门启闭。空腹时，管腔紧闭，黏膜相贴，充盈时可看到食物在幽门管与幽门窦之间的研磨，长度为3.5~4.8 cm，肌层最厚(图 8-2-15)。

②横切面：患者平卧或右侧卧，探头置右上腹部，声束垂直指向背部，连续滑行扫查。幽门管部为肝脏后方、胆囊左侧，胰头前上的"同心圆"结构，观察幽门管壁、管腔、幽门瓣及蠕动情况(图 8-2-16)。

(8)十二指肠上部：含球部与上曲。

①矢状切面：患者平卧或右侧卧，探头置右上腹，扇形扫查。十二指肠上部为肝脏后方、下腔静脉前方的"三角形"结构，其尖端指向右后上，底部朝向左前下方，底部中央有幽门孔通胃幽门管部，观察球部前后壁及球底(图 8-2-17)。

②冠状切面：患者平卧或右侧卧，探头置右侧腹部，声束向左肩方向，扇形扫查，十二指肠球部位于胆囊颈左侧、胰头右侧。观察球部左右侧壁、球底、幽门孔、胃幽门管左右壁(图 8-2-18)。

(9)十二指肠降部：

①矢状切面：平卧位，探头纵向置右腹直肌外缘，扇形扫查。十二指肠降部为下腔静脉之前，胆囊、肝脏之后长管状结构，长度为7.0~10.0 cm。观察十二指肠降部肠腔、前后壁，部分患者可见十二指肠纵襞，为降部中段内后壁的"棒状"高回声区(图 8-2-19)。

②横切面：患者平卧，探头置右上腹部，滑动扫查。十二指肠降部为肝脏后方，右肾门内侧，下腔静脉横切面前方的"同心圆"结构。观察十二指肠降部前后左右壁，部分人可见到十二指肠乳头，为降部中段

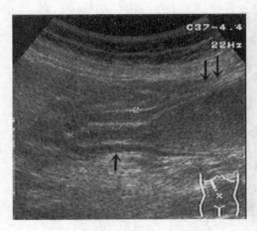

图 8-2-15 幽门管部矢状切面图

⟶,幽门管;⟹,幽门窦

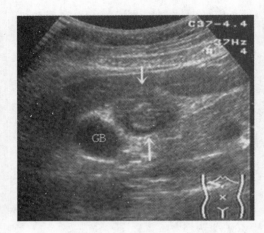

图 8-2-16 幽门管部横切面图

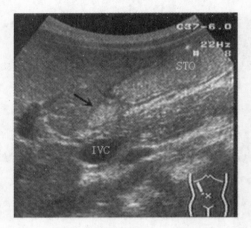

图 8-2-17 十二指肠球部矢状切面图

⟶,球部;IVC,下腔静脉;STO,胃腔

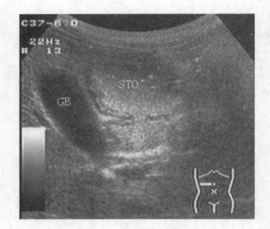

图 8-2-18 十二指肠球部冠状切面图

GB,胆囊;STO,胃腔;DU,十二指肠

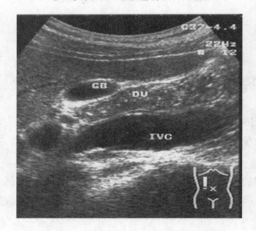

图 8-2-19 十二指肠降部矢状切面图

GB,胆囊;DU,十二指肠;IVC,下腔静脉

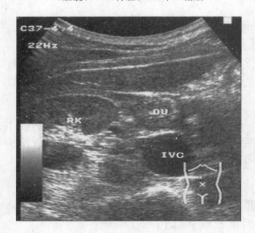

图 8-2-20 十二指肠降部横切面图

RK,右肾;DU,十二指肠;IVC,下腔静脉

内后壁"等号"状高回声区(图 8-2-20)。

(10) 十二指肠水平部:

① 矢状切面:患者仰卧,探头横置脐上,扇形扫查。十二指肠水平部为下腔静脉、腹主动脉前方,肠系膜上动、静脉后方的横管状结构。观察十二指肠水平部前后壁、肠腔及蠕动情况(图 8-2-21)。

② 横切面:患者取仰卧位,探头纵置于脐右,自右向左连续滑动扫查获得连续横切面图。十二指肠水平部为脊柱前方、肠系膜上动脉后方、左肾静脉下方的扁圆形结构。连续观察十二指肠水平部前后上下

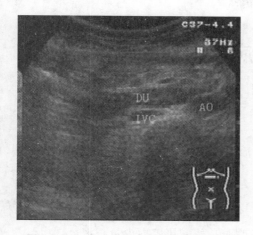

图 8-2-21　十二指肠水平部矢状切面图

DU,十二指肠;IVC,下腔静脉;AO,腹主动脉

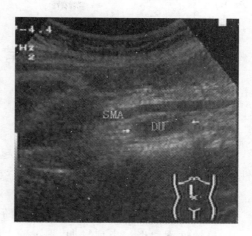

图 8-2-22　十二指肠水平部横切面图

SMA,肠系膜上动脉;DU,十二指肠

壁(图 8-2-22)。

2. 空肠-回肠　全程长 5～7 m,走行迂回,空腹显示不理想;饮用 400～600 mL 有回声型充盈剂,正常肠壁声像图表现为 5 层回声,厚度为 2～3 mm,肠壁系膜缘回声较强,对侧缘回声较低。肠腔内可见中等回声的充盈剂缓慢流动,空肠黏膜褶皱密集,回肠黏膜褶皱稀少;小肠超声定位较困难,多以脐为中心,综合运用纵、横、斜手法,缓慢连续滑动扫查(图 8-2-23)。

3. 盲肠-结肠　1500～2000 mL 有回声型胃肠充盈剂缓慢灌肠,自直肠开始,沿结肠走行连续滑动探查。正常声像图表现为:肠管直径为 3～5 cm,肠壁显示为"三明两暗"5 层结构,黏膜褶皱由肠壁伸向管腔呈"锯齿状",结肠袋不如未灌肠时明显(图 8-2-24、图 8-2-25)。

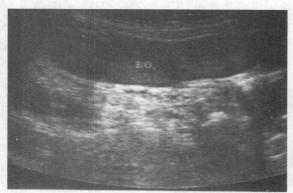

图 8-2-23　正常小肠声像图

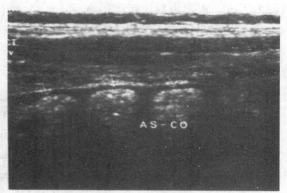

图 8-2-24　自然状态下的结肠声像图

4. 阑尾　正常阑尾超声显示率较低,仅在右下腹有游离液体时可显示。为盲肠内后下方管状结构,一端连盲肠,一端游离。管壁分强—低—强 3 层声学结构,腔内有少量液体。直径为 0.3～0.6 cm,长度为 4～10 cm,因系膜短一个切面难以显示全长(图 8-2-26)。

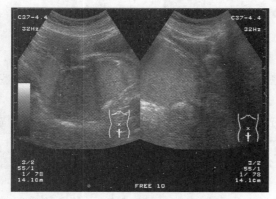

图 8-2-25　充盈剂灌肠后的结肠声像图

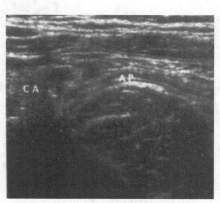

图 8-2-26　正常阑尾声像图

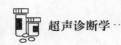

第三节　常见胃肠疾病超声诊断

一、急性阑尾炎

急性阑尾炎是最常见的外科急腹症。起病急，进展快，失治误治可出现腹腔脓肿、门静脉炎、肠瘘、粘连性肠梗阻等并发症。

【病因病理】

基本病因是阑尾梗阻与感染。依病理阶段分为以下四类。

1. 单纯性阑尾炎　炎症早期，阑尾壁水肿、充血、中性粒细胞浸润，阑尾腔内少量积液。

2. 化脓性阑尾炎　炎症加重，阑尾壁黏膜溃烂，小脓肿形成，腔内积满脓液，周围有脓性渗出物。

3. 坏疽性阑尾炎　病变加剧，阑尾壁缺血、坏死、穿孔，腹腔有较多脓性渗出物。

4. 阑尾周围脓肿　阑尾坏死穿孔时，网膜和邻近小肠会趋向阑尾包围形成脓肿。

【临床表现】

（1）转移性右下腹疼痛：典型表现为腹痛始发于上腹部，后转移并局限于右下腹部。

（2）发热：实验室检查可见白细胞计数增高。

（3）右下腹压痛、反跳痛、肌紧张。

【声像图表现】

首先找到升结肠，探头逐渐下移，在右下腹显示盲肠，以其为中心缓慢旋转探头寻找阑尾，一般位于盲肠内下方。阑尾系膜短于阑尾本身，一个长轴切面多难以显示其全长，须顺势跟踪探查。凸阵探头，频率 3.5～5.0 MHz；线阵探头，频率 5.0～7.5 MHz。先用低频，再用高频，交替使用。

1. 单纯性阑尾炎　长轴切面表现为"蚯蚓样"管状结构，直径大多小于 10 mm，阑尾壁增厚，层次尚清晰，腔内呈无回声。（图 8-3-1）

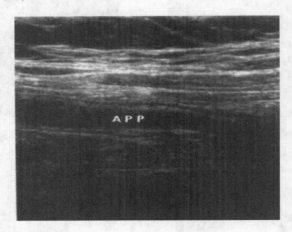

图 8-3-1　单纯性阑尾炎

APP，阑尾

2. 化脓性阑尾炎　阑尾明显肿胀，长轴切面呈"腊肠"样，直径多大于 10 mm；横切面可呈"环靶"征。腔内液性暗区内可有强光点漂浮，可有粪石。（图 8-3-2）

3. 坏疽性阑尾炎　阑尾管壁结构、层次紊乱不清，与周围组织界限不清；若阑尾壁连续性中断，周围有较多游离液性暗区，提示阑尾穿孔。

4. 阑尾周围脓肿　阑尾区形成边界不清、回声强弱不等的包块。

【鉴别诊断】

女性患者应与急性化脓性输卵管炎相鉴别。后者有白带增多等症状，跟踪扫查，可见含液管状结构

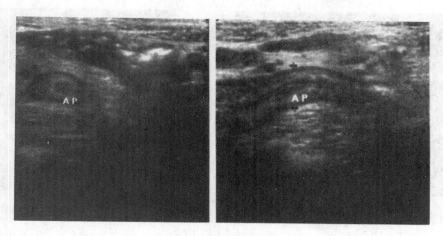

图 8-3-2 化脓性阑尾炎

与子宫相连,且多为双侧。而阑尾根部连于盲肠。

【超声诊断评价】

超声诊断急性阑尾炎,对手法要求较高,显示率总体低于 CT。

二、肠梗阻

肠内容物不能顺利通过肠道,称为肠梗阻,为常见急腹症。

【病因病理】

肠梗阻以病因分为机械性、动力性、血运性肠梗阻。机械性肠梗阻多由肠外因素(如肠管粘连、肠扭转)、肠壁因素(如肿瘤、套叠)、肠腔内因素(如粪块、寄生虫)导致;动力性肠梗阻见于手术、外伤、代谢紊乱;血运性肠梗阻多为肠系膜血管血栓、栓塞形成。肠梗阻不但引起局部肠管解剖与功能改变,同时往往导致全身水、电解质平衡紊乱。

【临床表现】

肠梗阻原因众多,共同的临床表现如下。

1. 腹痛 机械性肠梗阻时,梗阻以上部位肠管蠕动增强,呈阵发性绞痛。

2. 呕吐 高位梗阻,呕吐物为胃、十二指肠内容物;低位梗阻,呕吐物为血性、溢出物或结肠内容物。

3. 腹胀 在梗阻发生一段时间后出现。梗阻部位越低,腹胀越明显。

4. 肛闭 低位肠梗阻,肛门停止排气排便。绞窄性肠梗阻,可有黏液血便排出。

【声像图表现】

急性肠梗阻,腹痛部位一般即梗阻所在处,当肠管内气体过多时,应适当变换体位检查。

1. 肠管扩张 腔内液体充盈,小肠内径多大于 2.5 cm;结肠内径大于 5.0 cm,立位时可见"气液盖"征,即近前壁的气体后的混响声影,可遮盖后方的液体(图 8-3-3)。

2. 肠壁改变 肠袢纵切面黏膜皱襞清晰,水肿增厚,小肠梗阻表现为"琴键"征。小肠(空肠)梗阻声像图如图 8-3-4。

3. 肠蠕动 梗阻近端蠕动频繁,伴有液体在肠腔内的往复流动及"气过水"征;麻痹性肠梗阻蠕动减弱或消失,肠间积液由少量迅速转为大量。

【鉴别诊断】

需与其他原因所致急腹症相鉴别。根据肠管扩张、积液、肠蠕动增强或消失,结合临床"痛、吐、胀、闭"症状,不难鉴别。

【超声诊断评价】

超声检查可较早发现肠管扩张,可协助判断梗阻部位、病因、病变程度。

三、肠套叠

一段肠管及其相应的肠系膜因某种原因套入邻近肠管,称为肠套叠,是小儿外科常见急腹症。

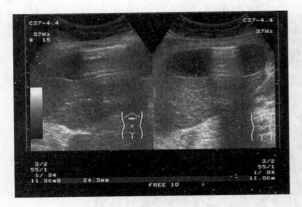

图 8-3-3　小肠梗阻早期声像图

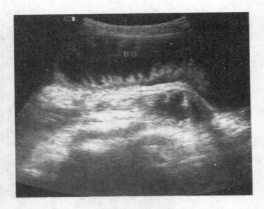

图 8-3-4　小肠(空肠)梗阻声像图

BO,小肠

【病因病理】

肠套叠以病因分为原发性与继发性肠套叠。原发性肠套叠一般认为与肠管活动度过大、肠蠕动紊乱、肠痉挛有关。继发性肠套叠多见于肠道肿瘤。依部位分为回盲部套叠(回肠套入结肠)、小肠套叠(一段小肠套入另一段小肠)、结肠套叠(结肠套入结肠)。套叠处肠壁折叠成三层,最外层称鞘部,中间层称反折壁,最内层构成套入部。鞘部开口处称为颈部,套入部前端称头部(图 8-3-5)。

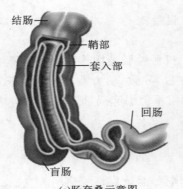

(a)肠套叠示意图

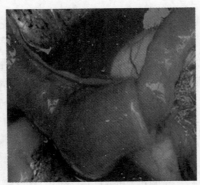

(b)肠套叠术中所见

图 8-3-5　肠套叠

肠套叠的基本病理生理变化为肠腔梗阻、局部肠壁肌肉痉挛和血液循环障碍,属于绞窄性肠梗阻范畴。

【临床表现】

1. 腹痛　突然发作的剧烈疼痛,间歇性反复发作,婴儿表现为间歇性哭闹。

2. 呕吐　腹痛同时可伴有呕吐。

3. 便血　发作数小时后排出果酱样黏液便。

4. 腹部包块　腹部触诊可扪及包块,表面光滑,活动度小,有压痛。

【声像图表现】

小儿由于腹痛在肠套叠时常难以配合检查,宜采用高频线阵小探头,手法轻柔;成年人肠套叠,应注意排除肠道肿瘤。

(1)套叠部位可显示边界清晰的包块,横切面呈"靶环征"。鞘部形成外圆,呈较厚均匀的中低回声,其次为折返部肠管,呈典型三层结构,最内层为套入部黏膜相互挤压及肠腔气体、黏液的强回声。

(2)探头沿肠套叠长轴扫查可显示多条纵行排列的中低回声带,呈套筒征,套叠的颈部明显缩窄(图 8-3-6)。

(3)套叠近端肠管扩张,即头部近端肠管扩张,积液、积气,早期肠蠕动亢进,晚期减弱。

【鉴别诊断】

需与肠道肿瘤相鉴别。后者起病隐匿,声像图以肠壁增厚、肠腔狭窄、"假肾征"为特点,无"同心

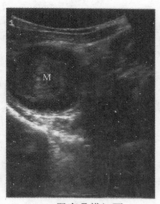
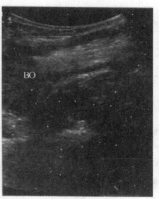

(a)肠套叠横切面　　　　　　　　　(b)肠套叠纵切面

图 8-3-6　肠套叠

M,肿物;BO,小肠

圆"征。

【超声诊断评价】

肠套叠声像图特征明确,超声检查应为其首选影像学检查方法。

四、胃、十二指肠溃疡

胃、十二指肠溃疡为常见病、多发病,胃溃疡好发于胃窦和胃小弯,十二指肠溃疡好发于球部。

【病因病理】

公认幽门螺杆菌(Hp)感染是消化性溃疡的主要病因。药物、遗传、吸烟、饮酒、胃排空障碍等也是重要诱因。溃疡病灶大多圆形,单发或多发,直径一般小于 10 mm,边缘光滑整齐,底部由肉芽组织构成,被覆以灰白色黏稠渗出物,周围黏膜常因炎症而增生,溃疡一般累及黏膜层,深者可达肌层,甚至穿透浆膜层。

【临床表现】

主要症状为上腹部反复发作的节律性疼痛,性质为钝痛、胀痛、灼痛等。十二指肠溃疡可有空腹痛、夜间痛,进食缓解。溃疡发作期上腹部可有轻压痛。

【声像图表现】

先常规检查排除胃肠穿孔、急性胰腺炎、急性胃扩张等,再缓慢饮用400~500 mL有回声型胃肠充盈剂,然后分部序贯检查。

(1)胃肠壁局限性增厚,回声减低,中央凹陷,纵切面呈"月牙"形,冠状切面呈现"靶环"状。(图 8-3-7)

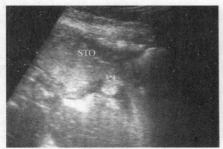
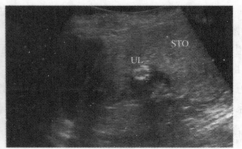

(a)胃溃疡矢状切面　　　　　　　　　(b)胃溃疡冠状切面

图 8-3-7　胃溃疡

STO,胃腔;UL,溃疡灶

(2)增厚处5层声学结构尚清晰,动态观察,黏膜凹陷不随胃肠蠕动而消失。

(3)溃疡可单发,也可多发。十二指肠溃疡时,球部面积常小于 2.5 cm。

【鉴别诊断】

须与溃疡型胃癌相鉴别。主要根据增厚胃壁处5层声学结构是否存在,尤其是黏膜下层高回声来判断,但作用有限,最终应以病理结果为准。

【超声诊断评价】

有回声型胃肠充盈剂在胃腔内形成均匀、可流动、中等强度的回声,同胃肠壁之间形成良好声学界面,可显示溃疡的部位、大小、深度,并可用于疗效的观察与随访。

五、胃、十二指肠穿孔

胃、十二指肠穿孔,可以是消化性溃疡的并发症,也可以见于外伤、肿瘤、长期大量使用非甾体抗炎药等。它起病急、变化快、病情重,须迅速做出正确诊断与处理。

【病因病理】

胃溃疡穿孔多发生于胃小弯处,十二指肠穿孔多发生于球部前壁。穿孔后消化液进入腹腔,引起化学性腹膜炎,6~8 h后,细菌开始繁殖,形成化脓性腹膜炎。

【临床表现】

突然发生的上腹部持续性、剧烈腹痛,呈刀割样,迅速波及全腹。腹部触诊呈板状腹,全腹压痛、反跳痛。有溃疡、外伤或服药史。

【声像图表现】

胃、十二指肠穿孔,患者采取被动体位。平卧位,若左肝前发现游离气体即可确定空腔脏器穿孔。

1. 腹腔内游离气体 表现为肝左叶前方出现不规则气体强回声,后方可见多重反射。(图8-3-8、彩图2)

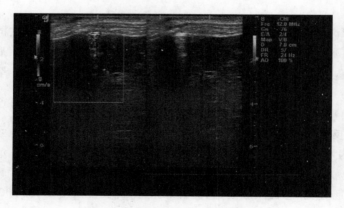

图 8-3-8 胃穿孔左肝前游离气体

2. 腹腔游离液体 胃、胆囊周围、肝肾间隙、右肝前下间隙、直肠子宫陷凹、直肠膀胱陷凹等处可发现少量游离液体。

3. 其他 胃肠蠕动减弱或消失,腹部有非均匀性强回声包块等。

【鉴别诊断】

主要与胆囊穿孔、阑尾穿孔相鉴别,此二者一般无腹腔游离气体存在。

【超声诊断评价】

膈肌下方游离气体影,是X线诊断空腔脏器穿孔的依据,但对于少于5 mL的气体,有时不易显示。因气体反射系数大,超声可以发现少量气体,较X线敏感。

六、胃结石与胃内异物

胃结石是食物中某些成分在胃内聚集并与胃液化合而成。异物一般系吞咽所致。

【病因病理】

胃结石依其成分可分为植物性、动物性、药物性。短时间食入大量柿子而形成的柿石最为典型。胃内异物多有明确异物吞咽史,儿童多为误吞,成人则见于自残。异物种类多样,常造成黏膜损伤、幽门梗阻,尖锐异物可致穿孔。

【临床表现】

体积较小的胃结石、光滑异物可无明显症状,较大结石可引起上腹部胀痛并发溃疡,穿孔时则出现相应症状。

【声像图表现】

胃结石、胃内异物超声检查,一般建议饮用有回声型胃肠充盈剂后行检查。

(1)胃结石表现为胃腔强回声光团,可呈圆形、弧形、带状,后声影明显;动态观察,可随体位变换而移动(图8-3-9)。

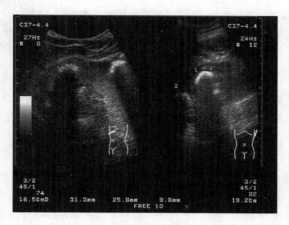

图8-3-9 胃结石

(2)结石较小时(<1.0 cm),可经胃幽门管进入十二指肠内;结石较大时,则可嵌顿于幽门,引起幽门梗阻和胃扩张。

(3)部分患者,经饮用碱性液体(如小苏打水),数日后复查,结石可减小或消失。

(4)胃内异物,声像图形态各异,金属异物后方有"彗星尾"征;蛔虫呈双线条强回声,无声影,活虫体可见蠕动现象。

(5)胃壁一般层次清晰、黏膜光滑完整。若合并胃溃疡,则有相应的声学改变。

【鉴别诊断】

主要需与胃肿瘤鉴别:胃结石为强回声,有声影,可移动;后者回声低,无声影,不移动。

【超声诊断评价】

胃结石、胃内异物并非罕见。超声对胃结石、胃内异物有较高的敏感性和准确性。

七、胃癌

胃癌居我国消化道恶性肿瘤之第二位。男性居多,好发年龄为50～60岁,近年有年轻化趋势。

【病因病理】

一般认为与 Hp 感染、饮食、环境、癌前状态有关,有遗传倾向。促进胃癌发生的因素有:长期进食霉变食品、腌制食品,多盐饮食,缺乏新鲜果蔬摄入,吸烟,慢性胃炎伴有肠上皮化等。

胃癌好发部位为胃窦、贲门,组织类型大部分为腺癌。以大体形态分为肿块型、溃疡型、溃疡型等,以浸润程度分为早期胃癌和进展期胃癌。

【临床表现】

早期多无明显症状,进展期可有上腹部疼痛、纳差、乏力、消瘦等。查体:上腹部可触及包块。部分女性可因妇科包块就诊,妇科包块可为胃癌的卵巢转移的征象。

【声像图表现】

饮用 400～500 mL 有回声型充盈剂,使胃腔充盈,黏膜展平,小病变、低回声病变易于显示。

进展期胃癌声像图特征如下。

1. 肿块型 胃壁局限性增厚隆起,突向胃腔内外,回声减低,局部正常声学结构消失,黏膜面高低不平,表面可有强回声斑附着。

2. 溃疡型 黏膜面出现巨大溃疡，直径大于 20 mm，形态不规则，呈"火山口"状，口小底大，表面常附有不规则强光斑；周缘胃壁不规则隆起，厚度不均匀，厚度大于 15 mm，病变处蠕动消失。

3. 弥漫型 大部分或全部呈弥漫不对称性增厚隆起，胃壁明显僵硬，层次紊乱，胃腔明显狭窄。空腹短轴切面呈"假肾征"或"靶环征"改变。（图 8-3-10）

【鉴别诊断】

早期胃癌与浅表溃疡鉴别有一定难度，需胃镜下取活检；进展期胃癌超声诊断难度不大，肿块型胃癌要与胃间质瘤鉴别。后者黏膜完整，可以此鉴别。

【超声诊断评价】

超声充盈胃肠检查，对进展期胃癌诊断符合率达 90%，并能了解胃周围有无淋巴转移，但对早期胃癌诊断价值有限。

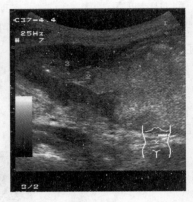

图 8-3-10　胃窦癌声像图
图示胃壁非均匀增厚，回声减低，
局部 5 层声学结构消失

八、大肠癌

大肠癌为发生于大肠黏膜的恶性肿瘤。直肠最多见，其次是乙状结肠、盲肠、升结肠、降结肠、横结肠。

【病因病理】

一般认为是饮食、遗传和肠道慢性炎症综合作用的结果。病理类型以腺癌为主。大体形态有隆起型、溃疡型、浸润型。

【临床表现】

1. 排便习惯与粪便形状改变 排便次数增加，腹泻、便秘、粪便带血或黏液、脓液。

2. 腹痛 多为持续性隐痛，出现肠梗阻时，则有阵发性绞痛。

3. 腹部包块 多为瘤体本身，肿块坚硬，呈结节状。

4. 全身症状 贫血、消瘦、乏力、低热等。

由于肿瘤部位与病理类型不同，临床表现也有区别。右半结肠癌，以贫血、乏力、腹部肿块为主要表现；左半结肠癌以便秘、腹泻、便血为主要表现。

【声像图表现】

先行常规超声检查，后用 1500～2000 mL 有回声型充盈剂缓慢灌肠，同时沿结肠走向，逆时针方向连续滑行探查。常规经腹超声结果如下。

（1）病变部位肠壁异常增厚，厚度达 1.0～5.0 cm，回声减低，正常 5 层声学结构消失，肠腔狭窄变形。长轴切面呈"假肾征"，短轴切面呈"靶环征"或"戒指征"（图 8-3-11）。

（2）癌肿部位肠管壁僵硬，肠蠕动消失。

（3）充盈剂灌肠后

① 隆起型：病变肠管壁局限性增厚隆起，向腔内突起，表面高低不平，内部多呈不均质中低回声，基底较宽，不活动，病变处肠腔狭窄。

② 溃疡型：黏膜面形成不规则溃疡凹陷，溃疡边缘肠壁不对称增厚隆起，层次破坏，呈"火山口"状，病变处肠管变形，肠壁蠕动消失。

③ 浸润型：病变肠壁环形不均匀增厚，回声较低，层次、边缘紊乱不清，常累及肠管大部或全部，其黏膜表面高低不平；肠腔常环形狭窄，肠管明显缩窄变形，其近端肠管有代偿性扩张。充盈剂灌肠后正常肠壁与病灶肠壁对比明显。（图 8-3-12）

【鉴别诊断】

须与肠结核和克罗恩病相鉴别，后者好发于回盲部，表现为肠壁局限性增厚，肠腔狭窄、僵硬。单凭声像图不易区别，应结合临床和其他检查。

【超声诊断评价】

充盈剂灌注下行超声检查，对进展期结肠癌有较高显示率。

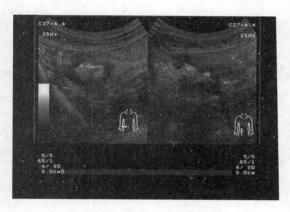

图 8-3-11　右半结肠癌声像图

左图,横切面"戒指征";右图,纵切面"假肾征"

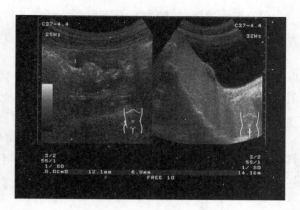

图 8-3-12　充盈剂灌肠后的结肠声像图

左图,异常结肠充盈后肠壁非均匀性增厚,回声低;

右图,正常结肠充盈后,肠壁均匀、连续,结构清晰

九、胃肠间质瘤

胃肠间质瘤是起源于胃肠道间叶组织的实体肿瘤,全消化道均可发病,以胃和小肠多见。

【病因病理】

c-kit 基因功能获得性突变是主要病因。发病年龄多为 50～70 岁。肿块呈膨胀性生长,可单发或多发,与周围界限清楚,为潜在恶性肿瘤。

【临床表现】

1. 腹痛　多为腹部不适或隐痛。

2. 腹部包块　肿瘤较大时,腹部可扪及肿块。

3. 出血　因肿瘤浸润到胃肠腔时可有消化道出血。

4. 肠梗阻与黄疸　肿瘤发生在空、回肠,可引起肠梗阻,发生在十二指肠,可压迫胆总管,引起梗阻性黄疸。

【检查技巧】

饮用有回声型胃肠充盈剂,中度充盈胃肠,适当使用局部放大功能,仔细观察肿瘤与正常组织交界处,有利于判断肿块起源。

【声像图表现】

(1) 胃肠壁内局限性肿物,圆形、椭圆形或分叶状,内部为中低回声,境界清楚,周缘规整(图 8-3-13、彩图 3,图 8-3-14)。

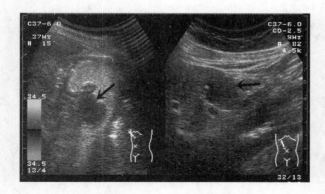

图 8-3-13　胃小弯侧实性包块(间质瘤)

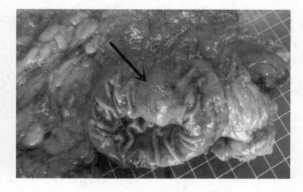

图 8-3-14　手术切除标本

箭头,间质瘤。与图 8-3-13 来源于同一患者

(2) 肿物好发于胃底、胃体、小肠,单发多见,直径为 1.0～20.0 cm。

(3) 肿物不随胃肠蠕动而移动,其周围胃肠壁层次结构、蠕动正常。

（4）探头加压时，肿物变形不明显。

（5）瘤体较大时，内可见不规则液性暗区，周围脏器可见转移灶。

【鉴别诊断】

需与胃癌、胃恶性淋巴瘤鉴别。后二者呈浸润性生长，胃壁回声减低，层次破坏，局部 5 层声学结构消失，尤其黏膜下层中断范围大，可以此鉴别。

【超声诊断评价】

CD117 是目前公认的 GIST 特征性免疫表型标志。X 线钡餐检查不能发现胃黏膜无破坏的 GIST，胃镜因局部黏膜光整而往往考虑外压病变，且活检钳难以取到黏膜下组织；超声在胃肠充盈后，可发现 1.0 cm 左右的小肿瘤，与 X 线和胃镜互补。

复习题

1. 胃肠超声解剖特点有哪些？
2. 如何评价胃肠超声的临床应用价值？
3. 胃肠声像图的一般特点是什么？
4. 急性阑尾炎、肠梗阻与胃、十二指肠穿孔检查时应该注意哪些问题？
5. 胃肠充盈剂有什么用途？
6. 进展期胃癌、胃肠间质瘤的声像图特点是什么？

第九章 泌尿系统及男性生殖系统超声检查

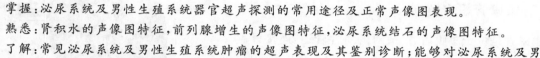

学习目标

掌握:泌尿系统及男性生殖系统器官超声探测的常用途径及正常声像图表现。

熟悉:肾积水的声像图特征,前列腺增生的声像图特征,泌尿系统结石的声像图特征。

了解:常见泌尿系统及男性生殖系统肿瘤的超声表现及其鉴别诊断;能够对泌尿系统及男性生殖系统的正常及常见疾病声像图进行超声描述。

泌尿系统及男性生殖系统是超声诊断应用较多领域之一,由于超声检查具有实时动态、无创且价格低廉等优点,目前已成为诊断泌尿系统及男性生殖系统疾病不可或缺的诊断工具。本章从不同视角对肾、输尿管、膀胱、前列腺及阴囊的解剖概要及其超声探测方法和正常测量值进行了讲述,对疾病病理生理、临床表现、声像图特征与鉴别诊断、超声诊断评价等进行了重点阐述。

第一节 泌尿系统及男性生殖系统超声解剖

一、肾脏超声解剖

(一) 肾脏位置和形态

肾位于腹膜后脊柱两旁的肾窝内,左右各一,是成对的腹膜后实质性器官,外形似蚕豆。左肾上端平第 11 胸椎,下端平第 2 腰椎,右肾上端平第 12 胸椎,下端平第 3 腰椎,右肾位置比左肾低半个到一个椎体,呼吸时,肾脏位置略有移动,一般不超过一个椎体范围。背面观,双肾上极距中线 4~5 cm,下极距中线 5~6 cm,故两肾长轴略呈"八"字形排列。正常成人肾长 10~12 cm,宽 5~7 cm,厚 3~5 cm,重量为 100~150 g。

(二) 肾实质和肾窦

冠状切面观,肾脏分为肾实质和肾窦两部分。肾实质的厚度为 1.5~2.5 cm,由皮质及髓质组成,皮质在外层,厚度为 0.8~1.0 cm,皮质伸入髓质的部分称为肾柱。髓质在内层,由 8~15 个肾锥体构成,其底部朝向皮质,尖端指向肾窦,称肾乳头。肾门向肾内延续为由肾实质围成的肾窦,肾窦内含有肾动脉分支、肾静脉的属支、肾小盏、肾大盏、肾盂和脂肪等组织。肾盂呈扁平漏斗状,为输尿管上端膨大部分,在肾窦内向肾实质展开,形成 2~3 个肾大盏后又分成 8~12 个肾小盏。

(三) 肾门及肾血管解剖

肾内缘凹陷称为肾门,是肾动脉、肾静脉、输尿管、神经和淋巴管的出入部位。肾动脉粗大,平第 2 腰椎处,起源于腹主动脉,水平走向两侧分出右肾动脉和左肾动脉。右肾动脉走行于下腔静脉、胰腺头部和肾静脉之后,并在肾静脉水平进入右肾门;左肾动脉则行经左肾静脉、胰体尾部后方进入左肾门。双侧肾动脉到达肾门附近处分为前后两支进入肾窦,分为 5 支段动脉后进入肾实质。上述 5 支段动脉再分出大叶间动脉进入肾柱,沿肾锥体周围向肾表面伸展,达到髓质与皮质交界处时,大叶间动脉呈弓状转弯移行为弓状动脉。弓状动脉随后呈直角向肾皮质分出小叶间动脉。

肾静脉由出球小动脉在肾实质内形成毛细血管网,在肾门附近汇合成左右肾静脉。右肾静脉向左行经肾动脉前方,注入下腔静脉,左肾静脉则向右行经肾动脉和腹主动脉前方、肠系膜上动脉后方注入下腔静脉,因此,左肾静脉稍长于右肾静脉。熟悉肾脏血管的解剖在肾血管彩色多普勒显示和血流动力学检查中至关重要。

（四）肾脏被膜

肾的表面有三层被膜,由内向外依次为纤维囊、脂肪囊和肾筋膜(图 9-1-1)。

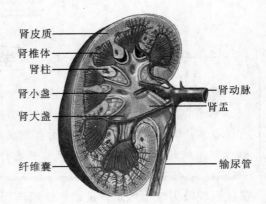

图 9-1-1　肾的构造

二、输尿管超声解剖

输尿管是位于腹膜后方、成对的肌性管道,连接肾盂与膀胱。成人的输尿管长 24～32 cm,内径为 0.5～0.7 cm。按位置输尿管分为腹段、盆段及壁内段三部。输尿管腹段起自肾盂下端,沿腰大肌前面下行达小骨盆入口处;输尿管盆段自小骨盆入口处,沿盆腔侧壁和髂内血管、腰骶干和骶髂关节前方下行达坐骨棘水平,向下至膀胱穿入膀胱壁内;输尿管壁内段为斜穿入膀胱壁内的部分。

输尿管全程有三个狭窄,第一个狭窄在肾盂输尿管移行处;第二个狭窄在输尿管跨过髂血管处;第三个狭窄在输尿管膀胱壁内部,三个狭窄是结石容易滞留的部位。

三、膀胱超声解剖

膀胱为储存尿液的囊状肌性器官,其大小、形状、位置及壁的厚薄随充盈程度和其相邻器官的关系而有所不同。膀胱充盈时略呈椭圆形或近圆形,膀胱空虚时呈三棱锥形;可分为尖、底、体和颈四部,各部分之间无明显界限。膀胱尖部细小,朝向前上方。膀胱底部近似三角形,朝向后下方。膀胱尖部与膀胱底部间的部分为膀胱体部,膀胱底部的下方为膀胱颈部,尿道内口位于该处,它是膀胱声像图正中矢状面的重要标志。

正常成人膀胱位于骨盆腔内耻骨联合后方。充盈的膀胱贴近前腹壁,使垂入盆腔的小肠袢推移向上从而构成盆腔超声检查的良好声窗。膀胱上面由腹膜覆盖,自其顶部向后上方反折,在男性形成膀胱直肠陷凹,女性则形成膀胱子宫陷凹。膀胱后方有两侧输尿管。男性膀胱后下方为精囊、输精管壶腹和直肠,下方邻接前列腺;女性膀胱后下方为子宫和阴道,下方邻接尿生殖膈。膀胱后上方为乙状结肠或回肠。

四、前列腺超声解剖

前列腺是由腺体和纤维肌肉组成的腺肌性器官,外有包膜,位于膀胱与尿生殖膈之间,尿道从其中央穿过,呈前后略扁的栗子形,重 8～20 g。

前列腺传统上可分为 5 叶:前叶、中叶、后叶和两个侧叶。目前临床上根据带区划分将前列腺分为周缘区、移行区、中央区、前纤维肌肉基质区。周缘区是前列腺癌的好发部位。移行区是前列腺增生的好发部位。前纤维肌肉基质区属于前列腺非腺体组织,一般不发生病变。

五、阴囊和睾丸超声解剖

阴囊是位于阴茎后下方囊袋状器官,阴囊正中线上有一纵行的阴囊缝,深面有阴囊中隔,将阴囊分为左右两个部分,分别容纳左右侧的睾丸、附睾和精索下段。睾丸鞘膜起源于胚胎时的腹膜,为腹膜的延续,分为壁层和脏层。壁层和脏层之间为鞘膜腔,内有少量浆液,起润滑作用。

睾丸为男性的生殖腺,位于阴囊内,外形呈椭圆形,左右各一,表面光滑,分上下两端、前后两缘、内外两侧面,上端和后缘有附睾附着,后缘有血管出入。睾丸表面被覆浆膜。成人睾丸长 3～4 cm,宽 2～3 cm,厚 1～2 cm。

附睾由头、体、尾三部分组成,上端膨大、下端变细呈新月形,分别附着在睾丸上端、睾丸体部后缘和睾丸下端。

精索为质柔软的圆索状结构,位于睾丸上端与腹股沟管腹环之间,内有输精管、睾丸动脉、蔓状静脉丛、淋巴管、神经等结构。

第二节 肾脏超声检查

一、肾脏超声检查方法

(一)超声扫查方法

1. 仪器 肾脏的探测应首选高分辨率的彩色多普勒超声诊断仪。探头首选凸阵探头,视野广阔,容易获得整个肾脏的切面图像。成人常用的探头频率为 3.0～3.5 MHz,儿童常用的探头频率为 5.0 MHz。

2. 检查前准备 肾脏探测一般不须做特殊的准备,但若同时检查膀胱、输尿管、前列腺或盆腔其他结构,可让受检者在检查前饮水 500～1000 mL 并憋尿,保持膀胱适当充盈。检查有无肾血管疾病或有无肾肿瘤转移而需探测肾静脉、下腔静脉和肾门淋巴结时,患者应在空腹状态下检查,避免肠道气体干扰。

3. 体位

(1)仰卧位经侧腰部冠状切面扫查:最常见体位,可对肾进行冠状切面扫查。

(2)侧卧位经侧腰部扫查:左侧卧位时检查右肾,右侧卧位时检查左肾,受检者手臂抬高放于头部。侧卧位扫查可使肠管移向对侧,有利于肠道气体较多的患者检查时肾的显示,是全面观察肾内结构和肾上腺区极为重要的一个途径。

(3)俯卧位经背部扫查:让受检者俯卧位并暴露两侧腰背部肾区,对肾进行纵切面及横切面扫查。俯卧位扫查受肋骨影响小,容易获得完整的肾脏的声像图并能显示积水的上端输尿管,而缺点是回声衰减较大,适用于瘦者。

4. 具体扫查方法

(1)仰卧位经侧腰部冠状切面扫查:仰卧位做冠状切面,探头置于腋后线第 11 肋间下缘,声束指向内侧偏前方。将肝、脾作为透声窗扫查右肾和左肾,可清晰显示肾皮质、肾锥体、集合系统和肾血管。

(2)俯卧位经背部扫查:俯卧位做纵切面和横切面,探头置于脊柱旁,俯卧位背部肾长轴呈外"八"字形,故探测方向应沿肾长轴相应倾斜。俯卧位经背部横轴扫查肾实质呈"C"形,"C"形的缺口即肾门结构,位于人体的内前方。

(3)上腹部横切面扫查:受检者仰卧位,探头置于第 1、2 腰椎水平,声束垂直身体长轴,获得肾横切面和肾门部血管的长轴断面。以腹主动脉、下腔静脉及肠系膜上动脉为标记,寻找肾动脉和肾静脉,采用彩色及频谱多普勒方法进行检查。(图 9-2-1)

(二)正常肾脏声像图及超声测量方法、参考值

1. 正常肾脏声像图

(1)肾脏形态、边界回声:肾脏冠状切面呈椭圆形,横切面呈马蹄形。肾的包膜紧贴于肾皮质外,包膜连续、光滑、清晰,呈高回声。

(2)肾内部回声:

① 肾皮质回声:位于肾包膜和髓质之间,肾皮质回声呈低回声,其略高于肾髓质,但略低于肝、脾回声。肾皮质伸入肾髓质的部分,称肾柱,其回声与肾皮质相似。

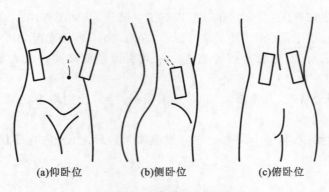

(a)仰卧位　　　　(b)侧卧位　　　　(c)俯卧位

图 9-2-1　肾脏扫查方法

② 肾髓质回声:肾锥体呈卵圆形或锥形放射状排列在肾窦回声周围,回声低于肾皮质,呈弱回声,青少年和婴儿可近似呈无回声。

③ 肾窦回声:肾中心部分为肾窦,包括肾盂、肾盏、血管、脂肪等组织,呈不规则的高回声团,一般肾窦回声的宽度占肾的 1/3～1/2(图 9-2-2)。

(3) 正常肾脏血管彩色多普勒声像图:目前高分辨率彩色多普勒超声诊断仪可清晰显示肾内血管树,包括左右肾动脉主干、段动脉、叶间动脉、弓状动脉直至小叶间动脉及各段伴行静脉。肾动脉主干内径为 0.5～0.6 cm,走行迂曲。肾静脉位于肾动脉的前外侧,内径较宽,为 0.8～1.2 cm(图 9-2-3、彩图 4)。

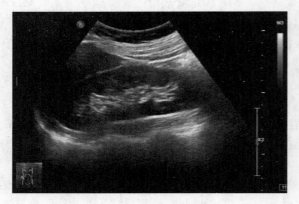

图 9-2-2　正常肾脏声像图

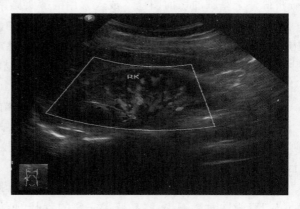

图 9-2-3　正常肾脏血管彩色多普勒声像图

RK,右肾

2. 常用标准切面声像图

(1) 右肾及左肾冠状切面声像图:

① 右肾冠状切面声像图:肾上极位于图像的左侧,位置较深,下极位于图像的右侧,位置较浅,右肾上极浅表可见肝脏回声,下极可见肠管及肠道气体干扰,右肾的深部可见腰大肌及脊柱回声。此切面以显示肾门的最大冠状切面为标准。

② 左肾冠状切面声像图:与右肾冠状切面相似,左肾上极浅表可见脾脏回声。

(2) 右肾及左肾背部纵切面声像图:

① 右肾背部纵切面声像图:右肾位于背部肌肉的深处,肾上极位于图像的左侧,可被肺脏气体掩盖不显示,下极位于图像的右侧,上极上方可见肝脏回声,腹侧中上方可见下腔静脉回声,腹侧下方可见肠管回声。

② 左肾背部纵切面声像图:与右肾背部纵切面声像图相似,左肾上极上方可见脾脏回声,腹侧中上方可见脾静脉和胰尾。

(3) 右肾及左肾背部横切面声像图:

① 右肾背部横切面声像图:右肾位于背部肌肉的深处,呈椭圆形,周围可见腰大肌、脊柱、下腔静脉回声。

② 左肾背部横切面声像图:与右肾背部横切面声像图相似,周围可见腰大肌、脊柱、腹主动脉回声。

3. 正常肾脏超声测量参考值

（1）肾脏二维超声：正常肾脏二维超声测量值参考表（表 9-2-1）如下。

表 9-2-1　正常肾脏二维超声测量值参考表

性别	长径/cm	宽径/cm	厚径/cm
男	10.7±1.2	5.5±0.9	4.4±0.9
女	10.3±1.3	5.3±1.0	4.1±0.8

（2）肾动脉频谱：肾动脉主干血流频谱正常值参考表（表 9-2-2）如下。

表 9-2-2　肾动脉主干血流频谱正常值参考表

收缩期峰值流速/(cm/s)	阻力指数	搏动指数	加速度(cm/s²)	加速时间/s
<100	0.56~0.70	0.70~0.14	(11±8)	<0.07

二、肾脏疾病

（一）肾积水

【病理生理】

肾积水指尿路梗阻引起肾盂肾盏扩张，严重者可伴有不同程度的肾萎缩。一侧上尿路梗阻使同侧肾积水，下尿路梗阻可造成双侧性肾积水。少量肾积水仅有十余毫升，大量肾积水可达上千毫升，肾实质可被压迫变薄甚至萎缩成薄纸状。

【临床表现】

肾积水由于原发病因、梗阻部位、程度和时间长短不同，临床表现也不相同，患者可出现肾绞痛、恶心、呕吐、血尿及肾区压痛等，当肾积水达严重程度时，腹部可出现肿块，部分患者由于病情发展较缓慢，可无任何临床症状。

【声像图表现】

肾积水的超声表现可有肾窦回声分离，肾窦高回声部分或全部被增宽的无回声区所取代，积水较多时可导致肾体积增大及肾实质萎缩变薄。根据声像图表现可将肾积水分为轻、中、重三种类型（图 9-2-4）。

1. 轻度肾积水　肾形态大小及肾实质回声无明显改变，仅见肾窦部出现窄带状无回声区，肾盂轮廓饱满，肾锥体尖端变平。

2. 中度肾积水　肾形态大小可根据肾积水的发展程度出现相应变化。肾盂、肾盏显著扩张，肾窦内显示烟斗样或花瓣样无回声区，肾小盏终末端和肾锥体尖端均变平坦，肾实质轻度受压。

3. 重度肾积水　肾体积明显增大，形态失常，肾实质变薄甚至完全萎缩。肾盂及各肾盏积水相互融合，肾窦回声由无回声取代，呈调色板样，有时也呈囊肿样，酷似巨大"肾囊肿"。

【超声诊断评价】

高分辨率超声诊断仪对肾积水诊断非常敏感且准确，临床符合率接近99%，不仅可判断梗阻的水平，显示积水的程度，而且还可以寻找梗阻原因，对肾实质厚度的测量可对肾功能恢复的可能性做出大致评估。

（二）肾囊肿

【病理生理】

单纯性肾囊肿，又称孤立性肾囊肿，临床最常见。多见于成年人，发生机理尚未完全明了。囊肿壁很薄，其内充满澄清液体。部分患者有 2 个以上孤立、散在的囊肿，称多发性肾囊肿。肾盂旁囊肿又称肾盂周围囊肿，一般是指肾窦内或位于肾盂旁向肾窦内扩张的肾囊性病灶。

【临床表现】

本病发展缓慢，多无临床症状，常在体检时偶然发现，预后良好。当囊肿逐渐增大或合并感染、出血时可出现腰痛或腹痛,囊肿压迫可导致肾盂、肾盏梗阻。

【声像图表现】

单纯性肾囊肿超声表现多呈孤立圆形或类圆形无回声区,位于肾实质内,囊肿壁菲薄、光滑整齐,内透声性好,其后壁回声增强,侧壁边缘折射可出现声影。肾囊肿数目较多时,超声表现为肾实质内见多个无回声区,囊壁薄、光滑,后方回声增强,肾局限性增大,无囊肿的肾实质部分与正常肾实质回声相同。肾盂旁囊肿超声表现为位于肾窦或紧贴肾窦的囊性无回声区,特点是不伴有肾小盏扩张,若囊肿体积较大,可阻碍尿液排出,而引起肾盂轻中度积水,其余同肾囊肿典型的声像图改变。(图9-2-5)

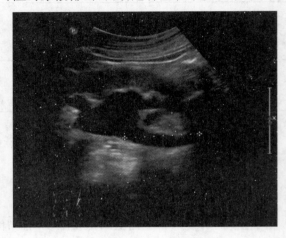

图 9-2-4　肾积水声像图

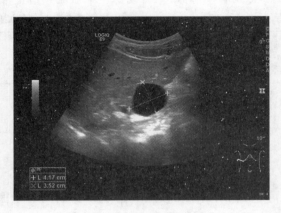

图 9-2-5　肾囊肿声像图

【鉴别诊断】

多发性肾囊肿易与多囊肾相混淆,多囊肾多为双侧肾脏同时受累,囊肿数目多,肾脏普遍性增大,轮廓不清,且具有家族遗传史;多发性肾囊肿单侧居多,囊肿数目少,肾脏局限性增大,边缘轮廓较清,无家族遗传史。

(三) 多囊肾

【病理生理】

多囊肾是一种先天性发育异常疾病,分为常染色体显性遗传性多囊肾和常染色隐性遗传性多囊肾,前者称为成人型多囊肾,较常见,症状多发生在 40～60 岁;后者称为婴儿型多囊肾,较少见,可同时合并其他器官多囊性病变,如多囊肝、多囊胰、多囊脾等。

【临床表现】

成人型多囊肾主要临床表现为疼痛、腹部肿块与肾功能损害。若伴有结石或尿路感染者,可出现血尿、脓尿、发热、肾区疼痛等相应症状。婴儿型多囊肾儿童期可有肾或肝功能不全的表现,多早期夭折。

【声像图表现】

1. 成人型多囊肾　超声表现为双肾受累,双肾体积明显增大,典型者形态失常,肾区内布满囊泡样无回声区,直径 1 mm 至 10 cm 大小不等,肾乳头与肾锥体无法分辨,囊肿以外的肾实质回声较正常增强,肾实质受囊肿压迫萎缩,逐渐丧失功能。

2. 婴儿型多囊肾　婴儿型多囊肾是一种常染色体隐性遗传病,因病儿出生不久即死亡,较少见。肾内出现无数微小囊肿,直径为 1～2 mm,由于囊肿较小,超声尚不能显示出囊肿的无回声特征,而表现为双侧肾体积增大、肾内回声增强的声像图特点(图 9-2-6、彩图 5)。

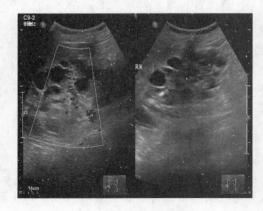

图 9-2-6　多囊肾声像图

RK,右肾

【超声诊断评价】

超声对肾囊性病变诊断具有高度准确性,不仅可以准确地显示囊肿的个数、形态、大小,还可以作为多囊肾遗传病筛查的辅助检查方法,对患者的家族人员进行筛查。

(四)肾肿瘤

肾肿瘤可分为恶性和良性,肾肿瘤又分为肾实质肿瘤和肾盂肿瘤,90%以上的肾实质肿瘤为恶性病变,成人多数是肾细胞癌,儿童多为肾母细胞瘤;肾实质良性肿瘤中肾血管平滑肌脂肪瘤最多见,又称为错构瘤。肾盂肿瘤较少见,其中80%左右为移行上皮癌。

肾细胞癌

【病理生理】

肾细胞癌又称肾癌,约占肾恶性肿瘤的85%,多数的肾癌病理显示为透明细胞癌。肾癌可发生于肾脏的任何部位,多为单侧肾脏单发或多发,肿瘤组织分布较均匀,但也会伴有灶性液化坏死或钙化等。肿瘤可侵犯肾内及肾外脏器,较多经血行转移至肺、肝、脑、骨骼等处。

【临床表现】

无痛性全程肉眼血尿是肾癌最主要的初发症状,呈间歇性,有时可伴有血块。肿瘤较大时可出现腰部钝痛或隐痛,腹部或腰部可触及肿块,少数患者可有低热、消瘦、贫血、衰弱、血沉增快、红细胞增多症、高血压等肾外症状。当肾静脉有癌栓形成时,可引起同侧精索静脉曲张。

【声像图表现】

(1)二维超声:表现为肾实质内或肾表面隆起的异常回声肿块,形状多呈圆形、椭圆形或不规则形,肿块多呈中等或偏低回声,也可见高回声(图9-2-7、彩图6)。肿块内部回声均匀或不均匀,如果肿瘤内部出血、坏死,则会形成无回声的液性区,若有钙化则会出现强回声。

(2)CDFI:较多表现为肿瘤周边血流信号丰富,呈抱球形血流,内部散在点状或条状血流信号;也可见肿瘤周边彩色血流较少,内部有少数星点状,甚至没有血流信号。

(3)肾外扩散与转移超声:肾癌向外生长突破肾包膜,可表现为肾轮廓不完整,肾形态失常,肾包膜连续性中断,肾活动受限;肾癌向内侵犯肾盂肾盏可造成肾盂积

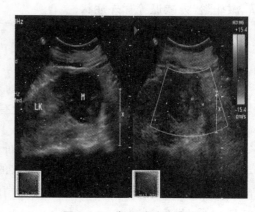

图9-2-7 肾细胞癌声像图
LK,左肾;M,肿块

水;沿肾静脉扩散可引起肾静脉、下腔静脉癌栓和阻塞征象,彩色血流信号缺损或消失;肾癌淋巴转移则表现为肾门或腹主动脉旁淋巴结肿大,肾静脉、下腔静脉移位受压等。

【鉴别诊断】

(1)肾柱肥大:肾柱肥大表现为圆形或椭圆形的低回声区,与肾窦分界清晰,与肾皮质回声相连续,无球体感。

(2)肝肿瘤:较大的右肾上极肿瘤与肝右叶重叠或突向肝内者,可误认为肝肿瘤,须多切面连续观察,肾肿瘤时肝包膜虽有凹陷或压迹,但包膜完整,呼吸时,肿瘤的移动不与肝脏同步运动。

(3)肾脓肿:较大的肾肿瘤内伴出血、坏死液化时与肾脓肿形成脓腔容易混淆,可结合临床症状加以区分,鉴别困难可行超声导向经皮肾穿刺抽液或活检。

肾母细胞瘤

【病理生理】

肾母细胞瘤又称为Wilms瘤,是多发生在婴幼儿的恶性肿瘤。肿瘤从胚胎性肾组织发生,是上皮和间质组成的混合瘤,包括腺体、神经、肌肉、软骨、脂肪等。肿瘤生长极快,质地柔软,切面均匀、呈灰黄色,但可有囊性变和出血,肿瘤与正常组织无明显界限。

【临床表现】

一般多发生在6岁以内,男女发病数相近,偶见于成人。消瘦的婴幼儿腹部发现迅速生长的巨大包块为其特点,多在洗澡、穿衣时发现。常无明显疼痛,因早期很少侵入肾盂、肾盏,故血尿不明显。

【声像图表现】

(1) 二维超声：肾实质区见圆形或椭圆形肿块，肿块边界清楚，内部回声中等稍强，一般回声均匀。当肿瘤内组织坏死崩解，可在肿块内出现无回声区，少数肿瘤可出现钙化引起的强回声和声影。

(2) CDFI：肾母细胞瘤血供极其丰富，肿瘤内部彩色血流信号甚多，有助于肿瘤的检出。

(3) 肾外扩散与转移超声：肿瘤体积较大压迫肾窦会造成肾盂积水的表现，肿块向外扩展时，肾体积增大、变形，肾包膜及周围组织破坏。扫查时除应检查肾静脉和下腔静脉及局部淋巴结有无侵犯外，尚应仔细检查对侧肾脏。

肾血管平滑肌脂肪瘤

【病理生理】

肾血管平滑肌脂肪瘤又称为肾错构瘤，由血管、平滑肌和脂肪组织混合构成。此病分为两种类型，一种为常染色体显性遗传疾病，多数患者有面颊部红褐色结节硬化斑及其他器官异常；另一种为不伴结节硬化的单发疾病。

【临床表现】

此类患者多无临床症状，但随着肿瘤体积逐渐增大，伴有出血时，患者会突发急性腹痛，伴腰部肿块及低热，严重时会发生休克，压迫十二指肠或胃，可出现胃肠道症状。部分患者伴有面部蝶形分布的皮脂腺瘤、癫痫、智力减退等肾外症状。

【声像图表现】

(1) 体积较小者表现为边界清楚的高回声肿块，后方无回声衰减，肿块形态规则、内部回声欠均匀。可单发，也可多发。

(2) 体积较大者表现为高、低回声相间的杂乱回声，有的呈层状分布、洋葱样改变。

(3) 彩色多普勒血流图表现为肿块内没有明显的血流信号。

【超声诊断评价】

超声检查对于肾肿瘤的诊断具有重要价值，超声普查有助于早期肾癌的诊断，人群普查发现率为0.07%～0.2%，随着彩色多普勒超声诊断仪的分辨率不断提高，发现率也呈上升趋势。超声不仅能检查肾肿瘤，还可对肾静脉、下腔静脉、肾门淋巴结进行扫查，帮助临床确定治疗方案。

（五）肾结石

【病理生理】

肾结石是一种常见的泌尿系统疾病。患者20～40岁居多，多见于男性。结石主要分布在肾集合系统中，常由尿路感染、尿路梗阻、异物、新陈代谢紊乱等因素诱发。结石主要成分为草酸盐、磷酸盐和尿酸盐，大部分结石系以一种成分为主，同时含有其他成分。

【临床表现】

肾区或上腹部隐痛或绞痛，隐痛是较大结石在肾盂或肾盏内压迫、摩擦或肾积水所致。绞痛是较小结石在肾盂或输尿管内移动和刺激，引起肌肉痉挛所致。结石损伤肾盂或输尿管黏膜可出现血尿。患者亦可伴有恶心、呕吐等消化道症状。

【声像图表现】

肾结石典型声像图表现是肾盂、肾盏内可见大小不等的强回声。根据结石的大小、成分及形态的不同，强回声可以呈点状、团状或带状；小结石及结构疏松的结石后方可无声影或有较淡的声影，而中等及大结石后方有声影（图9-2-8）。

【鉴别诊断】

1. 肾内钙化灶 位于肾皮质或肾包膜下的强回声多为钙化灶，后方伴彗星尾征，而肾结石通常位于集合系统内，后方伴声影。

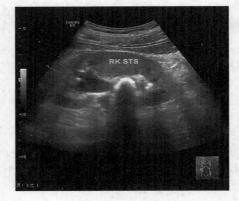

图 9-2-8 肾结石声像图

RK,右肾；STS,结石

2. 肾窦灶性纤维化或管壁回声增强 肾窦内点状或短线状强回声,改变体位及变换扫查角度,如强回声消失或呈短线状,提示为肾窦灶性纤维化。如强回声位置固定不变,则为肾结石。

3. 海绵肾 多为双肾性改变,强回声位于肾锥体的乳头部,呈放射状排列。

【超声诊断评价】

超声对肾结石检出敏感性较高,并能检出透光结石,弥补了 X 线检出的不足。对于结石阻塞引起的肾积水,超声检出率颇高。

（六）肾外伤

【病理生理】

肾外伤包括闭合性损伤和开放性损伤两种类型。肾闭合性损伤常为腰腹部直接受外来暴力撞击或挤压,肾脏受到沉重打击或被推向肋缘,外力直接作用所致;或自高处落下,足跟或臀部着地时的间接暴力所致。开放性损伤常为锐器如刀、子弹、弹片的贯通伤引起。其病理分类为肾实质挫伤、肾实质裂伤、肾盏撕裂、肾广泛性撕裂 4 种类型。

【临床表现】

肾实质损伤可出现不同程度的血尿,是肾损伤的主要症状,还可表现为损伤侧腰痛、局部肿块、触痛及肌紧张。严重的肾损伤、肾血管损伤或合并其他脏器损伤因出血常引起休克。

【声像图表现】

1. 肾实质挫伤 肾轮廓轻度肿大,实质内出现局限性带状高回声或较小片低回声与无回声区,包膜完整。包膜下与肾实质之间可出现新月形低回声,即为包膜下血肿。

2. 肾实质裂伤 肾弥漫性或局限性肿大。裂伤处包膜外为无回声或低回声区包绕,破裂处可见包膜中断现象,肾实质内可见血肿引起的带状或新月状低回声区。

3. 肾盏撕裂 肾外形明显增大,包膜完整。肾实质内可见不规则小片无回声区。肾窦扩大、外形不规则,肾盂分离扩张,积血呈均匀点状回声。

4. 肾广泛性撕裂 声像图除可见肾实质和肾盏裂伤的表现外,肾可呈完全性断裂或破碎成数块,与肾周围血肿和血液凝块混合在一起,肾脏结构显示不清,肾周大量积液回声。

（七）肾周脓肿

【病理生理】

发生于肾包膜与肾周筋膜之间脂肪组织中的脓肿,常继发于身体某个局部感染化脓病灶,通过血行转移而引起,亦可由肾感染化脓性疾病直接蔓延而来,致病菌以金黄色葡萄球菌及大肠埃希菌多见。

【临床表现】

如继发于严重慢性肾脏感染,则有持续和反复发作的尿路感染病史。患者常伴有高热、寒战、乏力等中毒症状,患侧腰痛、局部肾叩击痛,腰部肌肉紧张和皮肤水肿,并可触及肿块。

【声像图表现】

主要表现为环绕肾周围的带状无回声或低回声区,带区的宽度和形态依积脓量多少而不同。改变体位或缓慢加压扫查,实时观察可见低回声区或无回声区内有点状回声漂浮,而肾实质多为正常。

【鉴别诊断】

本病须与急性化脓性肾盂肾炎、肾脓肿等其他肾脏化脓性疾病进行鉴别。主要区别是后两者疾病均发生在肾脏之内,而不是肾脏包膜之外。

（八）肾先天性病变

在泌尿系统疾病中,肾脏先天性发育异常占有重要的位置。不但较为多见,而且种类繁多。这与泌尿系统胚胎发育过程复杂有关。肾脏先天性发育异常包括肾的数目、大小、位置、形态、结构、肾盂及血管异常等。

肾缺如

【病理生理】

肾缺如又称肾不发育。双侧肾缺如难以存活,出生后短期内死亡,故临床上均为单侧肾缺如。一般患者无临床症状,可在体检中意外发现。

【声像图表现】

声像图上可见一侧肾区探测不到肾脏回声,另一侧肾脏体积代偿性增大,形态和内部回声正常。

【鉴别诊断】

一侧肾缺如应与先天性肾萎缩、异位肾和游走肾相鉴别。先天性肾萎缩肾脏体积缩小,肾实质回声增强与肾窦回声分界不清,异位肾和游走肾位置低,常规检查肾区不能探测到肾脏,而在腹部骶前或盆腔处扫查可见肾脏回声。

肾发育不全

【病理生理】

由于胚胎期血液供应障碍或其他原因,使肾组织未能充分发育所致,可为单侧或双侧,双侧肾发育不全患者易导致肾功能衰竭而死亡。临床上可无症状或伴高血压、结石感染等表现。

【声像图表现】

声像图表现为肾体积明显缩小,大小仅为正常肾脏 1/2 左右,长径 5～8 cm,宽径＜4 cm。肾形态正常,皮质较薄,髓质显示不清,肾窦回声可见。对侧肾脏代偿性体积增大。

【鉴别诊断】

需与肾萎缩鉴别,肾萎缩肾内模糊不清,肾实质和肾窦不易区别。

肾下垂

【病理生理】

正常人在呼吸运动或改变体位时,因肾周筋膜和腹肌的支持,肾的上下移动度不超过一个椎体的长度。若超过此范围,则称为肾下垂。肾下垂发病率女性多于男性,大多数发生于右侧。

【临床表现】

大多数患者无主述症状,通常由于其他原因进行腹部检查时才发现。患者久站或过多活动后可出现腰部钝痛或牵扯痛,平卧后可缓解。当肾蒂血管扭曲时,可出现肾绞痛。继发结石时可有典型的上尿路结石的临床表现。继发感染时出现发热、尿频、尿急、血尿等症状。

【声像图表现】

声像图表现为患者俯卧或仰卧位时,以肾下极为界定点,立位后肾下极向下移动距离大于 3 cm 或超过一个椎体的长度应考虑为肾下垂,肾脏大小形态和内部回声均正常。

异位肾和游走肾

【病理生理】

在胚胎时期,因肾血管发育障碍等原因形成异位肾,多位于腰骶部、骶髂部或盆腔内。游走肾罕见,多由于肾蒂过长,肾脏可在腹内各个方向移动。

【声像图表现】

(1)异位肾声像图表现为在一侧肾区内探测不到肾脏回声,而在其他部位探测到肾脏图像,最常异位于同侧髂腰、盆腔,偶可见异位于对侧肾下方或腋窝附近。异位肾体积常小于正常肾脏,并可伴发肾积水等。(图 9-2-9)

(2)游走肾声像图表现为肾区内探测不到肾脏回声,而在上腹部、脐周或盆腔内显示肾脏回声。推动肾脏时或改变体位时,该肾可在较大范围内移动。

马蹄肾

【病理生理】

马蹄肾为较常见的先天性双肾融合畸形,融合部位多发生在双肾下极,双肾下极越过腹中线相连呈马蹄形。

【临床表现】

一般无症状,如峡部压迫腹腔神经丛,可有严重腹痛、腰痛和消化道症状。可伴有梗阻、结石、感染等并发症。

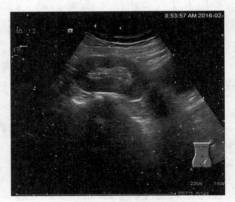

图 9-2-9 异位肾声像图

【声像图表现】

探头置于患者背部扫查可见双肾纵轴排列异常,呈"ㄥ"字改变。腹部横切面扫查可见在脊柱、主动脉和下腔静脉前方有实性低回声,在上腹部正中纵切面沿主动脉扫查可见马蹄肾的峡部断面。诊断马蹄肾必须注意与腹膜后肿瘤、主动脉旁淋巴结肿大相鉴别。

第三节　输尿管超声检查

一、输尿管超声检查方法

(一)超声检查方法

1. 仪器　输尿管的探测探头首选凸阵探头,成人探头常用频率为 3.0～3.5 MHz,儿童常用的探头频率为 5.0 MHz。

2. 检查前准备　检查前可让受检者在检查前饮水 500～1000 mL 并憋尿,保持膀胱适当充盈。为了避免肠道气体干扰,患者宜在空腹状态下检查。

3. 体位

(1)仰卧位:最常见体位,患者仰卧充分暴露腹部至耻骨联合区域。

(2)侧卧位:根据需要可采取左侧卧位或右侧卧位,受检者手臂抬高放于头部,充分暴露前腹壁、侧腹壁及背部。侧卧位检查可使肠管移向对侧,有利于肠道气体较多的患者检查时输尿管的显示。

(3)俯卧位:让受检者俯卧位并暴露两侧腰背区,必要时腹下可垫枕以保持腰背部平坦。

4. 检查注意事项　检查时可根据检查者不同的实际情况,取不同的体位,做不同切面的扫查,探头可适当地加压,推挤肾周围的肠管,减少肠道气体的干扰,缩短探头与输尿管之间的距离。探测时如发现病变时,要描述病变大小、回声、形态,并与对侧进行对比。

(二)正常声像图

正常输尿管因位置深、管径细,一般处于闭合状态,声像图上不易显示。如大量饮水或膀胱充盈时,输尿管超声表现为中间无回声的细管状结构且可见蠕动。

二、输尿管疾病

(一)输尿管结石

【病理生理】

输尿管结石多由肾结石下移入输尿管形成,是一种较常见的输尿管疾病,常停留在输尿管解剖上的三个狭窄处。

【临床表现】

在输尿管中,上段部位的结石嵌顿堵塞或结石在下移过程中,常引起典型的患侧肾绞痛和镜下血尿。疼痛可向大腿内侧、睾丸或阴唇放射。常伴有恶心、呕吐,有时血尿肉眼可见。

【声像图表现】

输尿管结石的声像图表现为输尿管不同程度扩张,内可见弧形或斑点状强回声,后方伴声影。同侧的肾盂、肾盏可伴有积水的表现,部位多发生在输尿管的三个狭窄处(图 9-3-1)。

【超声诊断评价】

超声诊断输尿管结石具有较高的符合率。特别对透光结石和小结石,超声探测优于 X 线检查。但超声未检出结石者,不能完全排除结石存在的可能。

(二)输尿管囊肿

【病理生理】

输尿管囊肿是一种先天性发育异常,又称为输尿管膨出,多因胚胎期输尿管结缔组织发育不良或输

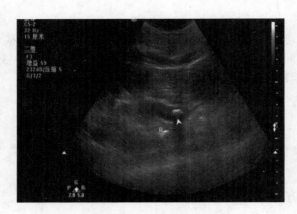

图 9-3-1　输尿管结石声像图

R,右侧;箭头示结石

尿管与尿生殖窦间隔膜未被完全吸收形成狭窄,导致内压力增加,末端囊性扩张膨向膀胱内所致。早期患者临床上多无明显症状,由于输尿管囊肿出口狭窄,会引起输尿管及肾盂积水,此时出现尿路梗阻的症状,如排尿困难等。

【声像图表现】

输尿管超声声像图表现为膀胱三角区圆形或类圆形囊性无回声,囊壁纤薄光滑。囊肿可以单侧或双侧发病,大小不等,较大的囊肿可在 4 cm 以上,较小的囊肿可小于 1 cm。当囊肿合并结石时,则可见无回声区伴强回声及声影。

【鉴别诊断】

输尿管囊肿应与膀胱憩室相鉴别,后者为膀胱壁向外突出的无回声区,随着膀胱的充盈和排空,无回声区的大小会相应地增大及缩小,甚至消失。

(三)输尿管肿瘤

【病理生理】

输尿管肿瘤临床上较少见,病理上可分为良性与恶性,良性病变多为输尿管腺瘤或息肉,恶性病变多为输尿管移行上皮乳头状癌。

【声像图表现】

声像图可见输尿管内低回声肿块,局部输尿管肿大,肿块以上输尿管扩张伴有积水,位于输尿管膀胱开口处的肿瘤可见向膀胱内突出的菜花样低回声肿块,彩色多普勒血流成像可见肿块内显示血流信号。

 # 第四节　膀胱超声检查

一、膀胱超声检查方法

(一)超声检查方法

1. 仪器　膀胱的探测应选用经腹部或经直肠扫查。腹部探头成人常用的频率为 3.0～3.5 MHz,儿童常用的探头频率为 5.0 MHz,直肠探头常用频率为 5.0～10.0 MHz。

2. 检查前准备　经腹部和经直肠扫查均需充盈膀胱。受检者在检查前饮水 500～1000 mL 并憋尿。无法憋尿的患者必要时可通过导尿管向膀胱注入无菌生理盐水 250～400 mL。

3. 体位

(1)仰卧位:经腹部扫查采用仰卧位。

(2)截石位、左侧卧位、膝胸位:经直肠扫查采用截石位、左侧卧位或膝胸位。

4. 检查注意事项　在对膀胱扫查过程中,重点观察膀胱壁的轮廓、各层回声的连续性和完整性、厚度,内壁有无局限性凹陷或隆起,有无占位性病变及其浸润程度,发现病变应描述病变的大小、回声、形态、边界等。

(二)正常膀胱声像图及超声测量方法、参考值

正常膀胱充盈时,内部呈均匀的无回声区,排尿后,正常膀胱腔内无回声区应基本上消失。膀胱壁为连续光滑的高回声带。经腹部扫查膀胱壁各层组织隐约分辨,但经尿道扫查,可显示黏膜、肌层及黏膜下层的结构。

膀胱横切面在耻骨联合以上显示圆形或椭圆形,纵切面呈钝三角形。二维超声动态观察膀胱时,膀胱三角区可观察到输尿管口喷尿现象。彩色多普勒超声检查时,于输尿管出口位置可见彩色喷尿现象。正常成人膀胱容量平均约 400 mL,残余尿量少于 10 mL(图 9-4-1)。

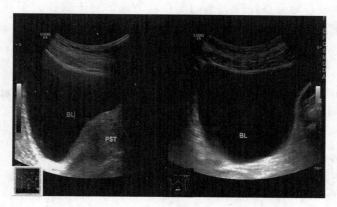

图 9-4-1 正常膀胱声像图
BL,膀胱;PST,前列腺

膀胱残余尿量测定的常用公式如下。

$$V = 0.5 \times d_1 \times d_2 \times d_3$$

式中:V 代表容量;d_1、d_2、d_3 分别代表上下径、左右径和前后径。

测量残余尿量有助于了解膀胱功能及其病变程度。应用上述公式测定膀胱容量或残余尿量与导尿方法测定结果有一定误差。但超声测量方法简便,对患者无痛苦,也无尿路感染之弊端。在治疗过程中多次测量可作为估测膀胱功能的有效方法。

二、膀胱疾病

(一)膀胱肿瘤

【病理生理】

膀胱肿瘤是泌尿系统最常见的肿瘤,居泌尿系统肿瘤首位,男性发病多于女性,90%为移行上皮癌。好发于膀胱三角区。

【临床表现】

临床症状多为间歇或持续性全程无痛肉眼血尿,常反复发作,严重时伴有血块,血块阻塞尿道或肿瘤位于膀胱颈部,排尿时阻塞膀胱出口而引起排尿困难。晚期肿瘤浸润至膀胱壁时可出现尿频、尿急、尿痛等膀胱刺激症状。

【声像图表现】

膀胱肿瘤多数表现为膀胱无回声区见局限性增厚或团块隆起,隆起团块呈结节状或菜花状,向腔内突出。肿瘤大小不一,形态不规则,表面不光滑,内部回声不均匀。有蒂肿瘤可随体位变化摆动或"漂浮"。膀胱肿物以高回声或中高回声居多数,少数呈中低水平回声。个别膀胱肿物表面附有小结石或钙化斑时,后方可出现声影。较大的肿瘤后方可见声衰减。

早期病变未侵犯膀胱壁时,膀胱壁回声正常,回声连续。晚期病变侵犯膀胱浅层或深层肌层时,肿物基底部增宽而固定,膀胱壁回声连续性破坏,出现凌乱不清或缺失现象。彩色多普勒可探及肿瘤内部血

流信号(图 9-4-2)。

【鉴别诊断】

1. 膀胱内血凝块和结石 膀胱内血块在改变患者体位时,常随膀胱有较大幅度移动,与膀胱壁不相连,血凝块内无彩色血流信号。膀胱结石具有典型的强回声、可移动、伴声影征象等特征,一般容易区别。

2. 良性前列腺增生 前列腺增生明显可突入膀胱,横断时易误认为膀胱肿瘤,应该注意显示尿道内口图像,采用多切面连续扫查有助于鉴别。

3. 腺性膀胱炎 腺性膀胱炎结节型表面光滑,回声均匀,基底较宽大,不累及肌层,不影响输尿管出口,彩色多普勒血流成像在病变处不显示血流。但最后诊断仍有赖于膀胱镜检和组织学活检。

【超声诊断评价】

超声在无创性筛选膀胱癌时可以作为首选的影像学方法。对于直径大于 0.5 cm 的肿物,检出率高达 90% 以上,还有助于确定膀胱肿瘤的分期。

（二）膀胱结石

【病理生理】

膀胱结石多在膀胱内形成,只有少数来自肾脏,常继发于下尿路梗阻,前列腺增生是最常见的发病原因,男性明显多于女性。

【临床表现】

典型症状为尿流突然中断并伴尿道放射痛。有时变换体位后又能继续排尿。因结石摩擦膀胱黏膜,可有血尿。小儿膀胱结石排尿时啼哭不止,往往用手牵拉阴茎。合并感染可有尿频和脓尿。

【声像图表现】

典型的膀胱结石声像图表现为膀胱无回声暗区内出现点状或团块状强回声,膀胱内强回声可随患者体位改变而移动,其后方伴有声影,即"强回声、可移动、伴声影"。结石可以单发或多发,大小不等,小于 3 mm 的结石常无典型声影。（图 9-4-3）

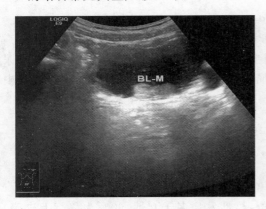

图 9-4-2 膀胱肿瘤声像图
BL-M,膀胱肿瘤

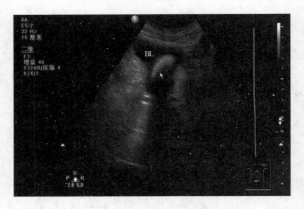

图 9-4-3 膀胱结石声像图
BL,膀胱

【鉴别诊断】

应与膀胱肿瘤相鉴别,膀胱肿瘤表面出现钙化斑时,也可能出现强回声及声影,但不随体位变动而改变位置,与膀胱结石不难区别,且肿瘤内部可探测到血流信号,结石则无血流信号。

【超声诊断评价】

超声被公认为诊断膀胱结石的首选方法。超声检查对大于 3 mm 的结石几乎都能显示,确诊率高于 X 线平片、CT 和 X 线膀胱造影。

（三）膀胱憩室

【病理生理】

膀胱憩室分为真性和假性两类。前者少见,系先天性发育畸形所致,后者多见,可由前列腺增生、尿道狭窄引起慢性尿道机械性梗阻导致膀胱肌层菲薄所致,憩室好发于膀胱侧壁、三角区上部及输尿管开口附近。临床一般没有症状,多发生于男性。

【声像图表现】

超声检查时可在膀胱壁外周显示紧靠膀胱壁的无回声区,多呈圆形或椭圆形,多与膀胱内无回声区相连通,囊壁薄且光滑(图 9-4-4)。膀胱憩室可随膀胱充盈或排空而增大或缩小。憩室合并感染时,无回声区内可出现点状回声飘动。当憩室合并结石或肿瘤时,可出现相应的声像图表现。

【鉴别诊断】

主要与膀胱周围囊肿和输尿管囊肿相鉴别。前者的大小不随膀胱的充盈排空而发生变化,后者发生在输尿管口,有节律的舒缩变化。

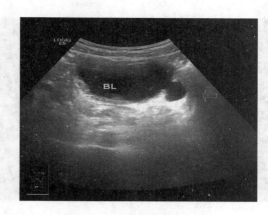

图 9-4-4 膀胱憩室声像图
BL,膀胱;箭头示憩室

(四)膀胱异物和血块

【病理生理】

膀胱异物大多数为患者本人经尿道放入,少数见于膀胱手术或经尿道器械检查时不慎遗留,膀胱异物种类较多,形态不一,如圆珠笔、体温计、钢珠等。

【临床表现】

膀胱尿道异物可直接造成膀胱和尿道的机械性刺激和损伤,尿道及其周围组织感染,排尿障碍、血尿、尿外渗、结石、膀胱瘘或尿道瘘等。

【声像图表现】

1. 膀胱内非金属异物 呈较高或中等高回声,后方可无声影或淡声影,金属异物呈强回声,后方伴声影或彗星尾征;异物高回声可随患者体位移动而移动,异物的形态随异物的不同而出现较大差异。

2. 膀胱内血块 表现为团块状高回声,大小不等,形态不规则,漂浮于膀胱尿液中或附在膀胱壁上,可随体位改变而移动。

 # 第五节 前列腺超声检查

一、前列腺超声检查方法

(一)超声检查方法

1. 仪器 前列腺的检查可选用经腹部或经直肠扫查。腹部探头成人常用的频率为 3.0～3.5 MHz,儿童常用的探头频率为 5.0 MHz,直肠探头常用频率为 5.0～10 MHz。

2. 检查前准备 经腹部扫查需适度充盈膀胱。经直肠扫查需做探头清洁,是否充盈膀胱根据检查需要而定。

3. 体位

(1)仰卧位:经腹部扫查最常用仰卧位,也可适当调整呈侧卧位或截石位使图像更加清晰。

(2)截石位、左侧卧位、膝胸位:经直肠扫查采用截石位、左侧卧位或膝胸位。

(二)正常前列腺声像图及超声测量方法、参考值

1. 正常前列腺声像图 横切面时前列腺呈栗子形,包膜光滑、完整,内部回声为低回声,分布均匀。纵切面时前列腺呈椭圆形,尖端朝向后下方,正中矢状面可见部分凹入尿道内口,后方两侧可见长条状低回声的精囊(图 9-5-1、图 9-5-2)。

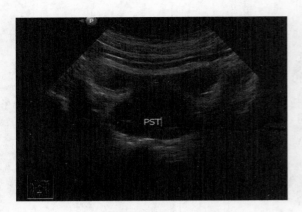

图 9-5-1　正常前列腺声像图（横切面）

PST,前列腺

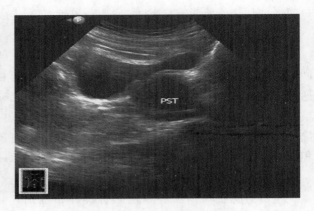

图 9-5-2　正常前列腺声像图（纵切面）

PST,前列腺

2. 正常前列腺超声测量参考值　正常前列腺超声测量参考值见表 9-5-1。

表 9-5-1　正常前列腺超声测量参考值

测量方法	长径/cm	宽径/cm	厚径/cm
经腹壁	2.9±0.5	4.1±0.6	2.8±0.4
经直肠	3.2±0.3	4.2±0.4	2.1±0.2

归纳起来,正常前列腺的宽径、长径、厚径大致分别为 4 cm、3 cm、2 cm。

二、前列腺疾病

（一）良性前列腺增生

【病理生理】

良性前列腺增生病理学表现为细胞增生,是引起老年人排尿障碍原因中最为常见的一种良性病变。病因可能与人体雄激素平衡失调有关。好发部位主要发生在移行区,即内腺区。

【临床表现】

临床主要表现为尿频、排尿困难、尿潴留三大症状。

【声像图表现】

（1）前列腺径线增大,各径线均超过正常值,外形变圆,接近球形。包膜完整、光滑。肿大的腺体引起膀胱颈部抬高变形,严重者向膀胱内凸进。

（2）内腺瘤样增大,外腺萎缩,两者分界清晰,内外腺比例失常。

（3）内部出现增生结节,结节呈球形,单个或多个,低回声或中等回声,边界清晰,两侧叶对称。

（4）良性前列腺增生常伴有前列腺结石,内外腺之间可见弧形强回声团,后方伴声影。

（5）重度良性前列腺增生可伴有膀胱排空障碍而引起残余尿量增多,膀胱壁代偿性增厚和假憩室形成,膀胱壁小房小梁形成,双侧输尿管积水和肾积水。

【超声诊断评价】

超声检查是良性前列腺增生首选的影像学诊断方法,其诊断效果优于 CT 和 MRI。对于因肥胖、难以充盈膀胱等检查困难者,采用经直肠扫查可以做出更准确的判断,对诊断不典型病例或与前列腺癌等疾病进行鉴别时也很有帮助。

（二）前列腺癌

【病理生理】

前列腺癌病因尚未查明,可能与环境、遗传、性激素等有关。本病好发于周缘区,约占 70%；中央区少见,约占 8%；内腺或移行区约占 10%,这与良性前列腺增生几乎完全发生于内腺区不同。本病 95% 为腺癌,肿瘤质地坚硬,形成单个或多个结节。癌瘤向腺体浸润,也可穿破包膜向邻近器官浸润或向远处转移。

【临床表现】

多数无明显临床症状,常在直肠指检或检测血清 PSA 值升高时被发现。表现为下尿路梗阻症状,如尿频、尿急、尿流缓慢、尿流中断、排尿不尽,甚至尿潴留或尿失禁。出现远处转移时可引起骨痛、脊髓压迫神经症状及病理性骨折。晚期可出现贫血、衰弱、下肢水肿、排便困难、少尿或无尿等。

【声像图表现】

1. 早期前列腺癌声像图 前列腺增大不明显,内回声不均匀,出现强光点或光斑,伴或不伴声影。外腺区可见低回声结节,少数呈等回声或非均质性回声增强,结节边界模糊不清,较大的结节有包膜隆起。CDFI 示病变局部血流信号增加,但并非特异性。

2. 进展期前列腺癌声像图 前列腺体积明显增大,两侧不对称,包膜不完整,回声连续中断,甚至缺落。前列腺内部回声不均匀,可出现大小不等光点或低回声区,病变部位回声增强和减弱参差不齐,内外腺结构和边界不清。

3. 邻近器官受累征象 如膀胱颈部回声不规则增厚、隆起,精囊周围和精囊本身回声异常,失去两侧对称性,直肠内出现肿块回声。CDFI 示病变区内血流信号增强。(图 9-5-3)

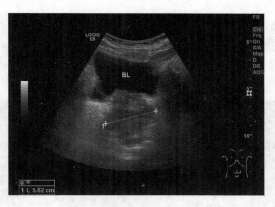

图 9-5-3 前列腺癌声像图
BL,膀胱

【鉴别诊断】

前列腺癌声像图需与良性前列腺增生鉴别,鉴别要点见表 9-5-2。

表 9-5-2 前列腺癌与良性前列腺增生的声像图比较

鉴别项目	良性前列腺增生	前列腺癌
好发部位	内腺多见	外腺居多
内腺与外腺	内腺呈球形增大,外腺不同程度萎缩,二者分界清楚	外腺病变使内腺受压变形,内外腺组织界限模糊不清
左右对称	对称	不对称
内部回声	均匀	不均匀
包膜	回声较强,完整光滑	不完整,表面隆起,边缘模糊不清
侵犯邻近器官	无,但可向膀胱凸出	侵犯精囊、膀胱、直肠等

【超声诊断评价】

在前列腺癌诊断中,超声检查占有很重要的地位,尤其是经直肠超声,其组织分辨率甚至超过 CT 和 MRI,经直肠超声引导组织学活检更可为临床可疑早期癌的患者提供病理学诊断和鉴别诊断依据。

第六节　男性生殖系统超声检查

一、男性生殖系统超声检查方法

(一) 超声检查方法

1. 仪器　采用高分辨率实时超声仪,探头频率常用 7～10 MHz。

2. 检查前准备　无须特殊准备。

3. 体位　常用仰卧位,嘱患者暴露下腹部和外阴部,用纸巾将阴茎向上提拉,固定阴囊。站立位用于隐睾、精索静脉曲张和疝的检查。

(二) 正常声像图及超声测量参考值

1. 正常声像图

(1) 阴囊壁:呈整齐的高回声,厚 3～5 mm,两侧对称。

(2) 睾丸:左右各一,纵切面呈卵圆形,包膜光整,睾丸实质为均匀、呈点状的中等回声。睾丸纵隔呈线条高回声,向睾丸内部延伸,位于中央靠后外侧,属正常结构。CDFI 显示睾丸内部星点状或条状血流信号。(图 9-6-1)

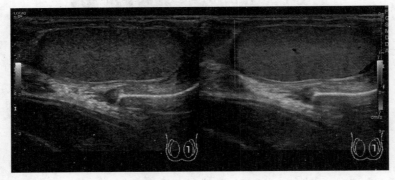

图 9-6-1　正常睾丸声像图

(3) 附睾:回声与睾丸相似,附睾头呈三角形或新月形,位于睾丸上端,附睾体、尾部位于睾丸背侧和下端,回声较弱,容易漏检。

(4) 精索:位于腹股沟区的圆索状结构,呈中等回声,内包含输精管、睾丸动脉、蔓状静脉、精索内静脉、神经、淋巴管等组织。CDFI 在正常人平静呼吸时不显示精索内静脉及蔓状静脉的血流信号。

2. 正常超声测量参考值

(1) 睾丸长径:纵切面显示睾丸和附睾清楚的轮廓后,自睾丸上缘测量至下缘,正常成人为 3.5～5 cm。

(2) 睾丸宽径:横切面显示睾丸清楚的轮廓后,自睾丸的外缘测量至内缘,正常成人为 1.5～2.5 cm。

(3) 睾丸厚径:在纵切面或横切面上,自睾丸的前缘测量至后缘,正常成人为 0.2～0.5 cm。

(4) 附睾:附睾头部厚约 1 cm,附睾体部厚 0.2～0.5 cm,附睾尾部厚约 0.5 cm。

(5) 精索:正常成人精索静脉内径<0.18 cm。

二、阴囊和睾丸疾病

(一) 鞘膜积液

【病理生理】

根据鞘状突发生闭合不全的部位,本病可分四种类型,即睾丸鞘膜积液、精索鞘膜积液、睾丸精索鞘膜积液和交通性鞘膜积液。其中,以睾丸鞘膜积液最为常见。鞘膜积液可以继发感染、出血,使积液性质有所改变。

【临床表现】

一侧鞘膜积液多见,表现为阴囊或腹股沟囊性肿块,呈慢性、无痛性逐渐增大。积液量少时无不适,积液量多时才感到阴囊下坠、胀痛和牵扯感。巨大睾丸鞘膜积液时,阴茎缩入包皮内,影响排尿、行走和劳动。

【超声图表现】

鞘膜积液的共同表现为患侧阴囊肿大,睾丸、附睾周围见无回声包绕,睾丸、附睾的形态、大小、内部回声无异常。

1. 睾丸鞘膜积液 睾丸鞘膜内积聚的液体超过正常量,液性暗区仅包绕在睾丸周围。(图 9-6-2)

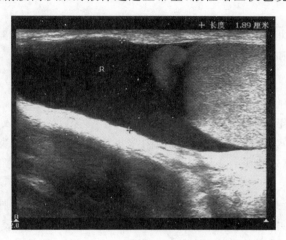

图 9-6-2 睾丸鞘膜积液声像图
R,右侧

2. 精索鞘膜积液(也称精索囊肿) 精索鞘状突部分局限性积液,两端关闭,不与腹腔及睾丸鞘膜相通,囊性肿物位于睾丸上方,呈圆形或椭圆形,边界清晰,光滑,位置可高、可低。

3. 睾丸精索鞘膜积液(婴儿型) 精索鞘状突积液并与睾丸鞘膜囊相通,上端不与腹腔相通,阴囊内无回声区呈梨形,向上延伸至精索。

4. 交通性鞘膜积液(先天性鞘膜积液) 鞘状突在出生后未闭,鞘膜内液体可流入腹腔。患者仰卧位时,阴囊内无回声区较小,站立时无回声区显著增大。

【鉴别诊断】

1. 腹股沟疝 腹股沟疝时阴囊也可增大,声像图显示阴囊内不均质团块,团块与腹腔相通。团块内可见肠内容物蠕动。

2. 阴囊血肿 阴囊血肿时阴囊也可增大,阴囊或睾丸周围出现无回声区,内有细小光点。需结合患者临床病史加以鉴别,阴囊血肿通常有外伤史。

【超声诊断评价】

超声检查易于区分腹股沟疝和鞘膜积液,对于临床透光试验阴性而诊断有困难的阴囊肿大患者亦有帮助。

（二）睾丸肿瘤

【病理生理】

原发性睾丸肿瘤,有生殖细胞肿瘤和非生殖细胞肿瘤之分,绝大多数为恶性。前者又以精原细胞瘤最多见,胚胎癌次之。本病多见于青年男性和隐睾患者。睾丸肿瘤临床表现为睾丸肿大、触及无痛性肿块。

【临床表现】

典型的表现是睾丸肿胀或变硬。睾丸肿瘤较小时,临床症状不明显。肿瘤逐渐增大,表面光滑,质硬而沉重,有轻微坠胀或钝痛。极少数患者起病较急,突然出现疼痛性肿块,局部红肿伴发热。少数绒毛膜促性腺激素分泌增多的睾丸肿瘤患者可引起男性乳房女性化。

【声像图表现】

(1)患侧睾丸弥漫性或不规则肿大,表面不光滑,与健侧睾丸不对称。

(2)肿块内部回声可呈多样性,低回声型一般为单个或多个均匀低回声,与正常睾丸组织回声分界清楚,此型多见于精原细胞瘤。高回声型睾丸实质内见单个或多个高回声病灶,一般较小,边界清,此型多见于精原细胞瘤或转移癌。

(3)彩色多普勒超声检查可见肿瘤部位血流信号增多和睾丸内血管走行异常。

(4)转移性征象:睾丸恶性肿瘤可沿精索淋巴管向肾门淋巴结和腹膜后转移。在腹主动脉或髂总动脉旁可探及低回声的肿大淋巴结,肾门部可见低回声肿块,伴肾盂积水。

【超声诊断评价】

超声检查不仅能发现睾丸小肿瘤,包括已有明显腹膜后转移肿瘤的局部隐匿性原发癌等,还有助于检查睾丸肿瘤患者有无肾门和腹膜后淋巴结转移瘤,以利于临床分期。

(三)附睾炎

【病理生理】

急性附睾炎多见于中青年,大多继发于尿路感染以及导尿管或器械插入等。感染多从输精管逆行传播,血行感染少见。致病原多为大肠埃希菌。慢性附睾炎多由于急性附睾炎治疗不彻底而形成,部分无急性炎症过程,可伴有慢性前列腺炎。

【临床表现】

急性附睾炎发病突然,全身症状明显,可有畏寒、高热。患侧阴囊明显肿胀,阴囊皮肤发红、发热、疼痛,并沿精索、下腹部以及会阴部放射,可伴有膀胱刺激症状。慢性附睾炎表现为阴囊有轻度不适或坠胀感,休息后好转。附睾局限性增厚及肿大,与睾丸的界限清楚,精索、输精管可增粗,前列腺质地偏硬。

【声像图表现】

声像图呈现附睾弥漫性肿大,有球形感,内可见回声减低,以尾部为主;继发少量鞘膜积液时,其内部可见不规则液性暗区,透声差(图9-6-3)。CDFI显示附睾血流信号明显增强,血流速度加快(图9-6-4、彩图7)。

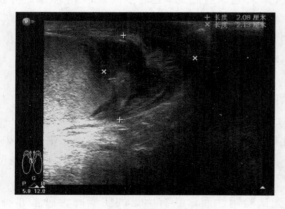

图9-6-3 附睾炎声像图

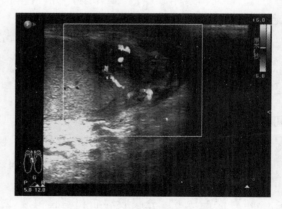

图9-6-4 附睾炎血流声像图

(四)睾丸扭转

【病理生理】

睾丸扭转系因精索自身扭转引起睾丸血液循环障碍,出现缺血坏死而引起。主要原因为鞘状突发育异常,可分为鞘膜内型和鞘膜外型。主要临床表现为一侧阴囊持续性疼痛,可放射至腹股沟及下腹,伴有恶心、呕吐。

【临床表现】

睾丸扭转后突发局部剧痛,常向腹、腰部放射,并有恶心、呕吐及发热,可误认为睾丸、附睾炎症,嵌顿疝,甚至腹腔内疾病。阴囊皮肤充血、水肿、发热。由于提睾肌痉挛及精索的短缩,睾丸被提到阴囊上部。新生儿及小婴儿的睾丸扭转常无痛苦,扭转的睾丸增大、变硬,但无压痛。阴囊内容物常与其壁粘连,并透过皮肤可呈蓝色。

【声像图表现】

（1）急性期:可见阴囊壁增厚,厚度超过 5 mm,睾丸及附睾体积增大,内部回声减低,当伴有鞘膜积液时,阴囊内可见液性暗区。CDFI 表现为患侧睾丸实质内血流减少或消失,对侧正常睾丸内血流信号正常。

（2）亚急性期:可见睾丸及附睾体积增大,回声粗糙不均匀。

（3）慢性期:睾丸体积缩小,内部回声不均匀。CDFI 可见患侧睾丸实质内血流信号消失（图 9-6-5,图 9-6-6、彩图 8）。

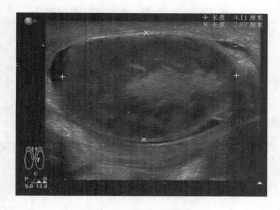

图 9-6-5 睾丸扭转声像图

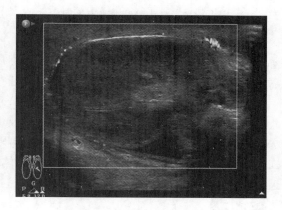

图 9-6-6 睾丸扭转血流声像图

（五）隐睾

【病理生理】

隐睾是指一侧或双侧睾丸在发育过程中未进入同侧阴囊就停止下降,未降的睾丸常位于腹股沟或腹膜后。

【声像图表现】

声像图表现为阴囊内未探及正常睾丸回声,于腹股沟区或内环附近探及类圆形低回声光团,边界清,回声与正常睾丸实质回声相同,体积小于正常睾丸。

（六）精索静脉曲张

【病理生理】

精索静脉曲张指精索内蔓状静脉丛的异常伸长、迂曲和扩张,青壮年居多。因左侧精索内静脉呈直角汇入左肾静脉,加之乙状结肠、腹主动脉、肠系膜上动脉压迫,使精索静脉血液回流阻力加大,临床上左侧精索静脉曲张较多见。

【临床表现】

一般无症状,易被忽视,仅在体检时发现。症状严重时,主要表现为患侧阴囊胀大,有坠胀感、隐痛,步行或站立过久则症状加重,平卧休息后症状可缓解或消失。

【声像图表现】

精索纵断面时附睾上方可见多个迂曲走行的条状无回声管道,呈蚯蚓状或蛇头状,内径≥1.8 mm。管内无回声,壁薄。直立位或 Valsalva 试验时,可见上述管道明显增多、增粗。彩色多普勒可以敏感地显示上述静脉曲张征象和血液反流信号,频谱多普勒显示为静脉血流。（图 9-6-7,图 9-6-8、彩图 9）

（七）腹股沟斜疝

【病理生理】

凡疝囊从腹壁下动脉外侧的内环突出,向内、向下、向前斜行经过腹股沟管,再穿出皮下环进入阴囊者称为腹股沟斜疝,是泌尿外科常见病变,有先天性和后天性两种。

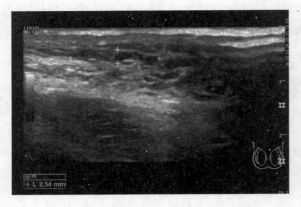

图 9-6-7　精索静脉曲张声像图

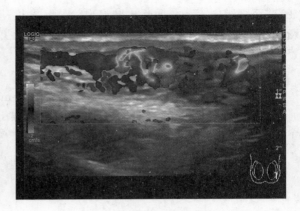

图 9-6-8　精索静脉曲张血流声像图

【临床表现】

临床表现为腹股沟区出现可复性肿块,肿块常在站立、行走、咳嗽或劳动时出现,多呈带蒂的梨形,如患者平卧休息或用手将肿块向腹腔推送,肿块可向腹腔回纳而消失。

【声像图诊断】

患侧阴囊增大,于阴囊内或腹股沟处可探及混合性包块回声,内可见肠管蠕动,包块与睾丸、附睾不相关;患者站立位时包块体积增大,平卧位时体积缩小,部分可伴有睾丸周围液性暗区。CDFI内可见少量血流信号,如血供减少或无血供,包块大小随体位变化无改变,应考虑为斜疝嵌顿。

复习题

1. 简述正常肾脏超声检查方法及标准切面。
2. 简述肾结石、肾积水的声像图表现及鉴别诊断。
3. 简述如何测量残余尿量。
4. 简述良性前列腺增生的声像图表现及与前列腺癌的鉴别要点。
5. 简述睾丸和附睾的正常声像图表现。

第十章　妇科超声检查

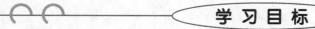
妇科超声检查已经广泛应用于临床,经腹部妇科超声检查操作方便、可重复性强,不但可以了解生殖器官有无先天发育异常(幼稚子宫、无子宫)、子宫形态有无异常(双角子宫、双子宫、单角子宫、纵隔子宫)、处女膜有无闭锁,还可发现有无子宫肌瘤、子宫腺肌症等。此外,超声还可清晰地显示子宫内膜,从而及时发现有无子宫内膜癌。卵巢体积小,位于盆腔深部,活动度大,妇科触诊检查有一定难度,且卵巢恶性肿瘤的发生、发展隐匿,早期常无临床症状,发现时往往已属晚期,妇科超声检查可以及时发现卵巢肿瘤,且可以初步鉴别卵巢肿瘤的良、恶性,从而做到早发现、早诊断、早治疗,提高患者的生存力。近年来,随着超声技术的发展,经阴道超声检查、妇科三维超声检查(经腹部、经阴道)、子宫及输卵管超声造影检查、超声声学造影等新的检查方法也已经在临床得到了普及。

 ## 第一节　子宫及附件超声解剖

女性生殖系统包括内、外生殖器官及其相关组织及邻近器官。女性外生殖器官又称外阴,指生殖器官的外露部分;女性内生殖器官位于真骨盆内,包括阴道、子宫、输卵管及卵巢,后二者合称子宫附件。

一、女性内生殖器官的位置、形态和解剖结构

(一)子宫

子宫为一壁厚、腔小、以肌肉为主的器官,是孕育胎儿的主要场所。

1. 位置和形态　子宫位于盆腔的中央,在膀胱与直肠之间,下接阴道,主要靠子宫韧带、骨盆底肌和筋膜的支托作用而呈轻度前倾前屈位。

成人的子宫呈倒置的梨形,前面扁平,后面稍突出。成年女性子宫重约 50 g,长 7～8 cm,宽 4～5 cm,厚 2～3 cm,子宫容量约 5 mL。

2. 解剖结构　子宫上部较宽,称为宫体。子宫下部较窄,呈圆柱状,称为宫颈。宫体上端隆突部分,称为宫底。宫底两侧与输卵管相通的角状部分,称为子宫角部。宫体与宫颈之间形成最狭窄的部分,称子宫峡部。非孕时长约 1 cm,孕期可达 10 cm。其上端因解剖上较狭窄,为解剖学内口;其下端因子宫内膜转为宫颈黏膜,又称为组织学内口。宫颈内腔呈梭形,称宫颈管,成人长 2.5～3.0 cm,下端称宫颈外口。宫腔为上宽下窄的倒三角形。(图 10-1-1)

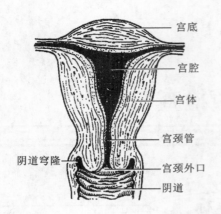

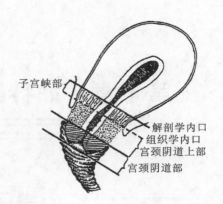

图 10-1-1　子宫的解剖结构

子宫属空腔器官,腔内覆有黏膜,称子宫内膜。

(1) **子宫体的组织结构:**子宫体壁由 3 层组织构成,外层为浆膜层,中间层为肌层,内层为子宫内膜(图 10-1-2)。

(2) **宫颈的组织结构:**宫颈主要由结缔组织构成,宫颈管黏膜上皮细胞呈单层高柱状,有许多腺体能分泌碱性黏液;宫颈阴道部为复层鳞状上皮,在宫颈外口鳞状上皮与柱状上皮交界处是宫颈癌的好发部位。宫颈黏膜也受性激素影响,有周期性变化。

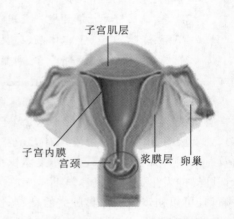

图 10-1-2　子宫体的组织结构

(二) 输卵管

1. 位置和形态　位于宫底两侧,子宫阔韧带上缘内。其内侧端与宫腔相通,外侧端游离,与卵巢接近,开口于腹腔。

输卵管为一对细长而弯曲的管道,全长 8～14 cm,宽 0.4～0.5 cm,厚 0.2～0.3 cm。

2. 解剖结构　输卵管由内侧向外侧分为输卵管间质部、输卵管峡部、输卵管壶腹部、输卵管漏斗(输卵管伞)部四个部分。间质部或称壁内部,长约 1 cm;峡部长 2～3 cm;壶腹部长 5～8 cm;漏斗部或称伞部,为输卵管末端,开口于腹腔,长 1～1.5 cm,有拾卵作用。(图 10-1-3)

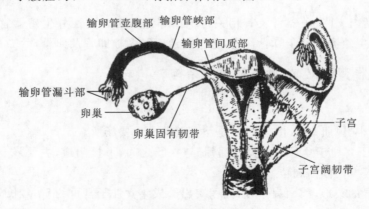

图 10-1-3　输卵管的解剖结构

(三) 卵巢

1. 位置和形态　卵巢位于盆腔的深部,输卵管的后下方,子宫两侧的后上方。以系膜连接于阔韧带后叶的部位称卵巢门,卵巢的血管、神经在此出入。

成人卵巢大小约 4 cm×3 cm×1 cm,重 5～6 g,呈灰白色。绝经期后卵巢萎缩变小、变硬。

2. 解剖结构　卵巢表面无腹膜,由单层立方上皮覆盖,称生发上皮;其内有一层纤维组织,称卵巢白膜。再往内为卵巢组织,分为皮质和髓质,皮质在外层,其中有数以万计的原始卵泡(又称始基卵泡)及致密结缔组织;髓质在中心,无卵泡,含疏松结缔组织及丰富的血管、神经、淋巴管(图 10-1-4)。

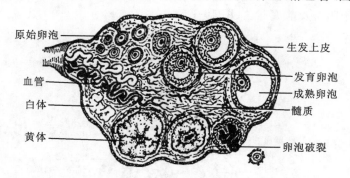

图 10-1-4 卵巢的解剖结构

二、女性内生殖器官的邻近器官

女性生殖器官与骨盆腔其他器官不仅在位置上互相连接,而且血管、淋巴及神经也相互有密切联系。当某一器官有病变时,如创伤、感染、肿瘤等,易累及邻近器官。

(一)膀胱

膀胱为一囊状肌性器官,位于耻骨联合之后、子宫之前,形状因盈虚而变化。膀胱分为顶、底、体和颈部 4 个部分。膀胱底部黏膜形成一个三角区,称膀胱三角,与宫颈及阴道相连。膀胱壁由浆膜层、肌层、黏膜层 3 层组织构成。其中浆膜层(即腹膜的一部分)在膀胱及子宫之间的腹膜反折形成一陷凹,称膀胱子宫陷凹,又称子宫前陷凹。

(二)直肠

直肠位于盆腔后部,长 15～20 cm,前为子宫、阴道,后为骶骨,下端为肛管。直肠上段有腹膜遮盖,至直肠中段腹膜折向前上方,覆于宫颈及子宫后壁,形成直肠子宫陷凹(又称子宫后陷凹)。直肠下部无腹膜覆盖。

(三)阑尾

阑尾通常位于右髂窝内。位置、长短、粗细变化大,而妊娠期阑尾位置又可随妊娠月份增加而逐渐向上外方移位,女性阑尾炎可能累及子宫附件。

三、女性内生殖器官的血管

(一)动脉

女性内生殖器官的血液供应主要来自卵巢动脉、子宫动脉、阴道动脉及阴部内动脉。

(1)卵巢动脉自腹主动脉发出(左侧可来自左肾动脉)。在腹膜后沿腰大肌前下行至骨盆腔,跨过输尿管与髂总动脉下段,经骨盆漏斗韧带向内横行,再经卵巢系膜进入卵巢门,分出若干支供应输卵管,其末梢在宫角附近与子宫动脉上行的卵巢支相吻合。

(2)子宫动脉为髂内动脉前干的分支,在腹膜后沿骨盆侧壁向下向前行,经阔韧带基底部、宫旁组织到达子宫外侧,距宫颈内口水平约 2 cm 处横跨输尿管至子宫侧缘,此后分为上、下两支:沿子宫上缘迂曲上行,称宫体支,至宫角处又分为宫底支、卵巢支及输卵管支;分布于宫颈及阴道上段称宫颈-阴道支。

(3)阴道动脉为髂内动脉前干的分支,有许多小分支分布于阴道中下段前后面及膀胱顶、膀胱颈。阴道动脉与子宫动脉阴道支和阴部内动脉分支相吻合,因此,阴道上段由子宫动脉宫颈-阴道支供应,而中段由阴道动脉供应,下段主要由阴部内动脉和痔中动脉供应。

(4)阴部内动脉为髂内动脉前干的终支,经坐骨大孔的梨状肌下孔穿出骨盆腔,绕过坐骨棘背面,再经坐骨小孔到达会阴及肛门,并分出 4 支,具体如下。

① 痔下动脉:供应直肠下段及肛门部。

② 会阴动脉:分布于会阴浅部。

③ 阴唇动脉:分布于大、小阴唇。

④ 阴蒂动脉:分布于阴蒂及前庭球。(图 10-1-5)

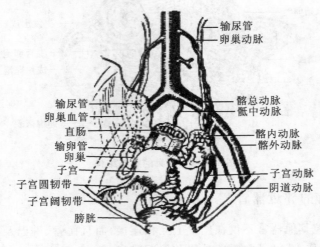

图 10-1-5 女性内生殖器官的动脉

(二)静脉

盆腔静脉均与同名动脉伴行,并在相应器官及其周围形成静脉丛,且互相吻合,故盆腔静脉感染容易蔓延。卵巢静脉出卵巢门后形成静脉丛,与同名动脉伴行,右侧汇入下腔静脉,左侧汇入左肾静脉,故左侧盆腔静脉曲张较多。

 # 第二节　子宫附件超声检查方法

一、超声检查方法

(一)经腹体表探测

1. 仪器　采用实时扫描超声诊断仪,依据仪器条件可用高档黑白超声诊断仪或彩色多普勒超声诊断仪。经腹壁检查可使用凸阵、线阵或相控阵探头,通常使用的探头频率为 3.5～5 MHz。

2. 扫查前准备　受检者需充盈膀胱,其目的在于:适度充盈膀胱,可将肠管推开,给声束创造一个声窗,通过声窗可看清盆腔脏器;充盈的膀胱不但是透声良好的声窗,也是辨认脏器的标志,一般在膀胱后方即为子宫。

膀胱充盈需达到以下要求:显示子宫全部轮廓,显示子宫肌壁及内膜,显示部分阴道。

若不能憋尿者(急诊或年老体弱者)可在常规消毒下插导尿管注入生理盐水 300～500 mL 后检查。口服或注射利尿剂亦可采用,但宜慎用。

3. 体位　受检者仰卧位,充分暴露下腹部。

4. 扫查注意事项　对附件疾病的探测,应在宫体两侧做对称的比较观察,以了解其方位关系。膀胱充盈过度对盆腔检查的影响较大,充盈过度可造成盆腔脏器移位,影响诊断的准确性;膀胱充盈不佳或无尿液充盈,常看不清盆腔脏器及其周围的关系,易造成漏诊和误诊。少数不能耐受憋尿者,下腹瘢痕、肥胖者效果较差。

(二)经阴道超声探测

1. 仪器　采用实时扫描超声诊断仪,经阴道超声检查需用特制的腔内探头,常用频率为 5～7.5 MHz,最大扫查角度可达 360°。

2. 扫查前准备　无须充盈膀胱,盆腔脏器处于自然状态,患者不受充盈膀胱之不适。

3. 体位 受检者取截石位。

4. 扫查注意事项 此法适用于已婚妇女,阴道超声适用于观察后位子宫或前位子宫及子宫后方或后盆腔的肿块,对中位子宫、大于孕 3 个月大小的子宫及子宫上方的肿块,可能观察效果欠佳或造成漏诊。此法禁用于未婚妇女,对月经期、阴道畸形及急性盆腔感染者,宜慎用。

经腹超声和经阴道超声所得到的诊断信息有时是互补的。在临床工作中,常常要根据临床情况将两种方法结合起来使用。

二、正常子宫及卵巢声像图及超声测量方法、参考值

(一) 正常子宫声像图及超声测量方法、参考值

1. 一般声像图

(1) 子宫形态、边界回声:正常子宫纵切面呈倒梨形,横切面呈椭圆形(或三角形),边缘轮廓线光滑、清晰,正常子宫浆膜层呈光滑的强回声光带。宫颈呈圆柱体。根据宫腔线与宫颈管线所成夹角不同,将子宫分为:①前位子宫:宫腔线与宫颈管线的夹角小于 180°(图 10-2-1)。②中位子宫:宫腔线与宫颈管线的夹角等于 180°(图 10-2-2)。③后位子宫:宫腔线与宫颈管线的夹角大于 180°(图 10-2-3)。

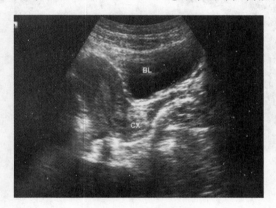

图 10-2-1 前位子宫
BL,膀胱;CX,宫颈

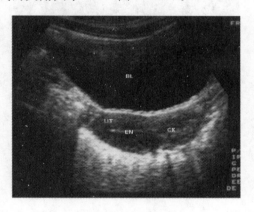

图 10-2-2 中位子宫
BL,膀胱;UT,子宫;EN,内膜;CX,宫颈

(2) 内部回声:肌层为均匀分布的细小光点,呈均质性中等强度回声,宫颈回声较宫体回声稍强,可见带状宫颈管回声,与宫腔内膜线相连。宫腔内膜线呈增强光带,周围有内膜的弱回声环绕,其厚度、回声强度均随月经周期而呈规律性变化。

正常月经周期变化如下(不论卵子是否受精)。

① 卵泡早期:子宫内膜呈线状中等回声,厚度为 4～5 mm。

② 卵泡晚期:前后壁的内膜呈两条弱回声区,1 条宫腔线以及内膜与前后壁肌层的 2 条交界线呈高回声线,总体呈"三线两区"征,厚度为 7～11 mm(图 10-2-4)。

③ 排卵期:"三线两区"征更加清晰,平均厚约 12.4 mm。

④ 黄体早期:内膜点状回声增加、回声增高,"三线"变模糊,但还可区分,中线尚清晰,厚度为 11～13 mm,无明显增加。

⑤ 黄体晚期:内膜呈梭状高回声区,"三线"消失,厚度无增加或略变薄。

2. 常用切面声像图

(1) 纵切面:正中纵切面为标准切面,要求显示宫腔线及宫颈管线。(图 10-2-5)

(2) 横切面:以宫体近宫底部的横切面为标准切面,要求显示双侧对称的宫角。(图 10-2-6)

3. 正常子宫超声量化数值的测量方法及参考值

(1) 子宫长径的测量:应在子宫纵切面上测量,宫底浆膜面至宫颈外口的距离为宫体的长度,测量时需经过宫腔线,宫颈的长度也在此切面测量,从宫颈内口到宫颈外口,宫体的长度与宫颈的长度和为子宫的长径。(图 10-2-7)

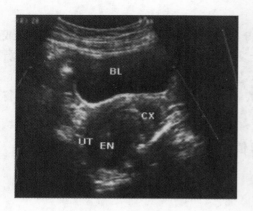

图 10-2-3 后位子宫
BL,膀胱;UT,子宫;EN,内膜;CX,宫颈

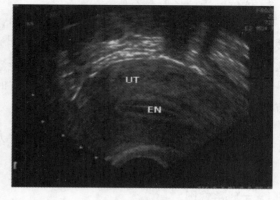

图 10-2-4 "三线两区"征(经阴道,排卵期内膜)
UT,子宫;EN,内膜

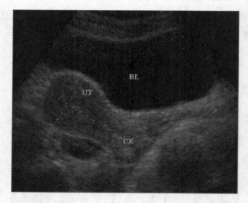

图 10-2-5 子宫纵切面
BL,膀胱;UT,子宫;CX,宫颈

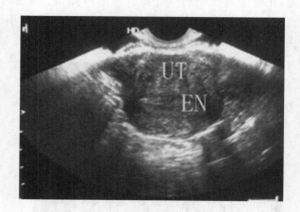

图 10-2-6 子宫横切面(经阴道)
UT,子宫;EN,内膜

(2) 子宫前后径(厚度)的测量:也在纵切面,测量垂直于长径的子宫前后壁间的最大距离(2 个测量标尺分别置于前后壁浆膜面)。

(3) 子宫横径的测量:应在横切面上。在两侧宫角下缘的子宫横切面呈椭圆形。使子宫内膜显示清晰时,测其最大横径,测量宫底最宽处两侧浆膜间的距离。(图 10-2-8)

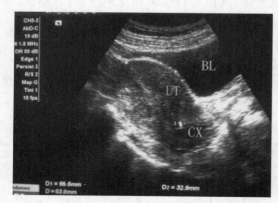

图 10-2-7 子宫长径的测量
BL,膀胱;UT,子宫;CX,宫颈

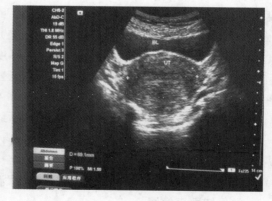

图 10-2-8 子宫横径的测量
BL,膀胱;UT,子宫

(4) 子宫内膜厚度的测量:应在子宫纵切面上测量,宫腔为线状强回声,内膜外低回声晕为内膜周围肌层,不应包括在内。

成年女性正常子宫超声测量值为:长 7～8 cm,宽 4～5 cm,厚 2～3 cm,经产妇子宫略大,绝经后子宫逐渐萎缩。

正常未绝经妇女的子宫内膜厚度不会超过 14 mm。如果没有雌激素的刺激,内膜会发生萎缩,内膜厚度不会超过 5 mm。

正常子宫超声测量值见表 10-2-1。

表 10-2-1 正常子宫超声测量值

测量项目		未产妇	经产妇	绝经期妇女
宫体长径/cm	均值	5.07	5.73	4.48
	范围	4.13～6.01	5.07～6.93	3.27～5.69
宫体横径/cm	均值	5.17	5.73	4.41
	范围	4.29～6.05	4.69～6.77	3.39～5.43
宫体前后径/cm	均值	3.56	4.25	3.00
	范围	2.62～4.50	3.25～5.25	1.95～4.54
宫颈长度/cm	均值	2.28	2.39	1.39
	范围	1.61～2.85	1.59～3.19	1.19～2.71

4. 彩色多普勒血流成像 正常子宫浆膜层和黏膜层无明显彩色血流;肌层内彩色分布不定,从无彩色血流到星点状血流,随年龄及月经周期的不同而变化。宫颈一般无明显彩色血流显示,也可见星点状的彩色血流分布。

(二)正常卵巢声像图及超声测量方法、参考值

1. 一般声像图

(1)卵巢的形态、边界回声:育龄妇女卵巢呈卵圆形,位于子宫两侧外上方或宫体侧后方,常有变位。卵巢表面的生发上皮及白膜呈光滑的线状回声。

(2)内部回声:内部回声强度略高于子宫,皮质层内有大小不等的卵泡,中央部分髓质呈中低回声区。卵巢的总体回声受卵巢内卵泡大小、数目的影响,随月经周期的变化而变化。

① 卵泡早期:卵巢回声偏低,皮质内充满小卵泡(图 10-2-9)。

② 卵泡晚期:随着卵泡的生长发育,卵巢内可探及由小到大的无回声区,直径大于 15 mm,称为优势卵泡,排卵前直径可达到 18～20 mm,称为成熟卵泡,可突出于卵巢表面。

③ 黄体早期:排卵后卵泡塌陷,边缘不规则呈锯齿状,边界模糊,内部可见光点回声。

④ 黄体晚期:黄体形成后呈中等偏强回声,与小卵泡并存。

2. 正常卵巢超声量化数值的测量方法及参考值 在最大纵切面上测量长径,与长径相垂直的切面测量前后径;而后将探头旋转 90°,在卵巢最大横切面上测量宽度(图 10-2-10)。卵巢大小的测量应包括功能性囊肿在内,而后单独测量功能性囊肿的大小。发现附件区包块时,应观察其大小、形态、边界、回声类型(实性、囊性或混合性)及其与卵巢和子宫的关系。彩色多普勒超声检查应观察包块的血液供应状态。

3. 彩色多普勒血流成像 卵巢内血流分布随月经周期的变化,从无彩色血流到稀少星点状血流、星点状血流,再到繁星点状血流。随着卵泡的生长发育,卵巢内的血流逐渐增多,于黄体中期达到高峰。

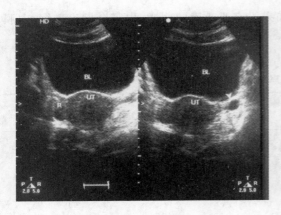

图 10-2-9　卵泡早期

BL,膀胱;UT,子宫;R,右侧卵泡;箭头所指为左侧卵泡

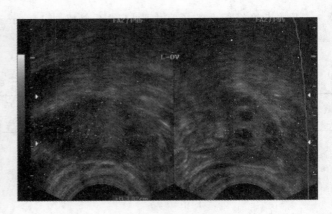

图 10-2-10　正常卵巢声像图(经阴道)

 # 第三节　子宫疾病

一、子宫先天性发育异常

先天性子宫发育异常是生殖器官畸形中最常见的一种,可分为:子宫未发育和子宫发育不良,包括先天性无子宫、幼稚子宫、始基子宫、单角子宫、残角子宫、双子宫、双角子宫、纵隔子宫、弓形子宫。

【病因病理】

在女性生殖器官形成、分化过程中,某些内源性因素(如生殖细胞染色体不分离、嵌合体、核型异常等)或外源性因素(如性激素药物的使用等)影响,导致副中肾管发育不全、发育停滞、融合以及退化异常,从而引发子宫及宫颈的各种发育异常。

【临床表现】

有些子宫畸形患者可无任何自觉症状,以致终生不被发现,或仅于体检时偶被发现。但亦有一部分患者到性成熟时,婚后、孕期或产时,因出现症状才被发现。

【声像图表现】

不同先天性子宫畸形,声像图表现不同。

(1)先天性无子宫:于充盈膀胱后进行纵向、横向超声扫查,均不能显示子宫的图像(图 10-3-1),有时可见双侧卵巢影像。本病常合并先天性无阴道。

(2)始基子宫:超声显示子宫为一条索状的低回声区,其长径小于 2 cm,中央无宫腔内膜回声(图 10-3-2)。可见双侧卵巢影像。

(3)幼稚子宫:青春后期的妇女,子宫各径线均较正常为小,前后径小于 2 cm,宫体与宫颈比例小于 1:1,宫颈相对较长。子宫常呈极度前屈或后屈位,其内膜较纤细或显示不清(图 10-3-3)。可见双侧卵巢影像。

(4)双子宫:于耻骨联合上行扇形纵切,可见两个完整的子宫图像,宫腔内均有内膜回声,横切面见两个子宫之间有凹陷,并可见双宫颈及双阴道(图 10-3-4)。可见双侧卵巢影像。

(5)双角子宫:子宫横切面见宫底部较宽,中间有一切迹,呈"马鞍形",形成左右双角,近宫底处可见两个宫腔,而宫体、宫颈仅一个(图 10-3-5)。

(6)残角子宫:子宫一侧发育正常,另一侧为残角。

(7)纵隔子宫:横切面上子宫横径增宽,其内可见两个宫腔内膜回声。若两部分内膜均延续至宫颈,为完全性纵隔子宫;若双侧内膜回声汇合,则为不完全性纵隔子宫。偶有一侧宫腔妊娠或有积液时,则更易于识别(图 10-3-6)。

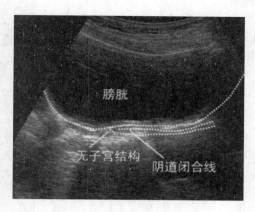

图 10-3-1 先天性无子宫

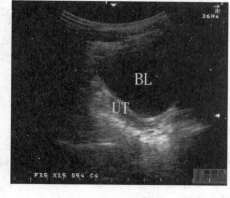

图 10-3-2 始基子宫
BL,膀胱;UT,子宫

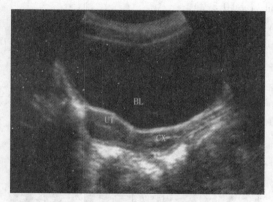

图 10-3-3 幼稚子宫
BL,膀胱;UT,子宫;CX,宫颈

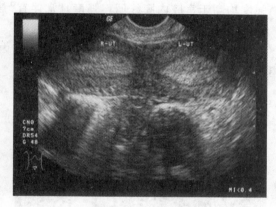

图 10-3-4 双子宫
R-UT,右侧子宫;L-UT,左侧子宫

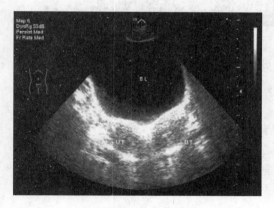

图 10-3-5 双角子宫
BL,膀胱;UT,子宫

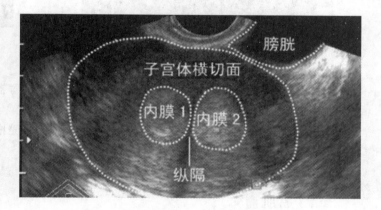

图 10-3-6 纵隔子宫(经阴道)

【鉴别诊断】

子宫畸形与子宫肌瘤的鉴别:双角子宫,宫底会合不全,左右各有一角状突起,呈分叶状或蝴蝶征,并可见宫底增宽,易误诊为肌瘤。因此,超声检查必须认真仔细观察,多切面调整增益,多数可显示肌瘤假包膜,结合临床可减少误诊。

【超声诊断评价】

超声检查是妇产科疾病诊断的一种重要手段。近年来,随着超声仪器的改善,声像图的二维分辨率不断提高;超声诊断子宫先天性发育异常方法简便、患者无痛苦、诊断的花费少。

【注意事项】

（1）疑为该类疾病,超声检查应选择在月经前期,因此期对宫腔内膜有无变化易于观察。

（2）充盈膀胱宜适度,过度充盈或不足均易影响检查结果。

（3）未婚妇女、月经期均不应进行经阴道超声检查。

二、宫内节育器异常

【病因病理】

节育器是一种放置在宫腔内的避孕装置。将节育器放置于育龄妇女的宫腔内,通过机械性刺激及化学物质的干扰而达到避孕的目的,不抑制排卵、不影响女性内分泌系统,因而避免了一般药物避孕的不良反应,是常用的节育用具之一。

【声像图表现】

首先检查子宫纵切面,观察节育器回声在宫内的具体位置。不同类型的节育器,其回声亦各异,但其回声强度均高于宫腔内膜线回声强度且常伴有"彗星尾"征(图10-3-7)。

除此之外,还可有以下异常表现。

（1）宫内节育器位置下移:声像图表现为宫内节育器上缘远离宫腔底部,下缘达宫颈内口,或其上缘距离宫底大于2 cm(图10-3-8)。

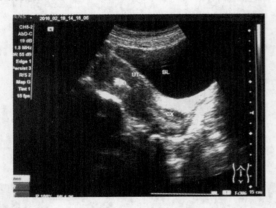

图10-3-7 宫内节育器

BL,膀胱;UT,子宫;IUD,宫内节育器;CX,宫颈

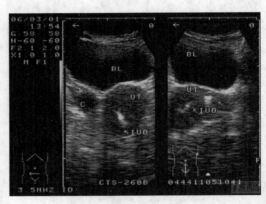

图10-3-8 宫内节育器位置下移

BL,膀胱;UT,子宫;IUD,宫内节育器;C,卵巢

（2）宫内节育器嵌入子宫肌层内:声像图显示宫内节育器强回声脱离宫腔中心部位,偏于一侧低回声子宫肌层内。

（3）子宫穿孔而致宫内节育器异位:声像图表现为宫腔内未见宫内节育器回声,而在子宫旁或腹腔内可见宫内节育器强回声。

（4）宫内节育器脱落:于子宫部位经多切面、多角度扫查,宫内均未探及宫内节育器回声。

三、子宫肌瘤

子宫肌瘤是女性生殖器官最常见的良性肿瘤,也是人体中常见的肿瘤之一。其好发年龄为30～50岁,35岁以上妇女子宫肌瘤的发生率约为25%。

【病因病理】

原因尚不清楚。较为接受的学说是与长期和过度的卵巢雌激素刺激有关。子宫肌瘤多发生在性成熟期。绝经后或无卵巢妇女,予雌激素可致肌瘤。动物实验中长期雌激素注射可发生肌瘤。肌瘤多见于未婚、未孕和性生活不协调者。

肌瘤的分类:子宫肌瘤可生长于子宫任何部位,生长于宫体者约占90%,生长于宫颈者约占10%。

（1）肌壁间肌瘤占60%～70%,肌瘤位于子宫肌壁内,周围均被肌层包围。

（2）浆膜下肌瘤占20%～30%,肌瘤向子宫浆膜面生长,突起在子宫表面,肌瘤表面仅由子宫浆膜层覆盖。

（3）黏膜下肌瘤占 10%，肌瘤向宫腔生长，突起于宫腔，仅由黏膜层覆盖。肌瘤的大小不一，小者仅数毫米，大者可达 20 cm。（图 10-3-9）

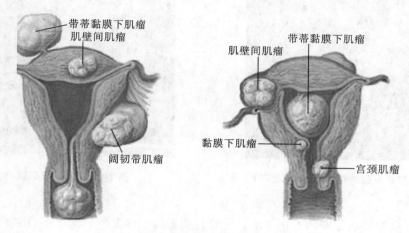

图 10-3-9 子宫肌瘤的分类

【临床表现】

多数患者无症状，仅在盆腔检查或超声检查时偶被发现。症状的有无与肌瘤生长部位、速度、有无变性及有无并发症关系密切，而与肌瘤大小、数目关系相对较小。

【声像图表现】

1. 子宫形态的改变 子宫增大，增大程度与肌瘤大小、数目有关。肌瘤为多发或位于子宫表面时，子宫体积增大或局限性隆起，形态失常，轮廓线不规则，表面凹凸不平；单发的小肌瘤位于肌层内，子宫形态和大小无异常（图 10-3-10）。肌壁间肌瘤可造成宫腔内膜线偏移或变形。

2. 肌瘤回声 肌瘤结节一般呈圆形或椭圆形低回声区，少数为等回声和分布不均的强回声，肌瘤内回声强弱相间，呈栅栏样，结节周围有时可见假包膜形成的晕圈，边界尚可辨认（图 10-3-11）。

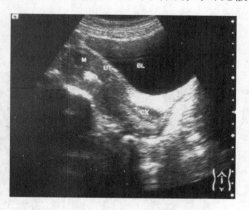

图 10-3-10 子宫肌瘤（子宫形态的改变）
BL，膀胱；UT，子宫；M，子宫肌瘤；CX，宫颈；IUD，宫内节育器

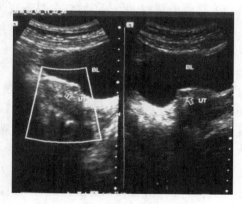

图 10-3-11 子宫肌瘤（肌瘤回声）
BL，膀胱；UT，子宫；箭头所指为子宫肌瘤

3. 子宫内膜回声移位或变形 肌壁间肌瘤可压迫和推挤宫腔，使子宫内膜回声移位、变形或消失，黏膜下肌瘤致子宫内膜回声增强、增宽或呈分离状或显示宫内瘤体结构，内膜线多扭曲不规则，甚至显示不清。

4. 肌瘤继发变性时 囊性变多继发于玻璃样变，瘤体内可见无回声区，多为单房，偶见多房；红色变性通常发生在妊娠时或分娩后，伴恶心、呕吐、发热、腹痛；脂肪变性为钙化的前期，肌瘤呈强回声，后方不伴声影（图 10-3-12）；钙化的肌瘤表面或内部见强回声光带或光斑后方伴声影；肉瘤变性，子宫明显增大，肌瘤短期内生长迅速，边界不清，回声杂乱，常见于年龄较大患者（图 10-3-13）。

5. CDFI 表现 肌瘤周围多显示环状或半环状血流信号，一般肌瘤周边的血流信号多于瘤体内部，彩色血流信号呈星状、条状或网状。部分肌瘤内部血流信号丰富，似五彩花球，称"彩球征"。

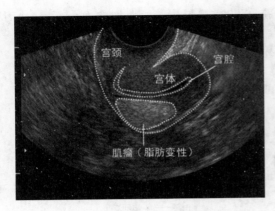

图 10-3-12 子宫肌瘤脂肪变性(经阴道超声)

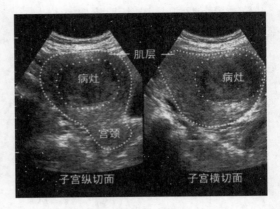

图 10-3-13 子宫肌瘤肉瘤变性

【超声诊断评价】

超声检查是腹、盆腔疾病诊断的首选方法。尽管目前影像学诊断的方法很多,比如 CT、MRI 等,但是超声诊断子宫肌瘤方法简便、患者无痛苦,还可与其他妇科疾病相鉴别。这大大简化了诊断流程,节省了诊断的费用。

四、子宫腺肌症

子宫腺肌症是子宫内膜腺体和间质侵入子宫肌层形成的弥漫或局限性病变,属于妇科常见病和疑难病。

【病因病理】

子宫腺肌症病因至今不明。目前的共识是认为子宫缺乏黏膜下层,因此子宫内膜的基底层细胞增生、侵袭到子宫肌层,并伴以周围的肌层细胞代偿性肥大增生而形成了病变。

【临床表现】

(1)月经失调(40%～50%):主要表现为经期延长、经量增多。

(2)痛经(25%):特点是继发性进行性加重。

(3)大约有 35% 的患者无明显症状。

【声像图表现】

1. 子宫形态改变 子宫均匀性增大呈球形,一般不超过孕 12 周子宫大小;子宫大小和内部回声,月经前后比较常有变化;形成腺肌瘤者,可使子宫呈局限性隆起,呈非对称性增大(图 10-3-14)。

2. 病灶回声 肌层增厚(以后壁居多),病灶内可见多个小的无回声区(由囊状积血所致)。形成腺肌瘤者,肿块边缘不规则,无包膜回声。

3. CDFI 表现 病变周边血供较少,病变内部血供较丰富,病变内部血流信号提示有粗糙杂乱的动脉,多呈星点闪烁状,RI>0.70。

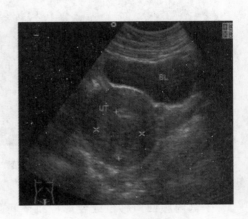

图 10-3-14 子宫腺肌症

BL,膀胱;UT,子宫;x x 所指区域为子宫腺肌症区

【鉴别诊断】

子宫腺肌症与子宫肌瘤的鉴别:子宫肌瘤与子宫腺肌症声像图改变相似,子宫肌瘤内部回声以低回声多见,肌瘤边界清晰,形态规则,周围有假包膜回声环绕,CDFI 可见到肌瘤的周边有环绕或半环绕血流信号,周边较内部血供丰富;子宫腺肌症子宫呈球形增大,表面光滑,内部回声以等回声为主,后方常伴放射状浅淡声影,边界较模糊,形态欠规则,内部可见小的液性暗区,周围无假包膜环绕,CDFI 显示病变周边血供较少,病变内部血供较丰富。

【超声诊断评价】

超声诊断子宫腺肌症方法简便,患者无痛苦,诊断花费少,还可观察病情进展情况。

五、子宫体癌

子宫体癌是发生于子宫内膜的一种恶性肿瘤,又称子宫内膜癌,是妇女常见的生殖道恶性肿瘤之一,可发生于任何年龄,多见于绝经后妇女,近年发病率有不断上升趋势。

【病因病理】

子宫体癌多发生于未婚、未育及少育者,长期接受内源性或外源性雌激素刺激,子宫内膜无周期性的孕酮抑制,可能是导致本病的因素之一。肥胖、糖尿病或糖耐量异常以及高血压,称之为子宫体癌"三联症"。家族中妇女有癌肿史者,子宫体癌发生率也增加,说明此病可能与遗传有关。

【临床表现】

早期,患者可无任何症状,最常见的临床表现是绝经后出现阴道持续性或不规则出血。尚未绝经者可有月经过多或不规则出血。

【声像图表现】

1. 子宫形态改变　病变早期可不明显,随着病变发展或肿块形成,子宫饱满或增大。

2. 病灶回声

(1)子宫内膜增厚:当绝经后妇女的子宫内膜厚度＞5 mm 时,应视为子宫内膜增厚。当子宫内膜厚度＜5 mm 时,子宫体癌的可能性很小;但是也有一小部分的子宫体癌由于肿瘤细胞坏死脱落,而出现子宫内膜很薄的假像。同时,也有一部分良性病变表现为子宫内膜增厚,如子宫黏膜下肌瘤、内膜息肉等。所以,子宫内膜厚度对于子宫体癌的诊断价值是有限的。

(2)子宫内膜呈非均匀性增厚,边界不规则。大多数的子宫体癌表现为弥漫性或局限性不规则的中强回声,少数可以是等回声或低回声(图 10-3-15)。

(3)癌肿浸润肌层时,增厚的内膜与肌层的低回声分界消失,肌层局部变薄。

(4)宫腔内有积液、积脓时,可见无回声区或低回声区,内有点状回声。

(5)晚期子宫体癌:常可于子宫的一侧或双侧探及肿块、腹水或有远处转移病灶等征象。

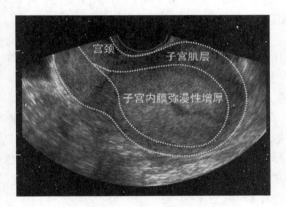

图 10-3-15　子宫体癌(经阴道)

3. CDFI 表现　彩色多普勒显示癌的周边及内部有较多的点状和(或)迂曲条状彩色血流信号,呈低阻型动脉频谱。

【鉴别诊断】

子宫体癌与子宫肌瘤的鉴别:黏膜下子宫肌瘤继发感染、出血,白带增多,易与子宫体癌相混淆。诊断时可先行超声检查、宫腔细胞学检查等,而后行诊断性刮宫,做病理检查。子宫体癌浸润肌层可使子宫增大,有时与肌壁间肌瘤相似,但肌壁间肌瘤有假包膜,边界尚清,有时有后方回声衰减,临床表现为经量多,无不规则阴道流血及排液。通常早期子宫体癌即可显示较丰富的彩色血流呈蟹足样或树枝状穿入瘤体内,呈高速和低阻型频谱形态。因此当 RI＜0.4 时,结合病史即可排除子宫肌瘤,支持恶性病变,实时灰阶超声造影可清楚显示病灶侵犯肌壁的范围与深度,在一定程度上提示疾病分期,能够较准确地鉴别诊断宫腔异常回声的性质。

【超声诊断评价】

目前评价子宫肌层浸润的方法包括经阴道超声、MRI 和 CT。在术前评价子宫体癌不同肌层浸润深度时,文献报道经阴道超声的敏感性为 58%～100%,特异性为 65%～93%,准确性为 60%～76%。与无增强的 MRI 及 CT 诊断价值相似。

第四节　卵巢及盆腔疾病

一、卵巢囊肿

卵巢囊肿属广义上的卵巢肿瘤的一种,各种年龄均可患病,但以 20～50 岁最多见。

【病因病理】

1. 病因　卵巢囊肿的发病原因很复杂,因此,卵巢囊肿组织形态的复杂性超过任何器官。

(1)基因与遗传:这是最主要的一个诱发因素,据统计,20％～25％的卵巢肿瘤患者有家族史。

(2)内分泌因素:卵巢肿瘤多发生于内分泌旺盛的生育年龄。

(3)生活方式因素:膳食结构不合理,高胆固醇饮食,维生素 A、维生素 C、维生素 E 的缺乏,吸烟、晚睡、心理压力过大造成内分泌失调、免疫功能下降,终致卵巢囊肿,甚至癌变。

(4)其他因素:食物污染及一部分中青年女性滥用诸如丰乳、减肥及减缓衰老等激素类药物及滋补品,使卵巢肿瘤呈高发性、年轻化趋势,电离辐射等环境因素也与卵巢囊肿的发生有关。

2. 病理

(1)卵巢上皮性肿瘤:

① 浆液性囊腺瘤:约占卵巢良性肿瘤的 25％,常见于30～40 岁患者。以单侧为多。外观呈灰白色,表面光滑,多为单房性,囊壁较薄,囊内含淡黄色清亮透明的液体(图 10-4-1)。

② 黏液性囊腺瘤:占卵巢良性肿瘤的 15％～25％,是人体中生长最大的一种肿瘤。最常见于 30～50 岁患者。多为单侧。肿瘤表面光滑,呈多房性,囊内含藕粉样黏液(图 10-4-2)。

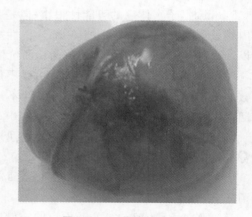

图 10-4-1　浆液性囊腺瘤

(2)卵巢成熟性囊性畸胎瘤:又称皮样囊肿,占所有卵巢肿瘤的 10％～30％,是卵巢良性肿瘤中最常见者。外观圆形或椭圆形,包膜薄、光滑,呈白、灰、棕黄等色。囊内可见来自三层胚叶的各种组织,如鳞状上皮、毛发、牙齿以及皮脂样物等(图 10-4-3)。

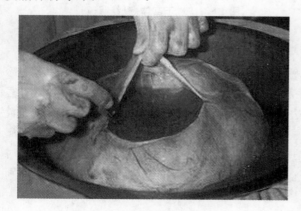

图 10-4-2　黏液性囊腺瘤

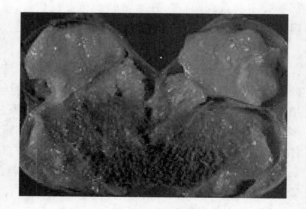

图 10-4-3　卵巢成熟性囊性畸胎瘤

(3)卵巢子宫内膜异位症:又称卵巢巧克力囊肿,是子宫内膜异位症的一种病变。如病变发生在卵巢上,每次月经期局部都有出血,使卵巢增大,形成内含陈旧性积血的囊肿;这种陈旧性积血呈褐色,黏稠如糊状,似巧克力,故又称"巧克力囊肿"(图 10-4-4)。这种囊肿可以逐渐增大,有时会在月经期或月经后发生破裂,但很少发生恶变。

【临床表现】

卵巢囊肿早期多无症状,常在妇科检查时被发现,或待肿瘤长大后有并发症时才被患者觉察。

【声像图表现】

1. 浆液性囊腺瘤 单房性或多房性囊肿的声像图特征为圆形或椭圆形的低回声或无回声区,单房或多房,肿瘤边界清晰、形态规则。囊壁厚薄均匀、光滑。分隔纤细、光滑,分隔的数量较少。

乳头状浆液性囊腺瘤:在囊壁上可以见实性突起,呈乳头状突向囊腔(偶尔向肿瘤外突起的是外生性乳头)(图10-4-5)。乳头回声均匀、体积较小、表面光滑。肿瘤形态规则,内部回声均匀,内部血管分布稀少。CDFI:可探及内部有血管存在。

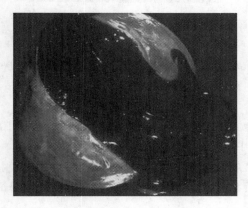

图10-4-4 巧克力囊肿

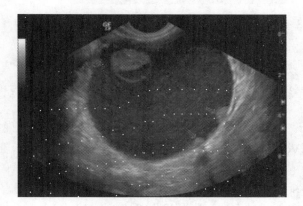

图10-4-5 乳头状浆液性囊腺瘤声像图

2. 黏液性囊腺瘤 黏液性囊腺瘤常为单侧性,囊肿通常较大,直径15~30 cm。囊肿呈多房性,房大小不等,分隔较多而且厚,有时分隔过多过密使切面呈蜂窝状(图10-4-6)。黏液性囊腺瘤的囊壁一般较浆液性囊腺瘤厚(大于5 mm),而囊肿壁上的乳头结构较浆液性囊腺瘤少。囊肿内部的细小点状回声为肿瘤分泌的黏液。部分黏液性囊腺瘤破裂后,发生腹膜种植,形成腹腔内巨大囊肿,内部有特征性点状回声和分隔。

3. 卵巢成熟性囊性畸胎瘤 2%~4%可发生恶变。声像图特征如下。

(1)脂液分层征:肿瘤内有一强回声水平线,在线

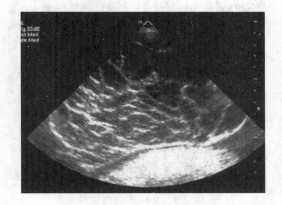

图10-4-6 黏液性囊腺瘤声像图

上方为脂质成分,呈均匀密集细小光点,水平线以下为液性无回声区(图10-4-7)。

(2)面团征:肿物无回声区内有光团回声,边缘较清晰,附于囊肿壁的一侧,为发-脂形成的团块所致(图10-4-8)。

(3)瀑布征或垂柳征:当肿瘤中的毛发与油脂物呈松散结合未构成团块时,上半部为强回声,后方回声衰减,反射活跃,呈瀑布状。

(4)星花征:其黏稠的油脂物呈现均质密集细小光点,伴有强回声光点,漂浮于无回声区中,推动和加压时弥散形分布的光点可随之移动。

(5)壁立结节征:肿瘤囊壁可见到隆起的强回声结节,似乳头状,其后可伴有声影。

(6)多囊征:肿瘤的无回声区内可见到小囊,即囊中囊的表现。

(7)杂乱结构征:囊内可含有牙齿、骨组织、钙化及油脂样物质,声像图上表现为无回声区内有明显增强的光点、光团、光斑,并伴有回声衰减和声影,但肿块仍有完整的包膜回声。

(8)线条征:肿瘤无回声区内可见多条短线状强回声平行排列,浮在其中。

CDFI:在肿块内部及边界较难探及血管。

卵巢成熟性囊性畸胎瘤可因并发症而引起急腹症,最常见的为扭转和破裂所致的急腹症。

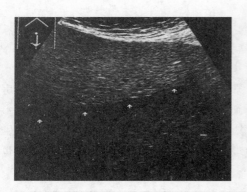

图 10-4-7　卵巢成熟性囊性畸胎瘤(脂液分层征)

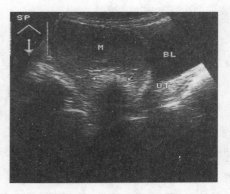

图 10-4-8　卵巢成熟性囊性畸胎瘤(面团征)

BL,膀胱;UT,子宫;M,卵巢成熟性囊性畸胎瘤

4. 卵巢子宫内膜异位症　1/3～1/2 的卵巢子宫内膜异位症为双侧性,与周围组织粘连紧密;囊肿壁厚,壁上可以见到点状或块状强回声,囊肿内部有分隔;囊肿内充满均匀的点状回声(图 10-4-9)。

CDFI:无特异性表现。

5. 卵巢瘤样病变　包括滤泡囊肿、黄体囊肿、妊娠黄体囊肿、黄素囊肿。常见于生育期妇女,通常无症状,系一种特殊的囊性结构而非真性卵巢肿瘤,一般体积较小,多数可在 1～2 个月内自行消失。

(1)滤泡囊肿:来自卵巢的生理性囊肿。由于卵泡不成熟或成熟后不排卵,卵泡未破裂或闭锁,因而持续增大,卵泡液潴留而形成囊肿。超声表现为子宫一侧见无回声区,壁薄、光滑,直径一般为 1～3 cm,最大不超过 5 cm,常为多发(图 10-4-10)。

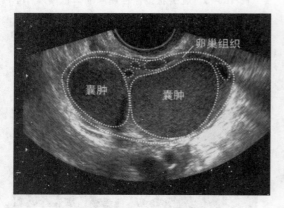

图 10-4-9　卵巢子宫内膜异位症

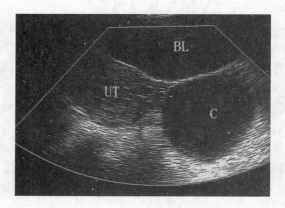

图 10-4-10　滤泡囊肿

BL,膀胱;UT,子宫;C,滤泡囊肿

(2)黄体囊肿:系黄体形成过程中,黄体血肿液化所致。超声表现变化较大,取决于囊内出血量的多少、残余卵泡液的多少以及血块形成的时间长短。

早期,急性出血可表现为强回声;血块凝集收缩时,可出现液平面;血块开始溶解时,可以见到低回声网状结构(图 10-4-11、彩图 10)。

(3)妊娠黄体囊肿:妊娠后,黄体持续存在而形成妊娠黄体。妊娠黄体囊肿内径一般在 3 cm 左右,可大于 3 cm,妊娠黄体也可增大形成囊肿(图 10-4-12、彩图 11),一般在妊娠 3 个月时可自然消失。较大的妊娠黄体囊肿可能自发破裂,发生急腹症,酷似宫外孕破裂表现,需注意鉴别。

CDFI 表现:囊肿周边有环绕血流,频谱呈低阻型,而血块内无血流信号。

(4)黄素囊肿:病理情况下发生,与滋养细胞肿瘤伴发。如葡萄胎患者 50%～60%有黄素囊肿,由绒毛膜促性腺激素刺激卵泡使之过度黄素化所引起,多呈双侧性。囊肿大小不一,一般直径为 8～10 cm,随滋养细胞肿瘤治疗后,囊肿可自行消退。常为双侧性,系多囊性囊肿,故表面呈分叶状;囊壁薄,内含清澈或琥珀色液体(图 10-4-13)。大小差异极为显著,小型者仅稍大于正常卵巢,大型者可充满整个盆腔,最大者囊肿直径可达 20～25 cm。

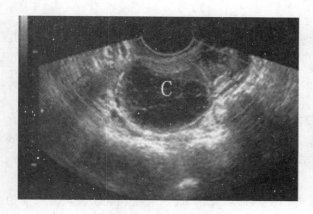

图 10-4-11 黄体囊肿

C,黄体囊肿

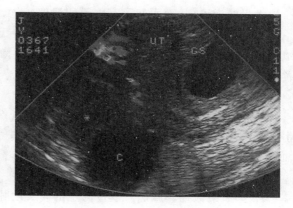

图 10-4-12 妊娠黄体囊肿

UT,子宫;C,妊娠黄体囊肿;GS,胚囊

(5) 多囊卵巢:卵巢增大,卵巢体积≥10 mL,包膜回声增强,间质增生回声增强;一侧或双侧卵巢内直径为 2~9 mm 的卵泡大于或等于 12 个,主要分布在卵巢皮质的周边,少数散在于间质中,连续监测未见主导卵泡发育及排卵征象(图 10-4-14)。

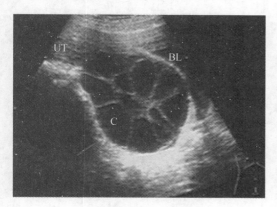

图 10-4-13 黄素囊肿

BL,膀胱;UT,子宫;C,黄素囊肿

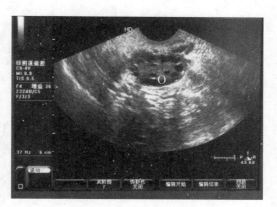

图 10-4-14 多囊卵巢

O,多囊卵巢

二、卵巢实质性肿瘤

【病因病理】

卵巢肿瘤的病因不明确,卵巢实质性肿瘤的分类如下。

1. 卵巢浆液性囊腺癌 卵巢上皮的恶性肿瘤,其癌细胞常以形成囊腔和乳头为特征。有的肿瘤形成大且不规则的小囊腔,有时上皮突入腔内形成上皮簇或乳头。

2. 卵巢黏液性囊腺癌 外观光滑,为圆形或分叶状,切面囊性、多房,实性区域囊内壁可见乳头,囊腔内含血性胶状黏液,实性区域常见出血、坏死。

3. 内胚窦瘤 又名卵黄囊瘤。它是由胚外结构卵黄囊发生的高度恶性的生殖细胞肿瘤,瘤内胚窦瘤是继无性细胞瘤后儿童、青少年第二常见的卵巢恶性生殖细胞肿瘤。好发于青春期,恶性程度高,肿块体积较大。

4. 未成熟性畸胎瘤 少见的卵巢恶性肿瘤,常见于青少年。未成熟性畸胎瘤指除三个胚层来源的成熟组织外,还有未成熟组织,未成熟组织主要是神经上皮组织。多数为单侧、体积较大的、以实性为主的囊性肿物,内部结构杂乱,囊性部分多由成熟组织构成。

5. 无性细胞瘤 卵巢恶性生殖细胞肿瘤中最常见的一种。它是儿童、青少年和妊娠妇女最常见的恶性肿瘤。无性细胞瘤多数为单侧性。

6. 纤维瘤 最常见的卵巢性索间质肿瘤。

7. 颗粒细胞瘤 最常见的具有内分泌功能的卵巢肿瘤,呈低度恶性,好发于绝经后妇女。肿瘤可以产生大量雌激素,从而引起子宫内膜的病理变化。

8. 卵巢转移性肿瘤 又称为卵巢库肯勃格氏瘤,卵巢转移性肿瘤的原发部位多为乳腺、胃肠道及生殖器官。双侧性是卵巢转移性肿瘤的一个重要特点。转移瘤的大小差异较大,大者可占据全腹腔,而小者仅使卵巢轻度增大。

【临床表现】

早期多无自觉症状,如出现症状往往已到晚期。肿瘤短期内迅速生长,出现腹胀、腹水压迫症状或发生周围组织浸润,晚期患者出现衰弱、消瘦、贫血等恶病质现象。妇科检查触及肿瘤多为实性、双侧性,表面不平,固定不动;直肠子宫陷凹可触及大小不等的结节,有时腋下、锁骨上可触及肿大的淋巴结。

【声像图表现】

1. 卵巢浆液性囊腺癌 囊性为主的囊实性肿块。肿瘤早期形态规则、边界清晰。晚期表现为肿瘤边界不清,形态不规则,囊液清亮或混浊,囊壁厚薄不均,内壁有毛刷状小乳头、强回声粗大乳头,实质部分回声不均,呈强回声或低回声(图10-4-15);多伴有腹水。

2. 卵巢黏液性囊腺癌 肿瘤较大,常为双侧性,表现为囊性为主的囊实性结构,形态欠规则,表面凹凸不平;囊壁厚薄不均,内部见纵、横隔形成各种图像,呈芦苇状(图10-4-16)、网状、车轮状等。常合并腹水。

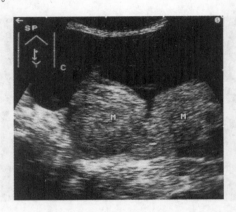

图10-4-15 卵巢浆液性囊腺癌(纵切面)

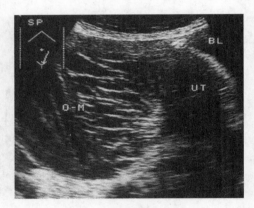

图10-4-16 芦苇状卵巢黏液性囊腺癌

BL,膀胱;UT,子宫;O-M,卵巢黏液性囊腺癌

CDFI:实质部分血管分布紊乱,隔上可见丰富血流信号,血管扩张,阻力较低。

3. 内胚窦瘤 实质性为主的混合性肿块。囊性部分囊壁厚薄不均。实质部分形态不规则,呈内部分布均匀的等回声区,内见不规则小囊腔(图10-4-17、彩图12)。

CDFI:血管分布紊乱;血管扩张,阻力降低。

4. 未成熟性畸胎瘤 肿瘤较大,呈圆形、椭圆形或欠规则;瘤壁厚;内部回声较复杂,可出现脂液分层,强回声光团或低回声实性区(图10-4-18)。

CDFI:内部血流较丰富。

5. 无性细胞瘤 圆形、椭圆形或分叶状的实性肿瘤,边界清楚(图10-4-19)。

CDFI:可见分隔样血流信号。

6. 纤维瘤 低回声实性肿瘤,边界清楚。内部呈旋涡状结构,因此其回声特征类似于子宫肌瘤,呈格栅样并伴有后方回声衰减。这种声像图表现有时与阔韧带肌瘤难以鉴别,尤其是当肿瘤较大时。部分卵巢纤维瘤可表现为低回声肿块,后方回声衰减明显,该征象对诊断卵巢纤维瘤有很大帮助(图10-4-20)。

7. 颗粒细胞瘤 肿瘤多为单侧性、大小不一,较小的肿瘤在超声上表现为实性,肿瘤为圆形或卵圆形,形态规则或呈分叶状,肿瘤内部回声均匀。较大的肿瘤多为分叶状,内部出血坏死而形成小囊腔结构,从而表现为囊实性肿物(图10-4-21、彩图13)。

8. 卵巢转移性肿瘤 双侧、实性肿物,外有完整的包膜,不与周围组织粘连,表面往往不规则,呈结节状;部分肿瘤内部因有黏液分泌,或局部出血坏死而呈囊实性。一般两侧肿瘤大小、形态基本相似(图10-4-22、彩图14)。常伴腹水。

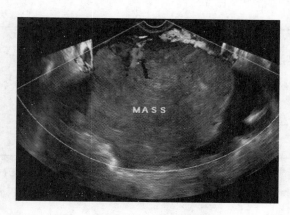

图 10-4-17 内胚窦瘤

MASS,内胚窦瘤

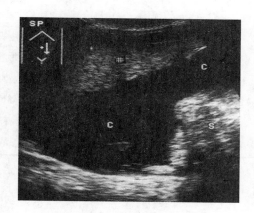

图 10-4-18 未成熟性畸胎瘤(纵切面)

囊肿(C)上方为脂层,下方为实性团块 S(癌组织)

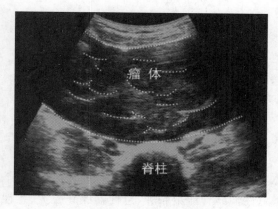

图 10-4-19 无性细胞瘤

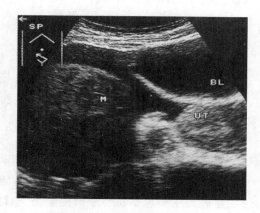

图 10-4-20 纤维瘤(斜切面)

BL,膀胱;UT,子宫;M,纤维瘤

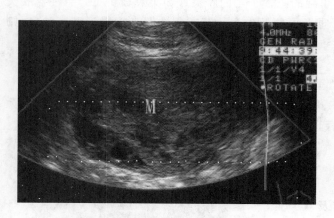

图 10-4-21 颗粒细胞瘤(纵切面)

圆形实性肿物(M),较疏松,有小囊,呈蜂窝状

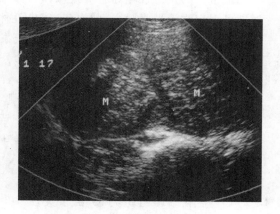

图 10-4-22 卵巢转移性肿瘤

M,卵巢转移性肿瘤

卵巢良、恶性肿瘤的鉴别见表 10-4-1。

表 10-4-1 卵巢良、恶性肿瘤的鉴别

鉴别内容	良性肿瘤	恶性肿瘤
病史	病程长	病程短
生长速度	逐渐增大	迅速增大
一般情况	良好	恶病质
腹水	常无腹水(纤维瘤除外)	常有腹水,多为血性,可查到癌细胞
肿瘤的物理性质	多为单侧、活动、囊性,表面光滑	多为双侧、固定、实性或囊实性,表面不平、结节状

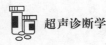

鉴别内容	良性肿瘤	恶性肿瘤
肿瘤的边界、形态	边界清楚,形态规则,壁薄	边界不清楚,形态不规则,壁厚薄不均
肿瘤的内部回声	多为无回声,内部光点均匀一致, 若有分隔,隔薄、均匀	多为中等回声或中低回声,内部光点不均匀, 分隔厚薄不均,内壁不平,有不规则乳头
彩色血流分布	无、稀少	短条状、繁星状或网状
多普勒血流阻力指数	RI>0.55	RI<0.55

三、盆腔炎性疾病

(一)急性盆腔炎

【病因病理】

1. 病因

(1) 宫腔内手术操作后感染。

(2) 月经期卫生不良,如使用不洁的月经垫、月经期性交等,均可使病原体侵入而引起炎症。

(3) 不洁性生活史、多个性伴侣、性交过频者可致性传播疾病的病原体入侵,引起盆腔炎症。

(4) 邻近器官炎症直接蔓延,如阑尾炎、腹膜炎等,以大肠埃希菌为主。

(5) 慢性盆腔炎急性发作。

(6) 宫内节育器可引起盆腔炎症,放置宫内节育器10日内,可引起急性盆腔炎;在长期放置宫内节育器后继发感染形成慢性炎症,有时可急性发作。

2. 病理 急性盆腔炎多见于有月经、性活跃的妇女。炎症可局限于一个部位,也可同时累及几个部位,急性盆腔炎主要包括急性子宫内膜炎、急性输卵管炎、急性输卵管卵巢脓肿、急性盆腔腹膜炎、急性盆腔结缔组织炎。

最常见的是急性输卵管炎及输卵管卵巢脓肿,单纯的急性子宫内膜炎或卵巢炎较少见。急性盆腔炎发展可引起弥漫性腹膜炎、败血症、感染性休克,严重者可危及生命。若在急性期未能得到彻底治愈,则转为慢性盆腔炎,往往经久不愈,并可反复发作,导致不孕、输卵管妊娠、慢性盆腔痛等。

【临床表现】

1. 全身症状 发病时下腹痛伴发热,若病情严重可有寒战、高热、头痛、食欲不振。

2. 局部症状 若有脓肿形成,可有下腹部包块及局部压迫刺激症状;包块位于前方可出现膀胱刺激症状,如排尿困难、尿频、尿痛等;包块位于后方可有直肠刺激症状。

3. 体格检查 患者呈急性病容,体温升高,心率加快,腹胀,下腹部有压痛、反跳痛及肌紧张,肠鸣音减弱或消失。

【声像图表现】

(1) 盆腔结缔组织炎时,由于炎性渗出,子宫及双卵巢表现为边界不清。形成盆腔脓肿时,在盆腔内探及边界不清、形态不规则的混合性肿块,为多房性,囊壁厚薄不均;或盆腔内探及多个形态不规则的多房性囊块,囊腔内见细小光点。也可表现为形态不规则的实质性肿块,内见不规则低回声区。急性盆腔炎常伴少量盆腔积液,多位于直肠子宫陷凹。

CDFI表现:子宫旁血管扩张,以静脉为主。实质性肿块内血液供应丰富,血管扩张,血流阻力指数下降。

(2) 输卵管炎或输卵管卵巢脓肿表现为子宫一侧或两侧以多房性囊性为主的混合性肿块。肿块边界欠清、形态不规则,囊壁厚薄不均。囊性部分内见细光点或实质性部分(图10-4-23)。急性炎症期常伴盆腔少量积液。

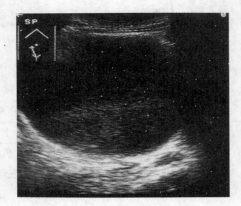

图10-4-23 输卵管炎(纵斜切面)
圆形包块,内含液体、较密颗粒,似有液面

CDFI 表现:在肿块内部或囊壁探及扩张血管,血流阻力降低。

(二)慢性盆腔炎

慢性盆腔炎是指女性内生殖器官及其周围结缔组织、盆腔腹膜的慢性炎症。

【病因病理】

1. 病因 慢性盆腔炎病因较多,如免疫因素、病情迁移、衣原体感染、产后、流产后以及妇科手术后,与性活动及年龄有关,部分慢性盆腔炎为急性盆腔炎遗留的病理改变,并无病原体存在。

2. 病理 常为急性盆腔炎未彻底治疗,在患者体质较差的情况下,急性盆腔炎的病程可迁延及反复发作,造成慢性盆腔炎;但是亦可无急性盆腔炎病史过程,如沙眼衣原体感染所致输卵管炎等。慢性盆腔炎病情较顽固,可导致月经紊乱、白带增多、腰腹疼痛及不孕等。

【临床表现】

1. 症状

(1)慢性盆腔痛:下腹部坠胀、疼痛及腰骶部酸痛。

(2)不孕及异位妊娠:急性盆腔炎后不孕发生率为 20%~30%。

(3)月经异常:经量多,痛经;盆腔淤血可致经量增多;卵巢功能损害时可致月经失调。

(4)全身症状:部分患者可出现神经衰弱症状,如精神不振、周身不适、失眠等。当患者抵抗力差时,易有急性或亚急性发作。

2. 体征 妇科检查:子宫多后倾、活动受限或粘连固定,或输卵管增粗、压痛,或触及囊性包块;或子宫旁片状增厚、压痛等。

(1)若为子宫内膜炎,子宫增大、压痛;若为输卵管炎,则在子宫一侧或两侧触到呈索条状的增粗输卵管,并有轻度压痛。

(2)若为输卵管积水或输卵管卵巢囊肿,则在盆腔一侧或两侧触及囊性肿物,活动多受限。

(3)若为盆腔结缔组织炎,子宫常呈后倾后屈,活动受限或粘连固定,子宫一侧或两侧有片状增厚、压痛,宫骶韧带常增粗、变硬,有触痛。

【声像图表现】

炎症声像图表现多不典型,应结合病史、妇科检查及实验室检查做出综合判断。

1. 输卵管积水或输卵管卵巢积水 子宫一侧或双侧探及腊肠状多房性囊块,边界清晰,囊壁薄,呈低回声或无回声区(图 10-4-24)。CDFI 表现:在囊壁上较难探及血管。

2. 盆腔包裹性积液 由盆腔手术、慢性盆腔炎症、腹腔镜检查等引起。盆腔内纤维粘连带形成,使得正常情况下通过循环吸收的少量腹腔液,或排卵时的卵泡液局部聚集而形成。其囊壁是由纤维条索组织、盆腔脏器及肠曲组成,故盆腔包裹性积液往往形态不规则,囊壁厚薄不均、边界不清,囊液清晰,内见纤维条索形成的分隔。在盆腔包裹性积液的一侧探及卵巢是与卵巢囊肿鉴别的关键。

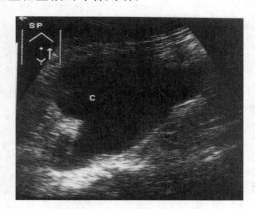

图 10-4-24 输卵管积水(纵切面)
曲颈瓶状包块(C),形态不规则,内含清亮液体

CDFI 表现:在囊壁上较难探及血管。

盆腔炎性包块的鉴别诊断:盆腔炎性包块应与子宫内膜异位症、卵巢囊肿蒂扭转、盆腔恶性肿瘤等相鉴别(表 10-4-2)。

表10-4-2 盆腔炎性包块的鉴别诊断

鉴别诊断	病史	妇科检查	超声表现
盆腔炎性包块	有感染史	子宫后位欠活动,附件增厚,轻度压痛或触痛;扪及炎性肿块,活动欠佳	子宫一侧或双侧发现肿块,其轮廓不清楚,周围有浓密回声,肿块内无回声,肿块与子宫有界限
子宫内膜异位症	痛经进行性加剧	子宫后壁、宫骶韧带处扪及痛性结节;附件区扪及囊性肿块	为双侧性,与周围组织粘连紧密;囊肿壁厚,壁上可以见到点状或块状强回声,囊肿内部有分隔;囊肿内充满均匀的点状回声
卵巢囊肿蒂扭转	患者突然发生下腹剧烈疼痛,严重时可伴恶心、呕吐,甚至休克	妇科检查常能查及肿物与子宫相连部即蒂处有压痛,稍晚期整个肿瘤均有压痛。患侧腹壁肌紧张,压痛显著,肿块张力较大	多为单侧、活动、囊性,表面光滑,边界清楚,形态规则,壁薄,多为无回声,内部光点均匀一致;若有分隔,隔薄、均匀
盆腔恶性肿瘤	患者一般情况较差,疼痛呈持续性,与月经无关	妇科检查:宫体及附件广泛粘连,呈"冰冻骨盆",可伴有腹水	多为双侧、固定、实性或囊实性,表面不平、结节状,边界不清楚,形态不规则,壁厚薄不均,多为中等回声或中低回声,内部光点不均匀,分隔厚薄不均,内壁不平,有不规则乳头

【超声诊断评价】

近年来,随着超声仪器的改善,声像图的二维分辨率不断提高,并可同时具有彩色多普勒血流成像和多普勒频谱测定的功能,丰富了诊断信息,使得超声检查成为腹、盆腔疾病诊断的首选方法。超声可清晰地显示盆腔炎性包块,并可与其他妇科包块性疾病相鉴别。

复习题

1. 试述子宫的位置和形态。
2. 超声探测子宫附件有哪些途径?检查前分别需要做哪些准备?
3. 简述子宫肌瘤与子宫腺肌症的鉴别诊断要点。
4. 简述良、恶性卵巢肿瘤的超声声像图鉴别要点。

第十一章　产科超声检查

学习目标

掌握:产科超声的检查方法,正常妊娠各期的声像图表现。
熟悉:产科超声检查要点,胎儿生长发育的监测,异位妊娠的声像图表现及其鉴别要点。
了解:前置胎盘及胎盘早剥的声像图表现和鉴别要点。

　　超声检查是产科临床最重要的一种常规影像学检查方法,其应用于产科临床已有 40 多年的历史。产科超声不但能确定是否妊娠、胚胎是否存活、单胎或双胎、胎盘位置及孕龄的大小等,还能了解胎儿细微解剖结构的异常(如唇裂、腭裂)或发现染色体异常,几乎每一个孕妇妊娠期都要做一次或多次超声检查。近年来,随着超声技术突飞猛进的发展,如三维和四维超声的发展,高频阴道探头的应用等,超声的图像质量得到了大幅度的提高,在产科临床的地位越来越重要,已成为现代产前检查与诊断必不可少的重要组成部分。

第一节　超声检查方法

一、探测仪器

(一) 仪器

高分辨率的实时腹部超声诊断仪,同时具有灵敏的彩色多普勒血流检测功能。

(二) 探头

首选凸阵探头,频率多选用 3.5～5.0 MHz,亦可选用经阴道探头,频率为 5.0～10.0 MHz。

(三) 仪器调节

仪器调节至膀胱内尿液基本为无回声,正常子宫呈中低回声。观察早孕妊娠囊内原始心管搏动、卵黄囊等细微结构时宜充分放大图像并调节灵敏度。

二、检查前准备

　　患者一般无须特殊准备。妊娠早期可采用经腹或经阴道超声检查,腹部超声检查一般需要适度充盈膀胱,因为充盈后的膀胱可将肠管向上推移使之成为良好的声窗,有利于疾病的检查。阴道超声检查因妊娠囊不受膀胱压迫,且高频探头可更清楚地分辨组织界面,妊娠囊较小时也可显示。妊娠中晚期主要行腹部超声检查,一般不需要充盈膀胱,但在探测妊娠晚期出血,疑为前置胎盘、妊娠合并宫颈疾病等检查前需适度充盈膀胱。

　　充盈方法:嘱患者自行憋尿,即检查前 2～3 h 饮水 600～800 mL。

三、探测体位与途径

（一）探测体位

（1）常规取仰卧位，有时为了变换胎儿体位或子宫过大，孕妇难以平卧时，可采用侧卧位。

（2）经阴道超声检查，需取截石位。

（二）探测途径

（1）经腹壁扫查：孕妇充分暴露下腹部，早期妊娠超声检查需充盈膀胱，在探头或检查区域涂以耦合剂，探头自耻骨联合至剑突下进行纵、横、斜、冠状断面，自左向右、自上而下的全面扫查。

（2）经阴道超声：检查时将涂有耦合剂的探头套上避孕套，外涂无菌耦合剂，置于阴道穹隆或宫颈表面，进行向前、向后、向左及向右全面扫查，以观察子宫、妊娠囊及附件全貌。

四、检查方法

（一）早期妊娠的超声检查方法

1. 早期妊娠超声检查的主要内容

（1）确认是否宫内妊娠及胚胎是否存活，即宫腔内有无妊娠囊，并仔细观察妊娠囊内有无卵黄囊与胚芽，有无原始心管搏动等。

（2）确定胚胎数目，单胎或多胎，即确定宫腔内有几个妊娠囊或妊娠囊内有几个胚芽，孕早期确定妊娠囊及相应胚芽的个数，对多胎妊娠确定绒毛膜性及后续的产科处理非常重要。

（3）估计孕龄：详见本章第三节（胎儿生长发育监测）。

（4）检测胎儿早期结构畸形：如胎儿颈项透明度的检测。

（5）胎盘：在早期妊娠超声有时很难判断胎盘的准确位置。如果超声能够辨认出胎盘，则应注明胎盘的位置。

（6）子宫及附件：子宫有无畸形、肌瘤，附件有无囊肿、肿瘤等。

2. 扫查方法　早期妊娠可采用适度充盈膀胱后行经腹部超声检查，也可采用经阴道超声检查，虽然经阴道超声检查内容与经腹超声检查一样，但比经腹超声检查可早 3～4 天发现，且胚囊较小时已能显示，能检查的最小胚囊直径约 2 mm。

（二）中晚期妊娠的超声检查方法

1. 中晚期妊娠超声检查的主要内容

（1）中期妊娠超声检查的主要内容：①确定胎龄、胎儿是否存活。②胎儿的生长发育情况：观察胎儿有无先天畸形或生长发育迟缓等。③羊水：观察羊水的多少。④胎盘：观察胎盘的位置、分级及有无异常，如有无胎盘前置或胎盘水肿。⑤子宫及附件：观察子宫有无畸形、肌瘤，附件有无囊肿、肿瘤等。

（2）晚期妊娠超声检查的主要内容：①确定胎位。②胎儿的生长发育情况：观察是否多胎妊娠，有无胎儿宫内生长发育迟缓、死胎、巨大胎儿等情况。③羊水：观察羊水的多少，有无羊水过多或过少。④胎盘：胎盘的定位与分级，有无前置胎盘、胎盘早剥及其他胎盘异常情况。⑤有无脐带绕颈、先天性胎儿畸形等其他异常情况。

2. 扫查方法

（1）首先要将探头在孕妇腹部相继做大范围的横向平移和纵向平移探测，以确定子宫内胎儿的个数、位置，胎体与母体的位置关系及是否有胎心搏动。

（2）然后按胎儿位置从头部各平面检查后沿脊柱做全面检查，于颈部、胸部、腹部、四肢做纵、横不同切面观察，并做各标准切面的测量及观察有无畸形。

（3）观察羊水性状、胎盘位置（是否有前置）及成熟度，并测量羊水池深度及胎盘厚度、面积。

（4）最后观察胎心、胎动、胎儿呼吸样运动及胎儿吞咽、排尿等生理现象。

（5）可用彩色多普勒超声检测脐动脉、胎盘床动脉、大脑中动脉、胎儿肾动脉等血流情况，并测量其动脉的搏动指数和阻力指数，以了解胎儿各动脉的供血情况。

第二节 正常妊娠声像图

妊娠指的是胚胎或胎儿在母体子宫内生长发育的过程。卵子受精是妊娠的开始,胎儿及其附属物从母体内排出是妊娠的终止。正常的妊娠期是从末次月经的第一日算起,共 280 天,计 40 周,分为三个时期。12 周以前的妊娠为早期妊娠,13 周至 27 周的妊娠为中期妊娠,28 周至 40 周的妊娠为晚期妊娠。

一、正常早期妊娠声像图

12 周以前的妊娠均称之为早期妊娠。其中前 8 周的胎体称为"胚胎",是其主要器官结构分化发育的重要时期;孕 9 周以后即称之为"胎儿",是其各器官进一步分化发育的时期。此时期能够观察到的正常声像图表现如下。

1. 子宫 子宫体积增大,显示宫内胚囊最大平面;测其"三径线",应注意三条径线均有增大才有意义。

2. 妊娠囊 近宫底部宫腔内可见囊性圆形或椭圆形的光环,内部无回声,囊壁回声增强(图 11-2-1)。妊娠囊最早在孕 5 周时出现,阴道超声可提前 3～4 天显示。宫腔内若见到妊娠囊即可确诊宫内妊娠。妊娠囊在正常情况下每天增长 1 mm。

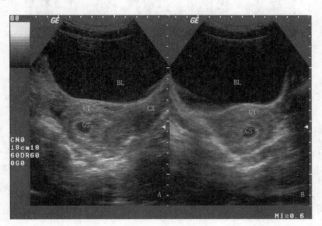

图 11-2-1 妊娠囊
A,纵切面;B,横切面;BL,膀胱;UT,子宫;CX,宫颈;GS,胚囊

测量时,在子宫纵切面测量 GS 最大长径和前后径,在子宫横切面测量其最大横径。需要注意的是妊娠囊和假胚囊的鉴别,妊娠囊一般为偏心圆,种植于宫腔的一侧壁内膜中,且囊壁一般为高回声。

3. 卵黄囊 为妊娠囊内的小囊性结构,有时可见细长蒂,内部呈无回声,囊壁薄、呈中等回声。经阴道探测一般在孕 5～6 周即可显示,正常时直径小于 10 mm,临床上提示胚胎正常。

4. 胚芽 在妊娠囊内呈中等回声的小片状或长条状结构。孕 6～7 周可见,正常妊娠在孕 8 周时胚芽显示率可达 100%。胚芽长度或头臀长度(CRL)是妊娠早期确定孕龄的可信指标。

标准切面为胎儿正中矢状切面,在此切面测量 CRL 和颈项透明层厚度(NT)(图 11-2-2),其中 CRL 为此切面最大顶臀长度,NT 为此切面最大颈项透明层厚度。值得注意的是,NT 的测量必须在 11～13^{+6} 周之间测量或是在 CRL 的测量值为 45～85 mm 时测量才有意义,NT<2.5 mm 时为正常。如 NT≥2.5 mm 时为增厚,可能与染色体异常、胎儿早期心力衰竭、淋巴系统发育异常以及引起胎儿胸腔内压力升高的疾病等有关。

5. 胎心 孕 6 周时或胚芽长 2～3 mm 时可见有节律的跳动,即原始心管搏动。彩色血流成像可见内部有红色或蓝色的搏动性彩色血流,频率为 120～180 次/分,是早期胚胎存活的重要标志。

6. 胎盘 孕 8～9 周后超声可显示呈半月形、中等回声的早期胎盘,位于胚囊周边,内部光点细密,回声均匀,比宫壁回声高,早期妊娠时胎盘面积与厚度相对较大,可包绕大部分胚囊(图 11-2-3)。

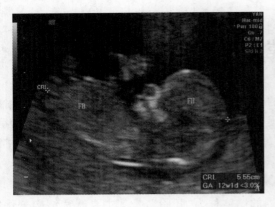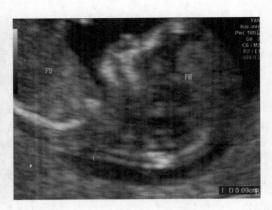

图 11-2-2　胎儿正中矢状切面
A 图,CRL 测量;B 图,NT 测量;FB,胎体;FH,胎头

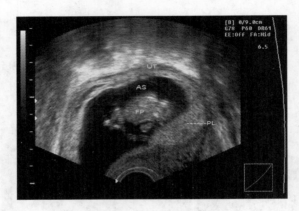

图 11-2-3　早期胎盘
UT,子宫;PL,胎盘;AS,羊膜囊;FP,胚芽

7. 羊水　妊娠早期的羊水主要由母体血清经羊膜上皮透析入羊膜腔形成,孕 11～14 周以后主要来源于胎儿排泄。孕 10 周时羊水约 30 mL,超声表现为围绕胚芽周围的无回声区。

8. 妊娠黄体　在妊娠早期子宫的一侧可见椭圆形的低回声区,其功能于孕 10 周后由胎盘代替。

9. 胎动　孕 7 周时可见胚芽蠕动,8～9 周开始见四肢典型活动,12 周胎动活跃,表现为各部位的活动。

注意事项如下。

(1)测量 NT 时,胎儿项部皮肤与羊膜之间应有羊水间隙,以免混淆胎儿皮肤和羊膜而造成测量错误。

(2)卵黄囊一般认为是妊娠预后良好的标志,如过大(直径大于 10 mm)则预示胎儿预后不良。

(3)CRL 及 NT 检测时必须将胎儿置于正中矢状切面,并呈自然弯曲状态,不过度仰伸或俯屈。

二、正常中晚期妊娠声像图

(一)胎头

孕 9 周超声可显示胎头,12 周后可清晰显示,15 周可显示中线结构。胎头的颅骨显示为椭圆形的光环,光环内可显示呈均质实质回声的脑组织,中间可见条状光带,为脑中线结构的回声。因头颅测量平面的不同,超声可显示的结构也不相同,现介绍几种常用的典型平面。

1. 丘脑平面　此平面系通过丘脑的胎头横切面,是颅骨最大平面,是测量双顶径、头围、侧脑室后角宽度的标准平面。声像图显示外周头颅光环为环状强回声,中央为断续的脑中线。中线两侧的丘脑呈低回声,中线近额部的透明隔呈"等号样",内部无回声,双侧侧脑室后角内部呈无回声,侧脑室外侧的大脑皮质的沟、回分别呈高回声带与低回声带。

此标准切面应显示完整的头颅光环,不能显示一侧或双侧的眼眶、外耳等其他结构。要注意观察头颅光环是否完整、中线结构如透明隔是否存在、双侧大脑半球内部结构是否对称、双侧侧脑室是否扩张等。

需要重点探测的内容有：①侧脑室后角宽度：从一侧壁室管膜内缘到另一侧壁室管膜内缘，正常值为10 mm 以下（图 11-2-4）。②双顶径（BPD）：从一侧顶骨的外缘到对侧顶骨的外缘，测量与中线垂直的最大径线即双顶径，正常值随孕周变化（图 11-2-5）。③头围（HC）：沿颅骨光环外缘测量其周径即头围，正常值也随孕周变化。

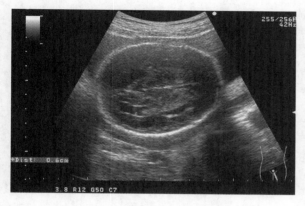 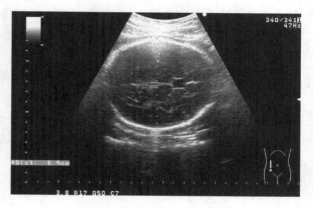

图 11-2-4　侧脑室后角宽度的测量
测量键所标为该胎儿侧脑室后角宽度

图 11-2-5　双顶径的测量
测量键所标为该胎儿双顶径

2. 小脑平面　此平面系通过小脑横切面的胎头斜横切面，是测量小脑横径、后颅窝池宽度、颈项软组织厚度的标准切面。声像图显示外围头颅光环为环状强回声，中央为脑中线。后颅窝部位双侧小脑半球呈对称的近圆形低回声区，小脑半球中间回声略高的结构为小脑蚓部，后颅窝池呈近弯刀形的不规则的无回声区，颈项软组织层呈低回声区，颈部皮肤显示为弧形高回声线。

此标准切面应显示完整的头颅光环，不能显示一侧或双侧的面部其他结构。重复测量 3 次时应取测量值最大的一次。

需要重点探测的内容有：①小脑横径：测量从一侧小脑半球外缘到对侧小脑半球外缘，正常值随孕周变化。②后颅窝池宽度：测量从小脑蚓部后缘到颅骨板内缘的距离，正常值小于 10 mm。③颈项软组织厚度：测量从颅骨环外缘至颈项部皮肤外缘的距离，正常值小于 6 mm，颈项软组织增厚的意义同颈项透明层增厚（图 11-2-6）。

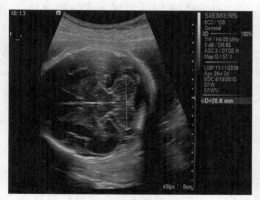 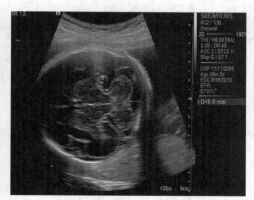

(a)小脑横径的测量　　　　　　　　　　(b)小脑后颅窝池宽宽度的测量

图 11-2-6　小脑平面

在观察胎头时，还需重点观察颜面部的两侧眼眶、中央鼻骨、下颌骨等骨性标志，除此之外，还要观察鼻、唇、耳、眼球、头皮等软组织。测枕部、顶部的皮肤厚度以预测胎儿 Turner 综合征、21-三体综合征和18-三体综合征的可能性。

（二）心脏

正常四腔心平面声像图表现如下。

（1）心脏位于左侧胸腔、偏前，心尖指向胎儿胸壁左前方，心脏面积约占胸腔面积的1/3。

（2）此平面可显示胎儿心脏的四个腔室（左右心室及左右心房），其中左心室较右心室狭长，左侧房室瓣在室间隔附着部位较右侧房室瓣略高（即左高右低，二尖瓣较三尖瓣离心脏远一点），室间隔连续，室间隔与双侧房室瓣交界处的心内膜垫"十字交叉"存在（图11-2-7）。左心房可见2根肺静脉的开口，房间隔有原始房间隔及继发房间隔存在，房间隔上的卵圆孔血流自右向左，卵圆孔瓣膜随血流方向摆动而呈一单向活瓣。左右半心的房室瓣血流方向应一致，彩色多普勒血流成像显示左右半心的血流颜色、粗细及明亮度均应接近一致。

（3）在声像图上显示的四腔心心尖指向母体的相对位置随胎位而改变，但四腔心在胎儿体内的绝对位置不应变。

超声检查时首先应注意确定四腔心在胎儿体内的位置是否正常，以排除心脏位置异常。其次，注意内部结构有无问题，观察心室与心房的连接，心室、心房与血管的连接，并认清心脏的左侧部分和右侧部分是否分别为"左心""右心"。再次，还应重点观察左右心的对称性、心内膜垫的形态及房室瓣附着部位、室间隔的连续性、卵圆孔瓣膜的摆动方向。

（三）腹部

1. 上腹部腹围平面　此平面系通过胎儿上腹部胃泡的横切面，是显示胃泡、肝、肾上腺、肝内脐静脉、腰椎等重要结构的切面，通过此切面，可测量腹部横径、前后径及腹围（AC）。声像图显示外周腹部皮肤为环状高回声或等回声；内部为上腹部脏器，其中肝位于右侧，呈片状中等回声，肝内部脉管呈条状，无回声；胃泡位于左侧，呈无回声，孕12周起能见到，如始终未见到胃泡要考虑食管闭锁，羊水不能通过食管进入胃泡；右侧肾上腺位于脊柱右侧，呈长条状低回声伴中央线状高回声。

标准切面应显示脐静脉入肝后右拐的横切面，不应显示心脏或肾。胃泡形态虽可多变，但应始终位于腹部左侧，不应跨过脐静脉。需要注意，腹围的大小反映了整个上腹部轮廓的大小，并且由于腹围受胎头体位、姿势及胎儿呼吸样运动影响较小，因此其测量值较腹部横径、前后径更为客观，为目前常用的胎儿生物学指标。正常值随孕周变化（图11-2-8）。

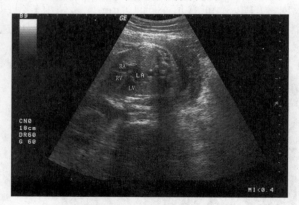

图11-2-7　四腔心观

LA，左心房；LV，左心室；RA，右心房；RV，右心室

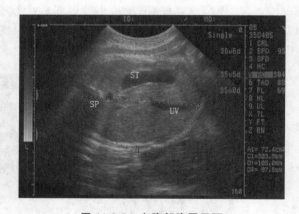

图11-2-8　上腹部腹围平面

测量键所测量值为腹围；ST，胃泡；SP，脊柱；UV，肝内脐静脉

2. 下腹部肾横切面　此切面为测量肾盂宽度的平面。胎肾位于腹膜外，在脊柱的两侧，孕15周可见，孕20周显示清晰。肾横切面为椭圆形，周围肾包膜为线状等回声，髓质为低回声，中央条状无回声为肾盂（图11-2-9）。

测量肾盂的前后径为肾盂宽度。测量时，一般应选择在胎儿背部（即脊柱及双侧肾）近母亲腹壁侧时测量以减少误差。肾盂的正常值范围目前有分歧，一般取孕28周以前正常值（小于5 mm）、孕28周以后正常值（小于7 mm），肾盂增宽可能与泌尿系统畸形或染色体异常有关。需要注意的是，由于左、右肾在人体不同横切面，一般左高右低，因此同时显示左、右肾的肾横切面其实为腹部的斜切面。

3. 下腹部膀胱横切面 此平面通过胎儿下腹部,是诊断单脐动脉的常用平面之一。声像图显示外周腹部皮肤为环状高回声或等回声,内部主要显示膀胱横切面呈近长圆形的无回声区,膀胱左右侧各见一条血管(脐动脉)走向腹壁,脐带在此平面插入腹壁(图 11-2-10、彩图 15)。

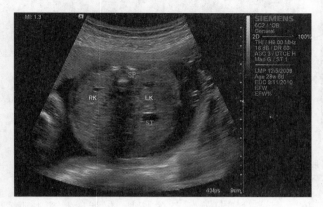 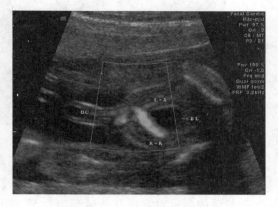

图 11-2-9 下腹部肾横切面
LK,左肾;RK,右肾;ST,胃泡;SP,脊柱

图 11-2-10 下腹部膀胱横切面
UC,脐带;BL,膀胱;L-A,左侧脐动脉;R-A,右侧脐动脉

此切面主要用于观察膀胱是否充盈,两侧脐动脉是否都存在。若膀胱充盈提示肾有泌尿功能,若膀胱未充盈,须仔细查看双侧肾是否确实存在,并等待 20 min 后再次观察膀胱是否充盈。此外,需注意脐带插入腹壁处有无异常回声,因脐部为脐疝、脐膨出、腹壁缺损等异常的高发部位。

(四)脊柱

孕 10～11 周可见胎儿脊柱,孕 15～16 周可清晰显示。脊柱纵切面声像图显示胎儿脊柱的椎体与左侧或右侧椎弓形成的 2 条平行、整齐排列、念珠状、较亮光点至尾椎合拢,并有生理弯曲度的线。椎管显示为长条状暗区。脊柱表面覆盖的软组织呈低回声、皮肤呈线状高回声。侧动探头可见 3 条光带,中间为椎体回声。脊柱横切面可见呈倒三角形的三个强光点,系 2 个椎弓与 1 个椎体的骨化中心(图 11-2-11)。

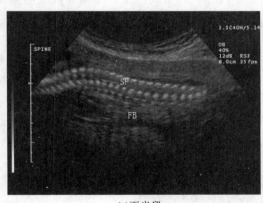 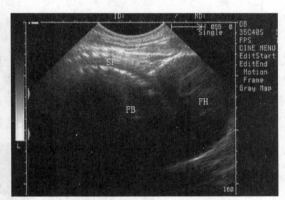

(a)下半段

(b)上半段

图 11-2-11 脊柱纵切面
SP,脊柱;FB,胎体;FH,胎头

观察时于胎儿背部朝向母亲腹壁时观察最佳,沿胎头从颈椎开始纵行观察颈、胸、腰、骶椎。应仔细观察脊柱从头到尾的每一块椎骨,包括组成椎骨的一个椎体与两个椎弓,并注意椎体与椎弓的一一对应。并须等待脊柱表面与羊膜囊之间有羊水时,观察脊柱表面覆盖的皮肤是否完整;如脊柱表面皮肤与羊膜囊之间无间隙,则很难判断是否有小的脊柱裂或者脊膜膨出。

(五)四肢主要长骨

在中期妊娠羊水较多时四肢显示最好。四肢长骨主要包括上肢的肱骨、尺桡骨,下肢的股骨、胫腓骨,手部的掌骨、指骨以及足部的跖骨、趾骨等小型长骨。其中,肱骨和股骨是最常用的胎儿生物学测量指标。肱骨与股骨在声像图上均显示为长条状略带弧形的强回声,周围软组织为低回声。

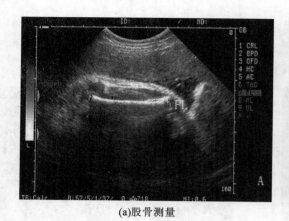
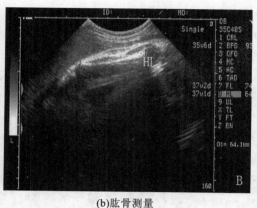

(a)股骨测量   (b)肱骨测量

图 11-2-12　股骨、肱骨测量

F,股骨;HL,肱骨

  四肢骨的测量对发现肢体畸形有比较实用的价值。探测时需显示完整的长骨,包括股骨头与肱骨头,测量整个骨干的长度,从一端到另一端(不包括股骨头,也不能把骨骺测量在内)(图 11-2-12)。其生长曲线及可重复性与双顶径相似,妊娠晚期,胎头变形时股骨长度可靠性更高。胫腓骨、尺桡骨、胎足、手掌、手指等均能观察,并且在周围羊水充分时,仔细耐心地检查可辨认其手指、足趾。

  （六）胎盘

  超声于正常孕 8～9 周时即可检测到胎盘,观察时须移动探头全面观察,并除外胎盘异常肿块或副胎盘等的存在。

  胎盘位于宫腔一侧,表面近胎儿面为中高回声的羊膜,基底部与子宫壁交界处为低回声的基底膜,中央的胎盘实质回声随妊娠进展而由高到低、由均匀到不均匀。妊娠晚期,羊膜、基底膜及胎盘实质内可见逐渐增多的点状、短线状高回声分布。除此之外,还应注意观察胎盘的位置、厚度及成熟度。

  1. 胎盘位置　正常胎盘位于宫体部位,可在宫底部,也可在前、后壁或侧壁。中期妊娠时胎盘面积相对较大,下缘位置偏低时需考虑有胎盘正常位移,不能轻易诊断为前置胎盘,一般需在孕 28 周后才做诊断。

  2. 胎盘厚度　纵切胎盘可测量胎盘表面羊膜至基底膜的距离,此为胎盘厚度,正常值一般不超过 5 cm。如胎盘过大、过厚需注意观察胎儿及母体有无异常情况。母体贫血、母儿血型不合或孕妇患有糖尿病时可致胎盘体积增大,胎盘增厚还应警惕胎盘早剥时血肿的形成。胎盘过小多为胎盘功能不良,常伴胎儿宫内窘迫。膀胱适度充盈时,可测量胎盘下缘距离宫颈内口的距离,正常大于 70 mm(图 11-2-13)。

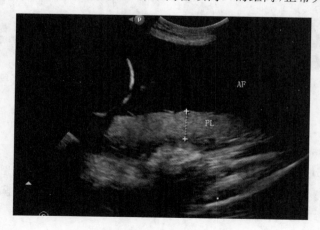

图 11-2-13　胎盘厚度

测量键所标为胎盘厚度的测量;PL,胎盘;AF,羊水

  3. 胎盘成熟度　根据绒毛膜、胎盘实质及基底层回声变化来判断胎盘成熟度,胎盘成熟度可分为四级(表 11-2-1)。按胎盘成熟度可推测胎儿成熟度,Ⅲ级胎盘成熟度提示羊水中 L/S 值＞2,表示胎儿成

熟。如胎盘成熟度出现时间提前往往预示胎盘功能下降。

表 11-2-1　胎盘成熟度分级

	0 级	Ⅰ 级	Ⅱ 级	Ⅲ 级
绒毛膜	直而平坦	稍有波状	出现切迹并伸入胎盘实质内,未达到基底膜	切迹深达基底膜
胎盘实质	均匀分布细密点状回声	出现散在点状强回声	出现逗点状强回声	出现环状回声和不规则的点状和团状强回声
基底膜	分辨不清	无回声	出现线状排列的点状强回声,长轴与胎盘长轴平行	粗大强回声

（七）脐带

脐带漂浮于羊水中,两端分别连于胎盘和胎儿脐部。脐带的长轴切面呈长条状或麻花状（图 11-2-14、彩图 16）,内部可见一粗二细的一根脐静脉和二根脐动脉,呈长条状。横切面可见一粗二细的三根脐血管的横切面,呈品字形排列。位置合适时,可见脐带插入胎儿腹壁或连接胎盘位置。

超声检查应注意观察脐带是否有打结、水肿,表面是否有囊肿及三根血管的粗细比例（一粗二细）。并可于下腹部膀胱横切面观察膀胱两侧的脐动脉。此外还应注意两根脐动脉内部的血流方向是否一致,与脐静脉内部的血流方向是否相反。

（八）羊水

羊水的声像图表现为无回声区,围绕胎体周围,无固定形态,可随胎儿形态或姿势的变化而呈不规则形。中期妊娠时羊水量相对较多,且澄清。晚期妊娠时因胎儿皮脂、毳毛等脱落于羊水中,可见内部有点状回声。

羊水多少能反映胎儿、胎盘的功能。测量羊水深度时不宜选取过窄或过浅的平面,且不应包括胎儿肢体或脐带。测量方向即测量线应与水平面或床面垂直。目前常用的测量方法也是一个估计量,早、中期妊娠时测量羊水池的深度,正常值为 4～6 cm,小于 3 cm 为羊水偏少,大于 8 cm 为羊水偏多（图 11-2-15）。晚期妊娠以测量羊水指数为佳。正常值为 5～20 cm,小于 5 cm 为羊水过少,大于 25 cm 为羊水过多。羊水过多应警惕胎儿畸形,最常见的是神经管畸形及消化道梗阻畸形;羊水过少是胎儿、胎盘功能不全的表现,也可能是泌尿系统梗阻或肾先天性发育不全的结果。

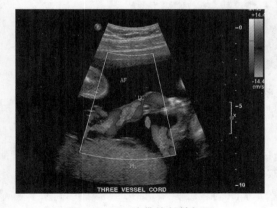

图 11-2-14　脐带的长轴切面
PL,胎盘;AF,羊水;UC,脐带

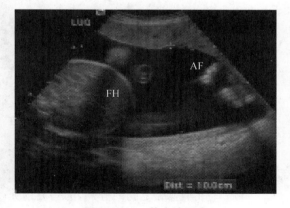

图 11-2-15　羊水池深度
测量键所标为最大羊水池深度的测量;AF,羊水;FH,胎头

三、多胎妊娠

多胎妊娠指一次妊娠同时存在 2 个以上胎儿在宫内生长,以双胎妊娠较常见。但是,近年来随着促排卵药在不孕症中的运用的增加,多胎妊娠的发生有增加的趋势。

（一）多胎妊娠的类型

多胎妊娠可有 2 个或 2 个以上的卵子同时受精，也可由 1 个受精卵分裂而形成。以双胎妊娠为例，可分为单卵双胎妊娠、双卵双胎妊娠。单卵双胎妊娠约占 30％，双卵双胎妊娠约占 70％。

1. 双卵双胎妊娠　双卵双胎由 2 个卵子分别受精，形成的 2 个受精卵各自着床而形成。每个胎儿均有各自的绒毛膜和羊膜囊包裹（即双绒毛膜囊、双羊膜囊双胎），虽有各自的胎盘，但是常常融合在一起，形似一个胎盘，每个胎盘的血液循环完全独立。此时两个胎儿有各自的遗传基因，胎儿性别、血型可以完全不同。

2. 单卵双胎妊娠　单卵双胎由 1 个受精卵在胚胎发育不同阶段分裂而成，分裂后的每个受精卵均可形成独立的胎儿。但是由于两个胎儿的基因相同，所以其性别、血型、体型甚至神经及精神类型均相同。由于分裂形成独自胚胎的时间不同又可分为三种不同类型。

（1）卵裂球阶段分离型：卵裂球一分为二，发育成 2 个胎儿、2 个胎盘及 2 个羊膜囊，胎盘种植位置可以分开亦可邻近甚至可融合。此型为双绒毛膜囊、双羊膜囊双胎，与双卵双胎相似。

（2）内细胞团阶段分离型：在囊胚期，内细胞团一分为二，发育成 2 个胎儿、2 个羊膜囊，但胎盘仅 1 个。即 2 个胎儿每个均有各自的羊膜囊，但共用 1 个绒毛膜囊或胎盘，即单绒毛膜囊、双羊膜囊双胎。

（3）胚盘阶段分离型：胚盘出现 2 个原条，发育成 2 个胎儿，但羊膜囊和胎盘仅 1 个。即 2 个胎儿共有 1 个羊膜囊及 1 个绒毛膜囊（1 个胎盘），即单绒毛膜囊、单羊膜囊双胎。此型 2 个原条相距较近时会形成联体双胎。

（二）声像图表现

1. 早期妊娠　宫腔内可见 1 个以上胚囊，每个胚囊内各有 1 个胚芽或每个胚囊内见 2 个以上胚芽。一侧卵巢内可见 1 个以上黄体，或者两侧卵巢各见 1 个以上的黄体存在（图 11-2-16）。

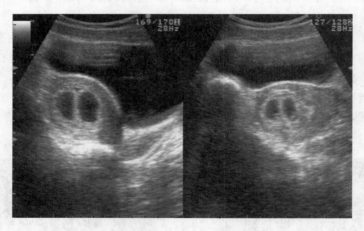

图 11-2-16　双绒毛膜囊双胎

宫腔内可见 2 个妊娠囊，囊内各见一个胚芽

2. 中晚期妊娠

（1）宫腔内可见 2 个或以上的胎头、肢体较多。从各自的胎头沿脊柱追踪往下观察头、颈、胸、心脏、腹部、肢体，分别测量，注意胎儿间有无联系，以排除联体双胎。

（2）寻找 2 个羊膜腔之间的分隔，为一亮的光带，可随羊水飘动。

（3）可见 1 个大胎盘或 2 个胎盘，2 个胎盘可能为双卵双胎。

应特别注意，检查双绒毛膜囊、双羊膜囊双胎时，当 2 个胎盘相邻紧密甚至融合时，超声表现为"1 个胎盘"，此时需要与单绒毛膜囊、双羊膜囊双胎鉴别。因为这 2 种不同类型的双胎的临床表现与处理均不同，单绒毛膜囊、双羊膜囊双胎（内细胞团阶段分离型的双胎）与单绒毛膜囊、单羊膜囊双胎一样有可能发生双胎输血综合征。因此发现双胎时，有必要对羊膜囊及胎盘的个数进行观察和分析，以判断绒毛膜性及发生双胎输血的可能性。一般宜在妊娠早期或妊娠中期的早期（约在孕 16 周以前）进行绒毛膜性的判断。

（三）探测要点

1. 探测内容

（1）确诊多胎妊娠：早期妊娠主要观察胚囊及胚芽的个数及相互关系；中期妊娠主要观察胎儿的个数，羊膜囊、绒毛膜囊的个数、相互关系及内部结构。

（2）判断绒毛膜性：在双胎妊娠中，无论是双卵双胎还是单卵双胎，在妊娠早期或妊娠中期的早期对绒毛膜性做出判断非常重要。①双绒毛膜囊、双羊膜囊双胎：羊膜囊之间的分隔较厚，由2层绒毛膜和2层羊膜组成。当2个胎盘邻近而融合时，超声表现为融合处的胎盘相邻处形成一向宫腔方向突起的三角形结构并向相邻的羊膜囊分隔处延续，称为"双胎峰"征象。②单绒毛膜囊、双羊膜囊双胎：羊膜囊之间的分隔较薄，由2层羊膜组成，超声声像图无"双胎峰"征象。

2. 注意事项 超声探测时，首先需要将探头在孕妇整个腹部做横行或纵行的平移扫查，以免遗漏多胎妊娠之胎儿。其次要注意胎儿头部、躯干部及四肢的相邻关系，以免胎儿数目计数错误，并排除联体畸形。

第三节 胎儿生长发育监测

一、胎龄计测

胎龄的推测方法有很多，临床上以末次月经、子宫大小等推测，而超声检查主要是通过测量子宫大小、胚囊大小、头臀长度、胎头双顶径及股骨长度等来推测，是目前比较常用，并且比较直观、简便的方法。胎儿的生长发育与胎龄有良好的相关性。

（一）妊娠囊（GS）的测量

在孕7周内测量为宜，适度充盈膀胱，完整、清晰地显示妊娠囊后，测量妊娠囊内壁三条径线并求平均数（以最大妊娠囊平面进行测量）。简易估计孕龄的方法如下。

妊娠龄（天）＝妊娠囊平均内径（mm）＋30

因妊娠囊形态不规则，测量值变异较大，所以根据妊娠囊大小估计妊娠龄的准确性较差。

（二）头臀长度（CRL）

适用于6～12孕周，可信性较高。

测量时必须取胎体最长的正中矢状面，测量胚胎的颅顶部至臀部外缘的距离。CRL随孕周的增加而增长。

简易估计法：妊娠龄（周）＝CRL（cm）＋6.5

（三）胎头计测

1. 双顶径（BPD） 测量胎头双顶径为最常用的方法。测量标准切面为胎头横切时的丘脑平面，适用于孕12～28周（表11-3-1）。计算公式如下。

$$孕20周前 \ BPD（cm）＝0.297×孕周－1.649$$
$$孕20周后 \ BPD（cm）＝0.21×孕周＋1.14$$

注意：孕晚期双顶径测量值因受胎儿体位或入盆等因素的影响会出现较大的偏差。

2. 头围（HC） 头围的测量平面同双顶径的测量平面。正差值随孕周而增大（表11-3-1）。

（四）腹围（AC）

测量平面为胎儿腹部横切面。正差值随孕周的增加而增大（表11-3-1）。

（五）胎儿股骨长度（FL）

孕15周至足月妊娠可测量，其准确性与双顶径相似，妊娠晚期，胎头受压，股骨长度测量值更可靠。现已将股骨长度的测量纳入必测项目，与胎龄关系见表11-3-1。

表 11-3-1　胎儿头围(HC)、双顶径(BPD)、股骨长度(FL)、腹围(AC)正常测量值

孕周	HC/cm			BPD/cm			FL/cm			AC/cm		
	5th	50th	95th	5th	50th	95th	5th	50th	95th	5th	50th	95th
$14^{+0} \sim 14^{+6}$	102	110	118	28	31	44	14	17	19	80	90	102
$15^{+0} \sim 15^{+6}$	111	120	129	31	34	37	17	19	22	88	99	112
$16^{+0} \sim 16^{+6}$	120	130	140	34	37	40	19	22	25	96	108	122
$17^{+0} \sim 17^{+6}$	130	141	152	36	40	43	21	24	28	105	118	133
$18^{+0} \sim 18^{+6}$	141	152	164	39	43	47	24	27	30	114	128	144
$19^{+0} \sim 19^{+6}$	151	163	176	42	46	50	26	30	33	123	139	156
$20^{+0} \sim 20^{+6}$	162	175	189	45	49	54	29	32	36	133	149	168
$21^{+0} \sim 21^{+6}$	173	187	201	48	52	57	32	35	39	143	161	181
$22^{+0} \sim 22^{+6}$	184	198	214	51	56	61	34	38	42	153	172	193
$23^{+0} \sim 23^{+6}$	195	210	227	54	59	64	37	41	45	163	183	206
$24^{+0} \sim 24^{+6}$	206	222	240	57	62	68	39	43	47	174	195	219
$25^{+0} \sim 25^{+6}$	217	234	252	60	66	71	42	46	50	184	207	233
$26^{+0} \sim 26^{+6}$	227	245	264	63	69	75	44	48	53	195	219	246
$27^{+0} \sim 27^{+6}$	238	256	277	66	72	78	47	51	55	205	231	259
$28^{+0} \sim 28^{+6}$	248	267	288	69	75	81	49	53	58	216	243	272
$29^{+0} \sim 29^{+6}$	257	277	299	72	78	85	51	56	60	226	254	285
$30^{+0} \sim 30^{+6}$	266	287	309	74	81	88	53	58	63	237	266	298
$31^{+0} \sim 31^{+6}$	274	296	319	77	83	90	55	60	65	246	277	310
$32^{+0} \sim 32^{+6}$	282	304	328	79	86	93	57	62	67	256	287	322
$33^{+0} \sim 33^{+6}$	288	311	336	81	88	96	59	64	69	265	297	334
$34^{+0} \sim 34^{+6}$	294	317	342	83	90	98	61	66	71	274	307	345
$35^{+0} \sim 35^{+6}$	299	323	348	85	92	100	63	68	73	282	316	355
$36^{+0} \sim 36^{+6}$	303	327	353	86	94	102	64	69	74	289	324	364
$37^{+0} \sim 37^{+6}$	306	330	356	87	95	103	66	71	76	295	332	372
$38^{+0} \sim 38^{+6}$	308	332	358	88	96	104	67	72	77	302	339	380
$39^{+0} \sim 39^{+6}$	309	333	359	89	97	105	68	73	78	307	345	387

注:5th、50th、95th分别表示第5、第50、第95百分位。

(六)其他

1. 肱骨长度　测量方法与股骨长度的测量相似。

2. 小脑横径　在小脑横切面测量小脑最大横径外缘。小脑横径随孕周而增长,在孕24周前,小脑横径(以 mm 为单位)约等于孕周;孕 20~38 周平均每周增长 1~2 mm;孕 38 周后增长缓慢,平均每周增长 0.7 mm。

以上各项单项预测其准确性相对于多参数其正确性要差,故要全面测量,综合指标更可靠。

胎儿体重的预测:通过超声测量的各项指标可用来预测胎儿体重。常用胎儿的双顶径、头围、胸围、腹径、腹围、股骨长度等单项或多项指标,通过统计学处理后可计算出胎儿体重。目前几乎所有的超声诊断仪均配有胎儿生长发育评估软件,输入超声生物测量值后即可获得胎儿体重。

二、胎儿生理功能观察

胎儿生物物理监护是利用超声显像仪及胎心率监护仪来检查胎儿的各项生物物理变量,是预测胎儿

预后非常重要的一种方法。胎儿生物物理评分满分为 10 分,8～10 分无急慢性缺氧,6～8 分可能有急性或慢性缺氧,4～6 分有急性或慢性缺氧,2～4 分有急性伴慢性缺氧,0 分有急慢性缺氧(表 11-3-2)。

表 11-3-2 胎儿生物物理评分表

指 标	2分(正常)	0分
肌张力	≥1 次躯干和肢体伸展复屈;手指摊开合拢	无活动;肢体完全伸展;伸展缓慢,部分复屈
胎动(30 min)	≥3 次躯干和肢体活动(连续出现计 1 次)	≤2 次躯干和肢体活动;无活动肢体完全伸展
胎儿呼吸运动(30 min)	≥1 次,持续 30 s 以上	无;或持续<30 s
羊水量	羊水池垂直深度≥2 cm	无;或羊水池垂直深度<2 cm
无应激试验(20 min)	≥2 次胎动伴胎心加速≥15 次/分,持续≥15 s	<2 次胎动,胎心加速<15 次/分,持续<15 s

第四节　产 科 疾 病

一、流产

妊娠不满 28 周、胎儿体重不满 1000 g 而终止妊娠者,称为流产。

【病因病理】

早期流产时胚胎多数先死亡,随后发生底蜕膜出血,造成胚胎的绒毛与蜕膜层分离,已分离的胚胎组织如同异物,引起子宫收缩而被排出。有时也可能是蜕膜海绵层先出血坏死或有血栓形成,使胎儿死亡,然后排出。导致流产的原因很多,主要有以下几种:

1. 遗传基因缺陷　早期自然流产时,染色体异常的胚胎占 50%～60%。染色体异常的胚胎多数结局为流产,极少数可继续发育成胎儿,但出生后也会发生某些功能异常或合并畸形。

2. 环境因素　影响生殖功能的外界不良因素很多,可以直接或间接对胎儿造成损害,比如过多的接触某些有害的化学物质(如甲醛、铅、砷、苯等)和某些物理因素(如放射线、噪声及高温等),均可引起流产。

3. 母体因素　比如孕妇本身受过创伤或患有某些全身性疾病、生殖器官疾病或内分泌失调性疾病等,均可导致流产。

4. 胎盘内分泌不足　妊娠早期时,除卵巢的妊娠黄体分泌孕激素外,胎盘滋养细胞也逐渐产生孕激素。妊娠 8 周后,胎盘逐渐成为产生孕激素的主要场所。除孕激素外,胎盘还合成其他激素如 β-绒毛膜促性腺激素、雌激素、胎盘生乳素等。早孕时,上述激素值下降则妊娠难以继续而致流产。

5. 免疫因素　妊娠犹如异体移植,若母儿双方免疫不适应,则可引起母体对胚胎的排斥而致流产。

【临床表现】

临床上按流产发生的不同阶段可分先兆流产、难免流产、不全流产、完全流产和过期流产五类。这五种类型的临床表现如下:

1. 先兆流产　临床上可有腹痛、阴道流血等流产征兆,但无妊娠物排出,且宫颈口未开。

2. 难免流产　腹痛与阴道流血加剧,宫颈口扩张,流产不可避免。

3. 不全流产　难免流产继续发展,部分妊娠物排出体外,部分仍位于宫腔或宫颈管等处而未排尽,出血持续存在或继续增加,严重者引起大出血。

4. 完全流产　妊娠物完全排出体外,阴道流血与腹痛逐渐停止,宫颈口关闭,子宫大小接近正常。

5. 过期流产　过期流产又称稽留流产,指胚胎死亡达 2 个月以上,尚未自然排出,子宫体积不再增大,反而缩小,妊娠反应消失,有时可有反复阴道出血,尿妊娠试验阴性。

【声像图表现】

声像图表现因流产的类型不同而异。

1. 先兆流产 超声表现与正常宫内妊娠接近,子宫轮廓增大,其大小与停经月份相符,宫内可显示妊娠囊或可显示胎体、胎动和胎心。宫腔内无积血或少量积血。有阴道出血者宫腔内可见积液存在,一般提示预后好(图 11-4-1)。

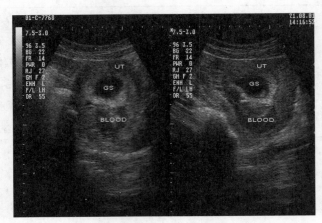

图 11-4-1 先兆流产伴宫腔积血

UT,子宫;GS,胚囊;BLOOD,宫腔积血

2. 难免流产 超声表现可有以下两种类型。

(1)宫腔内未见胚囊,在宫腔下段或宫颈管内可见变形的胚囊,宫颈部分或全部扩张。原始胎心波动仍可存在,也可消失。

(2)胚囊仍位于宫腔内,但胚囊平均直径小于孕周或随访中未见增大,胚囊变形;未见胚芽或有胚芽但随访中无增长,或胚芽长度达 3 mm 以上仍未见胎心搏动,则流产难以避免(图 11-4-2、彩图 17)。

3. 不全流产 宫腔内或宫颈管内可见妊娠残留物呈不均匀中低回声区或中高回声,而无胚囊等正常妊娠表现(图 11-4-3)。

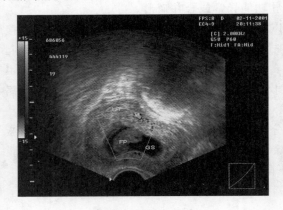

图 11-4-2 难免流产

UT,子宫;GS,胚囊;FP,胚芽(内部无彩色血流)

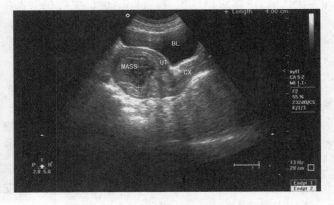

图 11-4-3 不全流产(宫腔内有残留物)

UT,子宫;CX,宫颈;BL,膀胱;MASS,宫腔内残留物

4. 完全流产 声像图表现接近正常子宫,宫腔内可能无异常发现或见宫腔内少量积液。

5. 过期流产 超声显示子宫体小于妊娠月份,宫内妊娠囊、胎盘及胎头轮廓不清,宫内可见散在性的点状或团块状回声,不能显示胎动和胎心搏动。

【鉴别诊断】

1. 与异位妊娠相鉴别 当宫腔内未见正常胚囊结构时,需要与异位妊娠或异常宫内妊娠鉴别。如异位妊娠时,子宫内膜因发生蜕膜样变而增厚或回声不均,或因宫腔出血而回声紊乱。因此我们首先要确定宫腔内部的回声改变是否与宫内妊娠或宫内妊娠流产有关,并与异位妊娠时的宫腔改变鉴别。

2. 与宫颈管妊娠相鉴别 当宫内妊娠流产,胚囊下移至宫颈管内时,需要与种植于宫颈部位的宫颈管妊娠相鉴别。

3. 与宫腔病变相鉴别 难免流产表现为不规则的空胚囊伴宫腔内积血时,宫腔内部回声紊乱,此时需要与葡萄胎、子宫肌瘤变性等位于宫腔部位的病变相鉴别。

4. 与胎死宫内相鉴别 过期流产需要与胎死宫内相鉴别。胎死宫内指的是指妊娠中晚期胎儿在宫内死亡,也称死胎。胎死宫内的超声表现可见胎儿各生长参数均小于孕周,且胎心、胎动消失,颅骨变形、颅缝重叠,胎儿全身水肿,皮肤呈双层改变,内脏结构紊乱、不清,羊水混浊。

【超声诊断评价】

流产是产科常见的疾病,临床上有些流产难以在短期内查清,对胚胎的存活也难以预测,需要较长时间的观察方能确诊,超声检查不仅能迅速确诊,且可分辨属于何种类型的流产,使流产的诊断水平显著提高。再加上阴道探头的使用,使得对微小胚胎的正常发育和病理现象更能得到及早发现,诊断符合率明显提高。

二、异位妊娠

受精卵在宫腔以外着床称异位妊娠,俗称宫外孕,是妇产科常见急腹症之一。其可发生于输卵管、卵巢、腹腔、阔韧带、宫颈等盆腔脏器或组织。其中以输卵管妊娠最为多见,约占95%。输卵管妊娠中以壶腹部妊娠最多见,占50%～70%;其次为峡部、伞端,间质部妊娠最少见。

【病因病理】

按照发生部位不同,病理过程也不尽相同。

(1)输卵管妊娠:指发生于输卵管的异位妊娠。输卵管妊娠可有不同转归:①流产型:胚囊在输卵管内生长,尤其以壶腹部多见。孕卵因输卵管管壁薄、血供差而生长不良,常落入输卵管管腔而被排入腹腔。如完全流产则内出血少,如不全流产则会引起反复出血,血块与输卵管甚至卵巢包裹,凝成团块。②破裂型:因孕卵在输卵管内生长,侵蚀肌层而破裂,有突然腹痛和内出血症状。③继发腹腔妊娠:输卵管妊娠流产或破裂后,胚囊或胎儿完好,可再次着床或胎盘附着于腹腔的任何部位后继续生长形成腹腔妊娠。若种植在阔韧带内可发展为阔韧带妊娠。④陈旧性宫外孕:输卵管妊娠流产或破裂后形成的包块若长期存在于盆腔内,血液水分逐渐被吸收,血块与组织物机化,与周围组织包括子宫粘连成块,久而久之不消退称为陈旧性宫外孕。⑤无症状流产型:孕卵在输卵管着床后很快早期死亡,孕卵自行吸收、退化。

(2)卵巢妊娠:卵巢妊娠较为少见,受精卵在卵巢组织内种植和生长发育,诊断标准是:①输卵管完整;②胚囊必须在卵巢内;③卵巢与胚囊是以子宫卵巢韧带与子宫相连;④胚囊壁上有许多卵巢组织。卵巢妊娠与输卵管妊娠有许多相似之处,尤其破裂出血后形成包块就更难鉴别。

(3)腹腔妊娠:常继发于输卵管妊娠破裂或流产后,胚囊或胎盘进入腹腔,再次着床于腹腔任何部位,在腹腔内生长、发育。腹腔妊娠由于胎盘附着部位血供不足,多数在未达足月妊娠前胎儿就已死亡,也有待到近足月,最后剖腹取出胎儿的。

(4)宫颈妊娠:孕卵种植在子宫内口与外口之间的宫颈管内。多见于经产妇,有闭经史、早孕反应及阴道流血,可反复大量出血,但腹痛症状不明显。

(5)子宫切口处妊娠:指孕卵种植在子宫前壁峡部剖宫产切口处。因此处肌层较薄,易发生流产。

(6)阔韧带妊娠:发生于子宫旁的阔韧带内,极罕见。其发生原理为:①受精卵原发种植在阔韧带;②继发种植于阔韧带内,常继发于输卵管、卵巢、腹膜表面等部位的异位妊娠。一般经剖腹手术或腹腔镜手术证实,术前超声确诊困难,即声像图上与输卵管、卵巢等部位的异位妊娠近似,鉴别诊断困难。

(7)残角子宫妊娠:受精卵于残角子宫内着床并生长发育,多发生于初产妇,较罕见。

(8)宫角妊娠:孕卵种植在宫腔宫角部,胎儿若向宫腔方向生长则无大碍,若向宫角部浆膜层方向生长则会引起宫角破裂大出血。

【临床表现】

1. 腹痛 输卵管妊娠患者就诊的主要症状。输卵管妊娠未发生破裂前,由于胚胎生长使输卵管膨胀而产生下腹部隐痛或胀痛。输卵管破裂患者和部分输卵管妊娠流产患者发病时,常突然感到下腹部撕裂样疼痛,血液聚积于直肠子宫陷凹可刺激直肠产生肛门坠胀感。

2. 阴道流血 常发生于停经后不久,量较月经少,表示胚胎已经死亡。流血可发生在腹痛之前,也可发生在其后,但也有无阴道流血者,如输卵管峡部妊娠破裂,由于其破裂较早,故无阴道流血。

3. **停经史** 多数停经 6～8 周。少数仅有月经延迟数日,也可能无停经主诉。部分病例可伴有早孕反应。

4. **晕厥与休克** 其发生与内出血的速度和内出血的量有关。

5. **腹部包块** 形成血肿时间较久,血液凝固并与周围组织或器官(如子宫、输卵管、卵巢、肠管等)发生粘连形成包块。

【**声像图表现**】

因异位妊娠发生的部位不同。病程不同,声像图表现各异。

1. **输卵管妊娠**

(1) 输卵管妊娠流产型或未破裂时,超声可见宫腔内无胚囊等妊娠表现,子宫一侧附件除卵巢外可见一混合回声包块,包块内可能见到胚囊,也可能见到胚芽及有胎心搏动(图 11-4-4)。

(2) 输卵管妊娠流产型如反复出血可形成输卵管血肿,正常卵巢也可包裹其中,则一侧附件不能探及正常卵巢,而仅能探及一个混合性包块,且包块内回声紊乱,不能区分卵巢和输卵管。盆腔内出血时可有少量积液。

(3) 输卵管妊娠破裂时,盆腔内可见大量游离液体,一侧附件区的包块位于积液中。

2. **卵巢妊娠**

(1) 有胚囊型:一侧卵巢上见一胚囊样结构,但须与黄体囊肿相鉴别(图 11-4-5)。

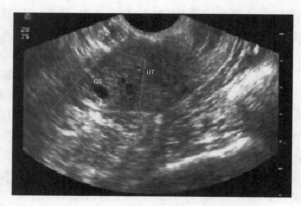

图 11-4-4　输卵管妊娠(胚囊型)
UT,子宫;GS,胚囊

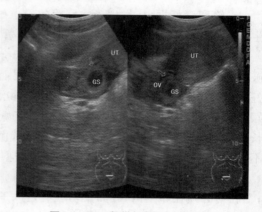

图 11-4-5　卵巢妊娠(有胚囊型)
UT,子宫;OV,卵巢;GS,胚囊

(2) 流产型:声像图表现与输卵管妊娠难鉴别。卵巢妊娠流产型一般在手术前难以确诊。

3. **腹腔妊娠** 超声检查见胚囊与子宫分离,宫内未见胚囊,胚囊周围无较厚的肌层组织,此点是与残角子宫妊娠的鉴别要点。如胎儿继续生长,则一般胎儿小于孕周,胎盘附着处基底膜显示不清,且胎儿及羊膜囊外无明显子宫肌层存在。如能在下腹部找到正常子宫将有助于明确诊断。

4. **宫颈妊娠** 早期典型者宫颈管内见胚囊(图 11-4-6),且胚囊位于宫颈的一侧壁为一偏心圆,宫颈内、外口均为闭合状态。子宫因宫体较小、宫颈较大而呈葫芦形。如宫颈妊娠流产出血则宫颈增大,宫颈管内部回声紊乱,可能无正常胚囊显示。

5. **子宫切口处妊娠** 分为有胚囊型和包块型两大类。

(1) 有胚囊型 声像图典型表现为:①宫内无妊娠囊;②宫颈管内无妊娠囊;③妊娠囊生长在子宫峡部前壁切口部位(图 11-4-7、彩图 18);④膀胱和妊娠囊之间肌壁薄弱。

(2) 包块型(无胚囊型) 声像图表现为:①宫内无妊娠囊;②宫颈管内无妊娠囊;③子宫前壁下段峡部见回声不均匀的混合性包块,并向浆膜层方向外凸;④包块与膀胱之间肌壁薄弱且分界不清,甚至包块外缘可达浆膜层;⑤子宫前壁峡部切口着床部位彩色血流可无,亦可特别丰富,甚至可见动静脉瘘。需与宫内妊娠流产、难免流产、宫颈妊娠、滋养细胞疾病等鉴别,以明确诊断,避免盲目刮宫引起大出血等严重后果。

(3) 阔韧带妊娠:声像图表现与输卵管、卵巢等部位的异位妊娠相近,术前超声诊断困难,一般经剖腹手术或腹腔镜手术证实。

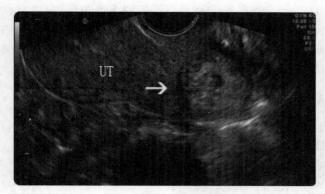

图 11-4-6 宫颈妊娠

宫腔内未见妊娠囊,宫颈内口关闭,

宫颈内口可见妊娠囊样结构(箭头所示);UT,子宫

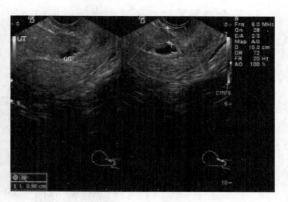

图 11-4-7 子宫剖宫产切口处妊娠

UT,子宫;GS,胚囊

(4)残角子宫妊娠:在早期的残角子宫妊娠破裂前,超声检查可见一个相对小于停经月份的单角子宫,宫腔内有蜕膜回声或假胚囊回声,对侧残角子宫内可见妊娠囊和胚胎回声,妊娠囊周围显示一定厚度的肌层组织,且相对独立。有时死亡的胎儿填满残角宫腔内,胎头与脊柱有变形。残角子宫与对侧单角子宫之间有中低回声的间隔回声,此点是与输卵管妊娠鉴别的要点。

(5)宫角妊娠:声像图表现为胚囊位于一侧宫腔宫角部,其外侧见宫角部肌层组织包绕,内侧与子宫内膜相连,宫角部轻微外凸或外凸不甚明显。

【鉴别诊断】

早期的异位妊娠须与宫内妊娠流产、卵巢囊肿或黄体破裂等妇科急症鉴别。卵巢、腹腔、阔韧带等部位的异常妊娠的鉴别诊断相对较难。子宫切口处妊娠须与宫内妊娠流产以及宫颈妊娠相鉴别,宫角妊娠须与输卵管间质部妊娠相鉴别。

【超声诊断评价】

超声诊断异位妊娠能够给临床提供较多的信息,但对于卵巢妊娠及阔韧带妊娠的诊断,声像图没有明显的特征性表现,超声诊断较为困难。

三、葡萄胎

【病因病理】

1. 病因 葡萄胎的发生可能与营养因素、感染因素、种族因素、内分泌失调、孕卵缺损、原癌基因的过度表达及抑癌基因的变异失活有关。

2. 病理 妊娠滋养细胞疾病是一组来源于胎盘滋养细胞的疾病,而葡萄胎是妊娠滋养细胞疾病中的一种良性疾病,故也称良性葡萄胎。其形成主要是由于滋养层细胞增生和绒毛间质水肿,使绒毛变成了大小不等的水泡,相互间有细蒂相连,形似成串的葡萄,故称葡萄胎,又称水泡状胎块。

葡萄胎有完全性和部分性之分,大多数为完全性葡萄胎,胎盘绒毛基本上已经全部变为葡萄胎组织,胚胎早就停止发育并被吸收,称完全性葡萄胎;部分性葡萄胎仅部分胎盘绒毛发生水肿变性,胎儿和葡萄胎可同时在子宫内发育,胎儿大多数死亡,也可有存活儿但极少有足月儿,且胎儿常发育迟缓或合并多发畸形,这种类型比较少见。

葡萄胎时,由于体内大量绒毛膜促性腺激素的刺激,可使双侧卵巢发生多囊性改变,称黄素囊肿。

【临床表现】

可发生于生育期的任何年龄。临床主要症状是闭经、阴道不规则流血。葡萄胎早期妊娠呕吐剧烈,晚期可出现妊娠高血压综合征。此外,少数患者可出现轻度甲亢,此时血浆甲状腺激素浓度上升,但并不一定会出现明显的甲亢体征,葡萄胎清除后症状即可消失。

【声像图表现】

因葡萄胎类型的不同而异。

1. 完全性葡萄胎　子宫增大超过停经孕周；宫腔内充满密集光点及大小不等的无回声区，呈蜂窝状或暴风雪样；宫腔内未见胎儿及胎盘影像；宫内有出血时可见不规则的无回声区，范围多在2～4 cm；两侧附件区可探测到薄壁多房性肿物，此为卵巢黄素囊肿影像；病变区无明显彩色血流分布，子宫动脉血流阻力指数下降(图11-4-8)。

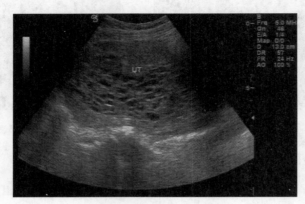

图 11-4-8　完全性葡萄胎
子宫增大，宫腔内可见密集、大小不等的液性暗区，呈蜂窝状改变

2. 部分性葡萄胎　孕早期超声显示增大的子宫内除宫腔蜂窝状结构，还可见变形的胚囊；孕中期在胎盘局部边缘可见混合性包块，有时可见死亡胎儿声影，甚至可见存活胎儿，个别仅表现为胎盘内部的混合性包块，胎儿小于孕周。附件区有时可探测到黄素囊肿。

【鉴别诊断】

典型者诊断不难。不典型者需注意与早期妊娠流产、胎盘水肿、绒毛变性、侵蚀性葡萄胎及绒毛膜癌相鉴别，需结合病史、症状和体征及β-HCG试验等方法进行鉴别。

四、前置胎盘

正常的胎盘应附着于宫体部的后壁、前壁、侧壁或宫底。妊娠28周以后，胎盘附着于子宫下段，甚至胎盘下缘达到或覆盖宫颈内口，位置低于胎儿先露部，称前置胎盘。

【病因病理】

1. 病因　前置胎盘病因尚不明确，可能与子宫内膜病变、胎盘面积过大、受精卵发育迟缓、副胎盘等因素有关。特别是多次妊娠、多胎妊娠、多次流产刮宫及剖宫产手术者等发病率较高。也有学者认为吸烟及毒品对形成前置胎盘也有一定影响。

2. 病理　前置胎盘是妊娠晚期出血的主要原因之一，为妊娠期严重并发症，如处理不当，则会危及母儿生命。根据胎盘与宫颈内口的关系，可将前置胎盘分为以下三种类型。

(1)中央性或完全性前置胎盘：胎盘组织完全覆盖宫颈内口。

(2)部分性前置胎盘：胎盘组织部分覆盖宫颈内口。

(3)边缘性前置胎盘：胎盘附着子宫下段，边缘达宫颈内口，但未覆盖宫颈内口。

当胎盘附着于子宫下段、胎盘下缘极为接近但未到达宫颈内口称为低置胎盘。

【临床表现】

1. 症状　妊娠晚期发生无诱因的无痛性阴道反复出血是前置胎盘的主要症状，占93%～95%。阴道出血的原因是由于随着子宫的增大，附着于子宫下段及宫颈部位的胎盘不能相应地伸展引起错位分离而导致出血。出血发生时间的早晚、反复发作的次数及出血量的多少与前置胎盘的类型有很大关系。

2. 体征　患者的一般情况视出血情况而定，大量出血时可有脸色苍白、脉搏微弱、血压下降等休克征象。腹部检查可见子宫大小与停经月份相符，子宫软，无压痛，但可有胎位异常、胎先露高浮，有时在耻骨联合上缘可听到胎盘杂音。若出血较多，胎儿可因严重缺氧而死亡，此时胎心音消失。

【声像图表现】

超声检查时患者应采取仰卧位，使膀胱中度充盈，在耻骨联合上方行纵向及横向扫查，沿胎盘绒毛膜板或按胎盘回声特点,确定胎盘下缘与宫颈内口的关系。超声诊断因前置胎盘的类型不同而异。

1. 中央性(完全性)前置胎盘 胎盘实质回声完全覆盖宫颈内口(图 11-4-9、彩图 19)。

2. 部分性前置胎盘 胎盘实质回声覆盖部分宫颈内口。

3. 边缘性前置胎盘 胎盘下缘回声紧靠宫颈内口,但未覆盖宫颈内口(图 11-4-10)。

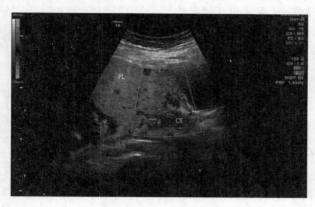 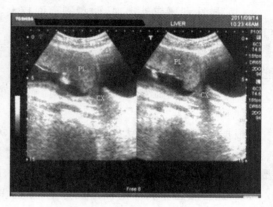

图 11-4-9 中央性前置胎盘   图 11-4-10 边缘性前置胎盘
PL,胎盘;CX,宫颈   PL,胎盘;CX,宫颈

4. 低置胎盘 当胎盘位于子宫前壁、后壁或侧壁下段时,胎盘下缘回声至宫颈内口的距离小于 70 mm,但未到达宫颈内口。

【鉴别诊断】

随着妊娠的进展及子宫下段的形成,胎盘下缘有逐渐上移的趋势。故一般在妊娠 28 周以前不诊断前置胎盘,但可在超声所见中进行描述。

1. 胎盘早剥 轻型胎盘早剥以显性出血为主,临床上需与前置胎盘相鉴别。超声检查可见胎盘早剥的位置正常,无前置情况。

2. 胎盘边缘血窦破裂 临床上可有明显的阴道出血,超声检查可见胎盘位置正常,胎盘边缘可见液性暗区。

3. 子宫下段局部收缩 子宫收缩发生于子宫下段,该处的肌壁增厚或隆起,回声增高,类似胎盘回声,造成覆盖宫颈内口的假象,故应待子宫收缩缓解后再复查。

【超声诊断评价】

超声检查对诊断前置胎盘有其独特的优越性,其定位准确率可达 95% 以上,并且可重复检查,既安全、方便,又无损伤,是目前诊断前置胎盘的首选方法。此外还可以采用以下方法。

1. 放射性同位素扫描 可确定胎盘位置,诊断符合率仅次于超声检查,但此法需特殊设备,因此未被普及。

2. X 线胎盘间接造影检查 有助于确定胎盘位置,但受孕周及胎位的影响,且胎儿会吸收大量的射线,目前已被超声检查取代。

五、胎盘早剥

妊娠 20 周以后或分娩期,正常位置的胎盘在胎儿娩出前,部分或全部从子宫壁剥离,称为胎盘早剥。

【病因病理】

1. 病因 胎盘早剥确切的发病机制尚未完全阐明,但与以下因素有关。

(1)血管病变:有全身血管病变的患者,如重度妊娠高血压综合征、慢性高血压及慢性肾脏疾病等患者,由于胎盘底蜕膜小动脉痉挛或硬化,引起远端毛细血管缺血坏死,以致破裂出血形成血肿,引起胎盘与宫壁剥离。

(2)机械性因素:如腹部外伤、外倒转术校正胎位、脐带过短或脐带绕颈及宫腔内压骤减等,均易导致胎盘早剥。

(3)子宫静脉压突然升高:由于晚期子宫较重,当孕妇长期处于仰卧位时,妊娠子宫压迫下腔静脉,阻碍静脉回流,使子宫静脉压突然升高,传到绒毛间隙导致蜕膜静脉床充血紧张而引起部分或全部胎盘剥离。

2. 病理 胎盘早剥病理变化时底蜕膜出血,形成血肿,使胎盘自附着处剥离。其类型主要有以下几种。

(1)显性剥离或外出血:胎盘剥离面较大,出血较多,血液可冲开胎盘边缘,沿胎膜与宫壁之间的宫颈口流出。

(2)隐性剥离或内出血:胎盘边缘仍附着于宫壁上,或胎儿头部已固定于骨盆入口,使胎盘后血液不能外流,积聚于胎盘与宫壁之间。

(3)混合性出血:当内出血较多时,血液可冲开胎盘边缘,向宫颈口外流,形成混合性出血。

【临床表现】

根据胎盘剥离面积大小和出血量的多少,临床上可将胎盘早剥分为轻型及重型胎盘早剥两型。

1. 轻型胎盘早剥 胎盘剥离面积不超过胎盘面积的1/3,包括胎盘边缘血窦破裂出血,临床表现主要是阴道出血,局部体征不明显,胎心音清楚、胎位正常。

2. 重型胎盘早剥 隐性出血为主,胎盘剥离面积超过1/3,同时有较大的胎盘后血肿。临床表现主要是突发剧烈腹痛,可无或仅有少量阴道出血,贫血程度与外出血不符,腹部检查子宫硬如板状,有压痛,胎位不清,病情发展迅速,很快发生休克。胎儿多因宫内窘迫而死亡,胎心音消失。

【声像图表现】

声像图的表现随剥离部位、剥离面积及检查时间不同而有多种表现。

(1)发病早期、出血少时,若胎盘后出血沿胎膜与宫壁之间流出,超声可无阳性表现。

(2)当病情进展出血量多、出血累积于局部,胎盘后血肿形成后,可表现为胎盘基底膜与基层之间的无回声区、中低回声区或中高回声区的内部回声欠均匀(图11-4-11)。

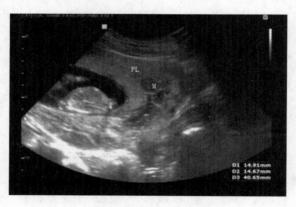

图 11-4-11 胎盘早剥

PL,胎盘;M,胎盘后血肿

(3)羊水区内可出现散在漂浮的小光点,为血性羊水所致。

(4)胎儿可出现胎心变化(不规则或减慢)或无胎心。

【鉴别诊断】

1. 胎盘母体血池 胎盘母体血池扩张时,一般表现为无回声,且位于胎盘胎儿面,内部有低速血液流动。

2. 胎盘肿块 一般位于胎盘实质内,在孕期的超声随访中已有发现。而胎盘早剥一般是突发的,病史中应有腹痛、阴道流血、胎心变化等提示。

【超声诊断评价】

胎盘早剥的诊断,首先应是了解患者病史及体格检查结果,辅助检查方面超声检查是首选的方法。超声检查既安全、简便,又不需特殊准备,且无创伤。其检查准确率的高低主要与以下几方面有关:①胎盘剥离面积的大小:面积大,易确诊;反之,易漏诊。②胎盘的部位:前壁胎盘易检出,后壁胎盘易被胎儿躯体遮挡,超声远场分辨较差,往往不易确诊。③仪器的分辨率及操作者的经验。超声确诊的胎盘剥离的程度,可给临床医师提供可靠的治疗依据,若剥离面大,病情危重,则需立即终止妊娠,抢救孕妇及胎儿的生命;若剥离面小,胎儿又未成熟,则需住院做保守治疗。

六、死胎

妊娠中晚期胎儿在宫内死亡称为死胎,又称胎死宫内。由于胎死宫内时间较长(4周),能引起宫内凝血功能障碍,造成分娩时产后不易控制的出血,故应及时正确地诊断,使死胎尽快排出母体。

【病因病理】

当胎儿发育异常时,如严重畸形、脐带打结、单羊膜囊双胎时两胎儿脐带互相缠绕等,使胎儿血运受阻、缺血缺氧而导致宫内死亡;前置胎盘、胎盘早剥时由于出血较多也可造成胎儿宫内死亡;此外,母体疾病,如妊娠高血压综合征、急慢性肾脏疾病、糖尿病以及过期妊娠等均能造成胎盘功能不全,此时由于通过胎盘到达胎儿体内的营养和氧气的供应不足,也可导致胎儿在宫内窒息死亡。

【临床表现】

(1)胎动消失,有的孕妇能感到先有胎动频繁而后逐渐消失。听诊时听不到胎心。

(2)腹部检查子宫不见长大,可能较孕周小,系由于胎儿死亡后羊水也减少。

(3)乳房胀感消失,渐渐变小。

(4)胎儿死亡时间较长(大于4周)时,孕妇可感乏力、口臭、食欲不振、下腹坠痛或有少量阴道出血。

【声像图表现】

可根据声像图表现的不同,推测胎死宫内的时间。

1. 胎儿刚死亡的声像图

(1)胎儿形态、结构均无明显变化。

(2)一切生命活动指标:胎心、胎动、呼吸样运动、吞咽运动等均消失,此时这些是胎儿死亡的唯一标志。

(3)羊水、胎盘等均无明显变化。

2. 胎儿死亡一段时间后的声像图

(1)子宫各径线均小于孕周。

(2)胎心、胎动消失。

(3)胎儿肌张力消失,脊柱失去正常生理弯曲,可变直或更弯曲、折叠,胸廓塌陷。

(4)胎儿生长发育参数小于孕周。

(5)由于脑组织浸软及颅脑张力降低,导致颅骨重叠、塌陷。胎头皮肤与颅骨之间出现低回声区,一般在胎儿死亡3天后,胎头及全身开始出现水肿。

(6)胎儿颅内、胸廓、腹腔内结构紊乱。胎儿死亡12 h后可开始产生气体,此时在腹腔内可见雾状白色回声。

(7)胎盘肿胀、增厚或萎缩、分离。

(8)羊水量减少。羊水多少可反应胎死宫内时间,时间很久羊水量可减少到几乎为零,导致胎内的结构更模糊不清。

【超声诊断评价】

超声诊断死胎优于其他诊断。临床上仅以孕妇主诉无胎动、阴道流血、子宫不随妊娠月份增大或有所减少,检查时子宫小于孕周、未闻及胎心等只可做出可疑诊断,超声检查可做出正确的诊断。过去死胎的诊断不确定时常借助X线进行诊断,如今超声诊断不仅能看到X线所能察觉的一切信息,还能直视胎心搏动和胎动,并可同时用超声心动图来进一步确认胎死宫内。

七、无脑畸形

无脑畸形是胎儿先天畸形中最常见的一种,属于神经管畸形的一种。女孩多见,男女孩比例约为1∶4。

【病因病理】

无脑畸形是由神经管畸形造成的,由于在胚胎时期,胎儿受到遗传及环境等诸多因素的影响,导致神经管闭合不全,从而形成无脑畸形。

无脑畸形的胎儿头部自眼眶以上缺少头盖骨,脑部发育极为原始,脑髓暴露,颅顶为不规则组织与血块构成的似血管瘤样物质。有时外覆一层厚膜,但无皮肤与骨。面部尚正常,眼突出,颈短,头与肩相连,呈仰脸状外观,形似青蛙。50%合并羊水过多,若伴羊水过多常早产,不伴羊水过多常为过期产。

无脑畸形按照发展阶段的不同,可分为露脑畸形和无脑儿两种。露脑畸形是由于颅骨缺失而脑组织直接暴露于羊水中而得名。无脑儿是在孕晚期因脑组织受羊水化学作用及胎儿双手抓挠、摩擦等物理因素作用而逐渐消失产生的。

【临床表现】

如妊娠中期出现羊水过多,应考虑有无畸形产生的可能。腹部检查胎头不易触到,胎位不清,且用力触摸胎头部位时听取胎心常发现胎心减慢,可能为压迫刺激延髓中枢之故,这一发现可能对诊断有所帮助。由于胎头较小,缺乏硬的颅盖骨,故不能刺激子宫下段使妊娠过期。

【声像图表现】

露脑畸形和无脑儿为不同发展阶段的同一疾病。

1. 露脑畸形 头颅部位无颅骨光环显示,仅显示一团米老鼠样脑组织暴露于羊水中,面部结构存在。

2. 无脑儿 头颅部位无颅骨光环显示,几乎无脑组织显示,仅显示结节状的头部结构,双眼因颅盖骨的缺失而位于面部上方呈蛙眼样表现(图11-4-12)。

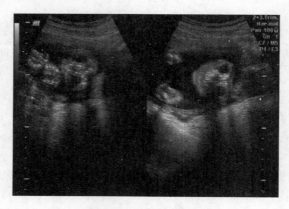

图 11-4-12 无脑儿
胎儿头部颅骨光环缺失,呈蛙眼征样表现

无脑畸形常合并羊水过多,胎儿漂浮靠近子宫前壁或沉于子宫后壁。

【鉴别诊断】

严重的小头畸形有时酷似无脑畸形,需要仔细辨认,若发现头盖骨和脑皮质组织存在,则可排除无脑畸形。

【超声诊断评价】

超声检查可使胎儿免受射线的损害,并可同时发现其他并发的畸形。腹部超声早在孕12周,阴道超声早在孕11周多即可确诊。X线检查要在妊娠晚期才能得出诊断,不能达到临床上早期诊断、及时处理的要求,而超声检查能早期发现骨骼及软组织的异常,且可多次追踪随诊,故应首选超声检查。

八、脑膜膨出和脑膨出

脑膜膨出和脑膨出为神经管闭合不全畸形,实质为胎儿颅骨局部缺损而造成脑膜及脑组织膨出。前者仅为脑膜膨出,内含脑脊液;后者除含脑膜及脑脊液外,还含有脑组织。

【病因病理】

脑膜膨出和脑膨出病因目前尚不清楚,可能是由于胚胎时期受遗传或环境因素的影响导致神经管发育不良所致。胚胎神经沟在发育过程中向后折叠,自后脑部的背侧起闭合成管,闭合过程中向前发育成脑,后部发育成脊髓部分,外围的胚层组织包没、骨化,形成颅骨和椎管。神经管闭合不全在头部发生颅骨裂,在脊髓部则发生椎板异常造成脊柱裂。此种情况可能发生在胎儿形成的早期,约在胚胎发育的第三周末或第四周。

【临床表现】

颅骨缺损一般发生在枕部、额部、顶部等中线部位,枕部最多,约占75％。膨出的脑组织可正常,也可萎缩并伴有脑室的扩张。膨出的部位可为正常皮肤所覆盖,也可仅覆盖一层薄膜,很容易挤破。通常都合并中枢神经系统异常,最常见的是脑积水。

【声像图表现】

1. 脑膜膨出　局部头颅光环的不连续,头颅光环局部缺损处向外突起一个囊肿样结构。

2. 脑膨出　局部头颅光环不连续,头颅光环局部缺损处向外突起一个混合性包块(图11-4-13)。

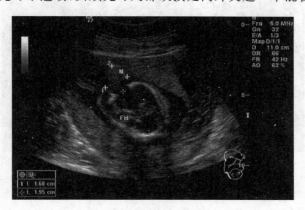

图 11-4-13　颅骨缺损伴脑膨出

FH,胎头;M,包块(颅骨缺损处膨出的脑组织)

【鉴别诊断】

脑膜膨出和脑膨出需要与以下疾病相鉴别。

1. 颈部水囊肿　多在后头部与颈部之间,为薄壁、多房性液性囊肿。

2. 颈部血管瘤　为薄壁多房性液性肿物。

3. 畸胎瘤　可发生在后头部与颈部之间,但多数发生在鼻部周围,形状不规则,多为实性。

【超声诊断评价】

超声可清楚地显示骨质及软组织,常规孕中期前后做超声检查能较早发现这类畸形,而X线不能作为常规定期检查的措施。

九、脑积水

脑积水是颅腔内潴积大量脑脊液所致。

【病因病理】

病因尚不明确,可有家族史。高龄孕妇发病率较高,可能与高龄妇女染色体畸变率高有关。

先天性脑积水绝大多数是由于脑脊液循环受阻所致。常为大脑导水管的狭窄、中隔形成、分叉或周围胶质增生,其次为第四脑室出口粘连、阻塞等原因引起的脑脊液循环阻滞。过多的脑脊液潴积于脑内者为脑内积水,潴积于脑外即脑与硬脑膜之间者为脑外积水。两侧大脑半球完全或几乎完全消失,其部位由脑脊液充填者称为先天性脑缺失性脑积水。

过量的脑脊液(500～1000 mL,量大时可达5000～6000 mL)可使脑室逐渐扩大,脑实质受压迫变薄,脑回平坦,脑沟变浅。胼胝体、脉络丛等均因长期受压而萎缩。第三脑室底向下凸出,压迫视神经和垂体。透明隔可能破裂,大脑皮层也可能溃破而使脑室与蛛网膜下隙穿通,破坏颅内正常结构。由于积水,颅腔增大,头围常大于50 cm,有时可胀大至80 cm,颅骨变薄、颅缝增宽,囟门扩大。常引起严重难产,甚至危及产妇生命。

【临床表现】

脑积水临床无自觉症状,孕晚期合并羊水过多时才会引起注意。胎头触之缺乏骨质硬度,常被误认为臀位。较大的胎头常高居耻骨联合上方。由于头盆不称,异常胎位发生率较高,主要为臀位。脑积水常合并其他畸形,如合并脊柱裂、羊水过多等。

【声像图表现】

1.脑室扩张 一侧或双侧脑室扩张,内呈液性暗区,其中脉络丛"悬挂"于脑室内(图 11-4-14)。侧脑室增宽,当宽度介于 10～15 mm 时应动态观察,部分病例可随孕周的增加其宽度逐渐缩小,若其宽度进行性增大,可诊断为脑积水。

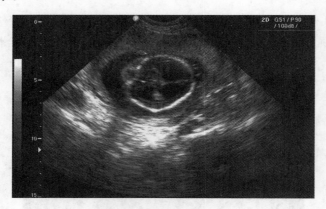

图 11-4-14 脑积水

胎儿双侧侧脑室扩张,可见脉络丛"悬挂"于脑室内

2.脑实质受压变薄 重度脑积水时,脑中线偏位或中断,脑正常结构消失。

3.第三脑室、第四脑室扩张 但中脑导水管狭窄导致的脑积水仅有侧脑室和第三脑室的扩张。

4.双顶径及头围增大 严重脑积水时,双顶径及头围常大于同孕周参考值,且随孕周增长非常快。但双顶径和头围的增大只能作为间接征象,必须根据侧脑室的宽度确定诊断。

【超声诊断评价】

超声检查能较早发现脑积水,并能观察到颅脑内的正常和异常结构;判定是脑内积水还是脑外积水,以及积水的程度,是否为进行性等,能够为临床处理提供依据。

十、开放性脊柱裂

脊柱裂是指由于脊柱局部的脊椎骨的缺损,引起局部椎管不能正常围合而敞开。当椎管裂开并累及覆盖其表面的脊膜、肌肉和皮肤、皮下软组织时,称为开放性脊柱裂,超声声像图上有特征性的表现;如脊椎骨有裂,但其表面的皮肤、皮下软组织、脊膜等无裂开时,称为隐形脊柱裂,超声诊断困难。

【病因病理】

脊柱裂一般发生于背部中线,但也有发生于腹侧的脊柱裂。完全性脊柱裂常合并颅骨裂致胎死宫内,部分性者可为几个相连脊柱后部椎板愈合不全而发生脊柱裂开,可见于脊柱的任何部位,但以腰骶部最为常见。脊膜自缺损处呈囊状膨出,内含脊髓膜和脑脊液者称为脊膜膨出;如囊内含有脊髓及神经,称为脊髓脊膜膨出。严重的脊柱裂在裂开部仅盖有半透明的脊髓膜,有的脊髓突出外翻,无包膜也无皮肤覆盖,呈血管瘤样及肉芽状混合的创面,常合并脑积水及羊水过多。脊柱裂发生于颈胸段时常合并无脑畸形而构成颅脊椎裂。

【临床表现】

临床常合并羊水过多。疑有畸形时可抽取羊水测甲胎蛋白(AFP)含量,若脊柱裂为开放性神经管畸形时,AFP 含量将明显升高。神经管畸形 90% 发生在第一次妊娠,因此应当进行常规产前检查,超声检查是筛查脊柱裂的非常有效的措施。

【声像图表现】

1.开放性椎骨缺损

(1)旁正中切面(脊柱纵切面)显示脊柱某一节或某几个节段的缺损,椎体与一侧椎弓的骨化中心失去一一对应的关系,脊柱弯曲度有改变。

(2)横切面显示由 1 个椎体和两侧的椎弓共 3 个骨化中心组成的"品"字形结构消失,而呈现 U 形或 V 形。

(3)冠状切面显示左右侧椎弓的骨化中心局部不对称或膨大(图 11-4-15)。

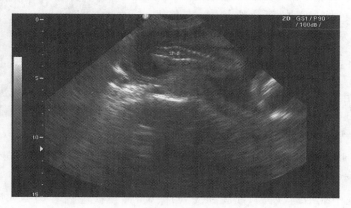

图 11-4-15 脊柱裂(脊柱冠状切面)
SP-B,脊柱裂病变(病变处见脊椎膨大)

2. 局部软组织缺损或异常 可在纵切面和横切面上观察,见椎骨缺损部位表面的皮肤线回声中断。伴脊膜膨出时,见局部向外突起一个壁薄囊块,囊块表面无皮肤及软组织覆盖。伴脊髓脊膜膨出时,见局部向外突起一个混合性包块,内部为中低回声结构。

3. 相应头颅改变 因脊柱裂、脊髓脊膜下移引起的颅内压力改变时头颅部位发生的相应改变。

(1)"柠檬头"征象:胎头横切面可见。因颅内压力变化而使双侧额颞部头颅骨向内凹陷、胎头外形呈柠檬样。

(2)"香蕉小脑"征象:小脑蚓部因压力改变可疝入枕骨大孔,小脑半球可下陷紧贴后颅窝底而使小脑呈"香蕉"形。后颅窝池因小脑下陷而消失。

(3)脑室扩张。

【鉴别诊断】

骶尾部脊膜膨出和脊髓脊膜膨出需要与骶尾部的畸胎瘤相鉴别,畸胎瘤大多为混合性或实性肿块,单纯囊性仅占少数,肿瘤表面常有皮肤覆盖,声像图显示其囊壁较厚,椎骨显示正常。

【超声诊断评价】

胎儿脊柱裂是临床上常见的较严重的先天性脊柱畸形,随着现代医学技术的发展,胎儿先天性畸形的检出率不断提高,而超声检查由于其无创性、准确性及便捷性的优点,成为产前检查最常用的工具,具有可靠的临床应用价值。

十一、腹壁裂-内脏外翻

腹壁裂-内脏外翻指脐旁腹壁全层缺损,伴内脏外翻,也称"腹裂"。

【病因病理】

腹裂是由于在胚胎早期形成腹壁的两个侧壁之一(大多数为右侧壁)发育不全所致。其顶尖部位已达中央,所以脐孔是正常的,而腹壁缺损位于腹中线旁。胎儿腹壁缺损,内脏可通过裂孔处突出,既无疝囊又无皮肤覆盖,漂浮在羊水中,此为与脐疝鉴别的要点。

【临床表现】

新生儿出生后,胃及肠管于腹壁裂口处突出,无皮肤覆盖。患儿多有低体温、脱水、酸中毒、腹腔感染和败血症等临床表现。

【声像图表现】

视缺损大小而异。

(1)局部腹壁皮肤不连续。缺损常位于脐根部的右侧,属非中线缺损(图 11-4-16)。

（2）局部腹腔脏器或组织膨出并暴露于羊水中。因腹壁全层缺损，突出的内脏表面无腹膜覆盖。常见肠管突出并漂浮于羊水中。裂口大时，可见肝脏等脏器突出。

（3）腹围明显缩小。

（4）脐膨出合并染色体异常的概率比较大，染色体异常的胎儿往往伴有多发性畸形，包括先天性心脏畸形、消化道异常、泌尿生殖系统异常等。

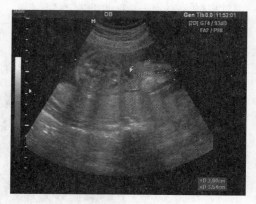

图 11-4-16 腹壁裂-内脏外翻

箭头所指处为脐部缺损处，内脏通过脐部缺损处脱出

【鉴别诊断】

需与脐疝、脐膨出相鉴别。

1. 脐疝 因脐部为全腹壁最薄弱的部位，当腹腔内压力增高时，使部分器官组织疝入脐孔形成脐疝，主要疝入物为肠管或大网膜。脐部表面有皮肤和大网膜覆盖，脐带连接腹壁的部位正常。

2. 脐膨出 因腹壁中线结构（肌肉、筋膜和皮肤）缺损，而使腹腔内容物突入脐带内。表面有两层膜（腹膜和羊膜）覆盖。本病合并染色体异常的概率较大。

【超声诊断评价】

产前诊断腹壁裂-内脏外翻要依靠超声检查，其诊断结果可靠，准确率较高。此外，孕妇甲胎蛋白含量的测定，也可检出 83%～90% 的腹壁裂-内脏外翻。

十二、胎儿连体畸形

【病因病理】

胎儿连体畸形是罕见畸形，仅发生在单绒毛膜囊、单羊膜囊妊娠中，在受精后 13 天由于胚盘的不完全分离而形成。常伴有不同程度的胎儿融合，胎儿连体畸形可分为对称性和不对称性联胎，后者两胎大小不一、排列不一，小的一胎又称为寄生胎；对称性联胎常见胸部联胎、脐部联胎、胸脐联胎，胸部联胎常共心包、广泛共心脏，脐部联胎常共肝脏。

【声像图表现】

（1）超声在孕早期诊断多胎妊娠的绒毛膜囊和羊膜囊计数最准确，妊娠囊数等于绒毛膜囊数，羊膜囊数等于卵黄囊数。孕中晚期若发现两胎间无羊膜带分隔，仅显示一个胎盘、一个羊膜囊时，应高度警惕联体的可能性，应仔细观察胎儿接触部位是否融合、相连部位及程度。

（2）声像图可见相连处皮肤互相延续（图 11-4-17），胎儿在宫内位置不变，仅有一条脐带，脐带内血管数增多，常在 3 条以上。

（3）孕早期如发现胎儿脊柱显示分叉，应高度怀疑联体双胎的可能，稍大月份应复查以确诊。

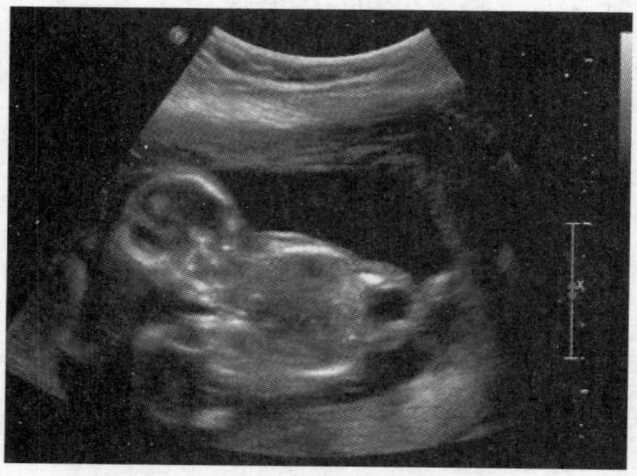

（4）羊水过多，50% 的胎儿连体畸形有羊水过多。

（5）胎儿连体畸形常合并其他畸形，如神经管畸形、先心病等。

图 11-4-17 胎儿连体畸形

声像图可见相连处皮肤互相延续，两胎儿胸腹部融合

【超声诊断评价】

胎儿连体畸形病因不清，大多数会发生早产，成活率很低。因此，明确多胎类型对产前咨询、临床处理及评估胎儿预后都有着非常重要的意义。产前超声检查是诊断胎儿连体畸形首选的影像学检查方法，但当超声检查不能肯定胎儿是否联体或对融合程度难以估计时，MRI 检查能弥补超声检查的不足。

十三、十二指肠狭窄与闭锁

十二指肠狭窄与闭锁是胎儿消化系统常见的先天性发育异常之一,常合并其他先天畸形,如肠旋转不良、心脏畸形等。

【病因病理】

十二指肠狭窄与闭锁可发生于十二指肠的任何部位,其中以十二指肠降部或水平部多见,狭窄多为瓣膜样狭窄,肠管局限性狭窄较少见。病理基础主要有狭窄处肠腔内的隔膜、肠管本身发育不良所致的狭窄,狭窄两端纤维束相连或狭窄两端完全分离等。

【声像图表现】

(1)十二指肠狭窄与闭锁最典型的声像图表现是"双泡征",即在胎儿上腹部扫查可见两个相连的增大的无回声区,这两个无回声区分别是胎儿的扩张的胃泡和十二指肠,两者中间相通的管状结构为幽门(图11-4-18)。如动态观察,双泡的大小可发生变化。应注意,"双泡征"在孕早期或孕中期可不明显。

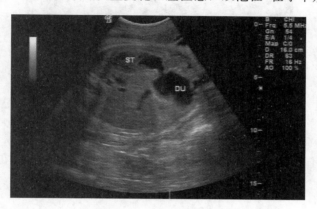

图11-4-18 十二指肠狭窄与闭锁
胃泡水平横切面可见两个相通的液性暗区,分别是扩张的胃泡和
十二指肠,称"双泡征";ST,胃泡;DU,十二指肠

(2)羊水过多,约50%的病例可合并羊水过多。

(3)本病易合并染色体异常及其他系统畸形,因此产前发现本病者需对胎儿的其他系统进行仔细的检查,并进行染色体检查。

【鉴别诊断】

少数情况下,正常胎儿腹部也可出现双泡样结构,如孕晚期充液的结肠与同一平面的胃泡,但两个液性暗区间无相通,此点可与十二指肠狭窄与闭锁相鉴别。

【超声诊断评价】

超声产前诊断胎儿消化道畸形具有独到的优势,可获取重要形态学和生理活动的信息,是产前诊断胎儿消化道畸形的首要的影像学检查方法。但应强调动态观察和多次重查,对优生、优育及出生后早期及及时治疗具有重要意义。

十四、单心室

单心室又称"总心室"或"单室心"。

【病因病理】

单心室是一种复杂的先天性心脏畸形,其形成主要是由于在胚胎发育过程中,房室管未能与发育中的心室正确对线,从而使两个房室瓣都对向一个心室。

【临床表现】

大多数单心室的患者早年即有明显的先天性心脏病表现,如发绀、心动过速等。若不经治疗,单心室的患者自然寿命较短,约50%的患儿死于出生后1个月内,74%的患儿死于出生后头6个月。

【声像图表现】

1. 双流入道单心室 由于室间隔未发育引起的单心室,声像图不能显示四腔心观,仅可见 2 个心房、2 个房室瓣及 1 个心室。彩色多普勒检测可见 2 条房室血流。

2. 单流入道单心室 由于一侧房室瓣闭锁引起的单心室,即单心房单心室,声像图可见 1 个心房、1 个心室及 1 个房室瓣。彩色多普勒超声检测可见 1 条房室血流(图 11-4-19、彩图 20)。

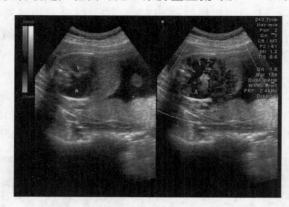

图 11-4-19　单心房单心室
左图,超声显像;右图,彩色血流图;A,心房;V,心室

【鉴别诊断】

本病产前诊断有一定难度,需要与完全性房室通道、左心发育不良、右心发育不良等先天性心脏畸形鉴别。完全性房室通道时,四腔心观可见一些残存的室间隔回声。左心或右心发育不良时,心室的左右侧壁厚度不一致。

【超声诊断评价】

单心室是一种少见的复杂性先天性心脏畸形,单心室患者解剖结构及心室功能的准确评价,对术前诊断、术后疗效评估及跟踪随访均具有十分重要的意义,目前超声检查仍是临床上诊断单心室的首选方法。

十五、致死性软骨发育不全

胎儿骨骼系统畸形种类多,受累部位多,表现形式多样,大体上可分为致死性和非致死性骨发育不良,其中致死性骨发育不良是产前超声主要的筛查项目之一。较常见的致死性骨发育不良又包括致死性软骨发育不全、致死性成骨发育不全Ⅱ型和致死性侏儒,本节主要介绍致死性软骨发育不全。

【病因病理】

致死性软骨发育不全是以四肢长骨短小及骨化不良为特征的一种致死性骨骼发育障碍性畸形。一般发生于长骨端的骨骺,软骨的骨化过程发生障碍,骨骺增大,骨质薄但宽度正常,骨化差。其是一种常染色体显性或隐性遗传疾病,活产儿中发病率为 1/10000～1/50000。

【临床表现】

严重的致死性软骨发育不全并有四肢明显短小、胸廓发育不良者可导致胎肺发育不良和胎儿死亡。

【声像图表现】

(1) 严重的四肢均匀性短小畸形:长骨短而粗,特别是股骨、肱骨短小,且骨后方声影不明显(图 11-4-20)。

(2) 严重的胸部发育不良:胸腔狭窄,胸围减小。超声测量胸围低于正常孕周平均值的第 5 个百分位数,心胸比例大于 0.6(需排除心脏畸形引起的心胸比例增大),胸围/腹围<0.89。

(3) 腹部较膨隆,腹围增大,可有腹水。

(4) 头颅增大,双顶径、头围明显大于孕周。

(5) 其他特殊表现:致死性软骨发育不全可造成颅骨或椎体低钙化或无钙化;肋骨短小及胸腔狭窄时可影响胎儿呼吸样运动,造成胸腔压力增高而使胎儿水肿或颈项透明层(或颈项软组织)增厚,并可能影

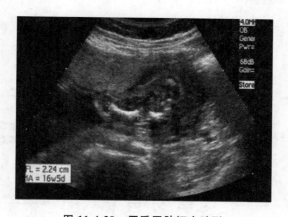

图 11-4-20 严重四肢短小畸形

FL,股骨长度;测量键所测股骨长度为 22 mm(孕 32 周)

响胎儿吞咽使羊水过多;可合并其他畸形,如脑积水、唇腭裂和心脏、肾脏畸形等。

【鉴别诊断】

胎儿致死性软骨发育不全主要应与致死性成骨发育不全相鉴别。两者均表现为胎儿肢体短小,但致死性成骨发育不全是主要以全身多发性骨折为特征的一种骨畸形。超声检查显示四肢骨变短,回声相对减弱,肢体长骨中断或畸形,胸廓也可因肋骨骨折而变形。而胎儿致死性软骨发育不全表现为胎儿肢体短而粗,但一般无骨折,这一点可与致死性成骨发育不全有明显的区别。

【超声诊断评价】

致死性软骨发育不全的胎儿死亡率很高,目前仍无任何有效的治疗方法。超声检查一旦确定胎儿存在致死性软骨发育不全,通常需要终止妊娠。而在所有的影像学检查中,超声检查目前仍作为一种诊断胎儿致死性软骨发育不全的首选方法。

复习题

1. 正常宫内妊娠的典型声像图表现是什么?
2. 产科超声检查的主要标准切面有哪些?
3. 简述异位妊娠的分型,最常见的异位妊娠类型的声像图表现。
4. 常用判断胎儿生长发育情况的胎儿生物学指标哪些?
5. 简述胎盘早剥的声像图特征及鉴别诊断要点。
6. 产前超声必须诊断出的六大胎儿畸形包括哪些?简述其诊断要点。

第十二章　新生儿超声检查

学习目标

掌握：新生儿颅脑、肺、胃、十二指肠及髋关节超声检查方法及正常声像图表现；发育性髋关节异常超声检查方法及声像图表现。

熟悉：新生儿颅内出血超声检查方法及声像图表现；超声检查在新生儿呼吸窘迫综合征中的应用；先天性肥厚性幽门狭窄超声检查方法及声像图表现。

了解：超声检查在新生儿疾病中的新进展。

新生儿是特殊群体，不能主动表达自身的不适或痛苦，大多是由家长或医护人员在其日常喂养或就医过程中发现的。特别对于一些早产儿、低出生体重儿及其他危重新生儿，准确诊治、成功抢救、提高存活率尤为重要。现代医学影像学检查技术发展迅速，CT、MR 等影像学技术发展引人注目，但对于新生儿来讲，超声检查以其无创、便捷、可床旁检查的优势，仍不失为首选的检查方法。本章主要介绍超声检查在新生儿颅脑、肺、胃、十二指肠及髋关节疾病中的应用。

第一节　新生儿颅脑超声检查

一、新生儿颅脑解剖概要

1. 颅　由于胎儿时期脑及感觉器官发育早，而咀嚼和呼吸器官尚不发达，所以新生儿脑颅明显大于面颅。新生儿面颅占全颅的 1/8，而成人仅占 1/4。从颅顶观察，新生儿颅呈五角形，颅顶各骨尚未完全发育，骨缝间充满纤维组织膜，在多骨交界处，间隙较大，称为颅囟。前囟最大，呈菱形，位于矢状缝与冠状缝相接处。

2. 脑　脑位于颅腔内，分为端脑、间脑、中脑、脑桥、小脑和延髓 6 个部分。中脑、脑桥和延髓合称为脑干。

3. 脑的血供　脑的重量不足体重的 3%，但耗氧量及血流量却占全身总耗氧量和血流量的 20% 左右。脑的动脉来自两侧的颈内动脉和椎动脉。

二、超声检查方法

1. 仪器　彩色多普勒超声诊断仪，选用小凸阵探头，频率为 5～7.5 MHz。

2. 体位　无特殊要求，新生儿取舒适安静位，便于操作即可。

3. 检查前准备　无须特殊准备，必要时应用镇静剂。

4. 具体检查方法　选择前囟连续检查，主要观察如下内容。

（1）颅内结构层次是否清晰。

（2）脑中线是否居中。

（3）双侧脑室扩张情况。

（4）双侧脉络丛是否对称，回声是否均匀，形态是否规整。

（5）脑室周围情况。

（6）大脑皮质沟回显示情况。

5. 检查注意事项

（1）注意检查前用酒精棉球擦手和探头，防止交叉感染。

（2）新生儿毛发稀少，一般无须备皮，适量涂抹耦合剂即可。

三、正常声像图及超声测量方法、参考值

1. 常用切面声像图 常用检查切面示意图及其对应的声像图见图 12-1-1 至图 12-1-4。

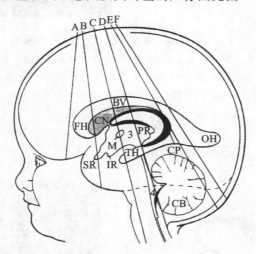

图 12-1-1 经囟门冠状切面各平面示意图

BV，侧脑室体部；FH，侧脑室前角；OH，侧脑室枕角（后角）；CN，尾状核；M，中间块；PR，松果体隐窝；3，第三脑室；TH，侧脑室颞角；SR，视交叉上隐窝；IR，漏斗上隐窝；CP，脉络丛；4，第四脑室；CB，小脑

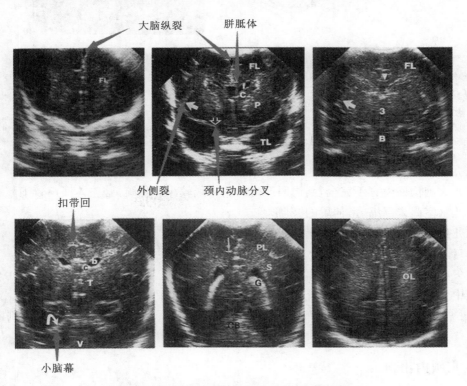

图 12-1-2 经囟门冠状切各平面正常声像图

FL，额叶；P，豆状核；B，脑干；S，半卵圆中心；C，脉络膜；T，丘脑；V，小脑蚓部；PL，顶叶；OL，枕叶

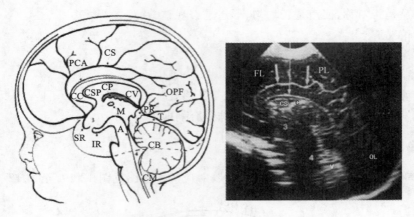

图 12-1-3 颅脑正中矢状切面及其正常声像图

示意图:CC,胼胝体;CSP,透明隔间腔;CP,脉络丛;CV,为环腔,与 CSP 相通;PR,松果体隐窝;SR,视交叉上隐窝;IR,漏斗隐窝;A,中脑导水管;CB,小脑;PCA,胼周动脉(大脑前动脉的分支);CSP,扣带回;M,中间块;T,丘脑;OPF,枕顶沟。

超声图:FL,额叶;PL,顶叶;OL,枕叶;长细箭头,胼胝体;短粗箭头,扣带回;CS,中央沟;C,脉络膜;V,小脑蚓部;3,第三脑室;4,第四脑室

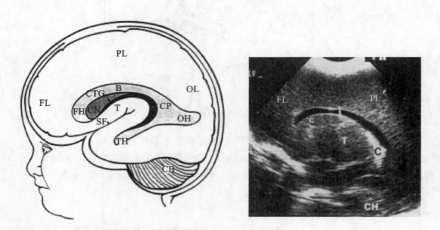

图 12-1-4 颅脑旁正中矢状切面及其正常声像图

示意图:FL,额叶;PL,顶叶;OL,枕叶;FH,侧脑室前角;CTG,尾状丘脑沟;B,脑干;OH,侧脑室枕角(后角);TH,侧脑室颞角;SF,外侧裂;T,丘脑。

超声图:FL,额叶;PL,顶叶;T,丘脑;C,脉络膜;箭头,尾状丘脑沟;CH,小脑半球。

注意:侧脑室走行与纵切面有夹角,所以扫查时,探头的切面应与正中矢状面有一定夹角,即:切面的额叶端内偏,沿侧脑室的长轴扫查

　　早产儿与足月儿声像图的区别如下。

　　(1) 早产儿大脑沟回发育不完全,脑沟回产生的回声线较少且稀疏,脑整体回声较细腻、纯净。

　　(2) 早产儿脑室尚未回缩,呈伸展的"S"形。

　　(3) 早产儿透明隔间腔尚为回缩,十分明显。

　　2. 常用声像图切面

　　(1) 正中矢状断面:经前囟矢状断面。

　　(2) 旁正中矢状断面:探头平面向外侧偏转矢状断面扫查,探头继续向外偏转,可以看到岛叶的声像图表现,足月儿岛叶脑沟回呈树枝状分布,而早产儿沟回回声少。通过沟回的分布,可以判断新生儿脑的发育情况。

四、新生儿颅内出血

【病因病理】

　　颅内出血的原因有:产伤(可发生硬膜下和蛛网膜下腔出血,超声不敏感);缺血、缺氧、机械通气等。

但由缺血、缺氧、机械通气等引起血流动力学改变的因素导致的脑室和脑实质的出血(超声敏感并特异)在早产儿中更为常见。这主要因为:①早产儿血管壁调节能力差,处于被动灌注。②早产儿生发层未完全退化并且有丰富的毛细血管网(足月儿以脉络丛为多),容易受影响,是出血的好发部位(即室管膜下,尾状丘脑沟处)。

【临床表现】

1. 脑出血 脑出血是指脑实质内血管破裂导致的出血。起病急,常见表现有突发头痛、呕吐、偏瘫、惊厥发作、感觉障碍,血压、心率、呼吸改变。可有脑膜刺激征。脑室出血常表现为深昏迷、四肢软瘫、早期高热、双侧瞳孔缩小、去脑强直样发作。

2. 原发性蛛网膜下腔出血 原发性蛛网膜下腔出血是指非外伤性原因所致的颅底或脑表面血管破裂,大量血液直接流入蛛网膜下腔。常起病急剧,表现为颈项强直、剧烈头痛、喷射性呕吐、面色苍白和惊厥发作等。

3. 硬膜下出血 若出血量很小,可无明显症状;若出血量较大,则可出现颅内压增高、意识障碍、惊厥发作或偏瘫,甚至继发脑疝导致死亡。

【声像图表现】

颅内出血声像图表现如下。

急性期:呈中强回声,边缘淡薄,边界清晰。

2~3 天后:出血稳定,局部回声增强、均匀、边界清晰,表明无继续新鲜出血。

7~10 天后:血块处于吸收期,中心可为无回声,最终出血可完全吸收或成囊腔或机化成团。

1. 早产儿室管膜下出血 左侧尾状核头区异常强回声,左右不对称(图 12-1-5)。

2. 足月儿脉络膜出血 右侧脉络膜增粗,可见异常强回声附着,侧脑室后角增大明显且强回声团呈铸形样分布(图 12-1-6)。

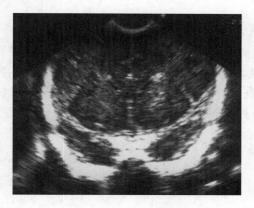

图 12-1-5 早产儿室管膜下出血

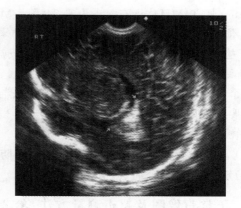

图 12-1-6 足月儿脉络膜出血

超声检查发现颅内出血后,应随访观察,主要目的如下。

(1) 观察出血是否引起脑实质组织的积压,即是否有脑室旁的白质病变为。

(2) 诊断是否有出血导致的梗阻性脑积水,若有争取在临床发现颅压高的症状前提示临床及时治疗。梗阻性脑积水的超声特征:侧脑室明显扩张,前角圆钝,甚至呈球形;中线到侧脑室外缘距离与中线到同侧颅骨内板距离之比增大,大于 1/3。纵切面侧脑室深大于 2 mm;冠状切面第三脑室增宽,大于 3 mm。静止的脑积水可临床观察,而进行性发展者要及时进行外科处理。

【超声诊断评价】

超声检查能直接发现出血,随访观察变化情况,更能发现出血引起的并发改变,如脑实质组织的挤压、梗阻性脑积水等。其操作简便,易于重复,能进入 NICU 进行床旁检查,安全、无辐射,为诊断治疗提供大量准确信息,已成为诊断颅内出血的首选影像学检查方法。

第二节　新生儿肺超声检查

超声是临床上常用的重要影像学检查手段之一。然而,由于肺泡内充满气体,超声波遇到气体时会发生全反射,因此,长期以来对肺部疾病的诊断被认为是超声检查的"禁区"。

但近年来,随着认识的提高,这一"禁区"已逐渐被打破,而且技术日益成熟,超声已成为一种重要的检查和监测手段而被用于肺部疾病的诊断。很多过去主要依赖胸部 X 线检查诊断的肺部疾病,现在不但可以借助超声很容易做出诊断,而且其还具有诸多独特的优点,如简便、可在床边开展、可以随时检测、便于动态观察等,尤其重要的是借助超声不但可以及时做出诊断,还避免了被检查患儿、同病室其他患儿及医务人员受到射线影响。

一、新生儿肺超声解剖

新生儿肺脏为不规则的半圆锥体,上为肺尖,突出于胸廓上口,底向下,依附膈肌。肺脏左右各一,正常肺组织轻松柔软,富有弹性,左肺高而窄,右肺低而宽。左肺由左侧斜裂分为上、下二叶,右肺由斜裂分为上叶与下叶,横裂将中叶与上叶分隔开。肺组织由各级支气管和同气体交换的大量肺泡所构成。新生儿胸骨及肋骨呈纤维性,矿物质成分少,超声极易透过。胸壁薄,脂肪少。肺容量少,仅为成人的 1/6,易于超声检查。

二、超声检查方法

1. 仪器　彩色多普勒超声诊断仪,探头可以使用线阵或凸阵,但以线阵探头为好。探头频率:线阵探头为 7.5~10.0 MHz,凸阵探头为 5.0~7.5 MHz。

2. 体位　无特殊要求,小儿取舒适安静位,便于操作即可。

3. 检查前准备　无须特殊准备,哭闹不安患儿可适量应用镇静剂。

4. 具体检查方法　通常以腋前线、腋中线、腋后线为界将肺脏分成前、侧、后 3 个区域,即左右肺脏被分为 6 个区域。对肺脏各区域进行纵向(探头与肋骨垂直)或横向(探头沿肋间隙走行)检查,以纵向检查最为重要和常用。

5. 检查注意事项

(1) 注意检查前用酒精棉球擦手和探头,防止交叉感染。

(2) 适当加热耦合剂,避免刺激患儿。

三、正常声像图及超声测量方法、参考值

正常新生儿肺组织在超声下呈低回声(黑色),胸膜线光滑、清晰、规则,宽度不超过 0.5 mm,A-线清晰显示且至少可见 3 条以上,无(出生 3 天以后)或仅有少数几条 B-线(出生 3 天以内),无肺泡-间质综合征和胸水(图 12-2-1)。

肺部超声术语及参考值如下。

(1) 胸膜线(pleural line):由脏层和壁层胸膜的表面所形成的回声反射,在超声下胸膜呈光滑、规则的线性高回声,位于上下两根肋骨之间,正常情况下宽度不超过 0.5 mm。在超声下可见胸膜线随呼吸运动而运动。胸膜线粗糙、增厚(>0.5 mm)或不规则为异常。

(2) 肺滑(lung sliding):在超声下、于胸膜线处可以见到的脏层胸膜与壁层胸膜随肺脏呼吸运动而产生的一种水平方向的相对滑动。

(3) A-线(A-line):因胸膜-肺界面声阻抗差异产生多重反射而形成的水平伪像,超声下呈一系列与胸膜线平行的线状高回声,位于胸膜线下方,彼此间距相等。正常肺组织至少可以见到 3 条以上 A-线。

(4) B-线(B-line):超声波遇到肺泡气-液界面产生的反射所形成的伪像,超声下表现为一系列起源于胸膜线并与之垂直、呈放射状发散至肺野深部,并直达扫描屏幕边缘的线样高回声。正常儿童或成人肺

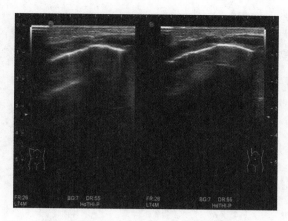

图 12-2-1 正常新生儿肺组织声像图

脏在超声下见不到 B-线,但由于新生儿肺脏富含液体,因此新生儿的肺脏在超声下常可以看到少量 B-线,常于出生后 24~36 h 后完全消失。

（5）肺实变（lung consolidation）：超声影像呈"肝样变（hepatization）",伴支气管充气征（air bronchogram）或支气管充液征（fluid bronchogram）。

（6）肺泡-间质综合征（alveolar-interstitial syndrome,AIS）：肺野内存在 3 条以上 B-线或每一检查区域均呈"白肺"样改变。

（7）肺岛（sparedareas）：在纵向切面至少有一个肋间区域大小的、周围被 AIS 区域包绕着的正常肺组织。

（8）弥漫性白肺（bilateral white lung）：肺野的 6 个区域均表现为密集的 B-线,A-线消失,没有"肺岛"存在。"白肺"是严重 AIS 的表现,系肺间质和肺泡存在大量液体所致。

（9）彗星尾征（comet-tail artifacts）：由于肺内存在较多液体,超声波在遇到肺泡气-液界面产生多重反射而形成的一种伪像。超声下表现为起源于肺-胸壁界面、呈扇形向深部展开、犹如一个彗星尾巴而直达扫描屏幕边缘的高回声反射。密集的彗星尾征即形成 B-线。

（10）间质综合征（interstitial syndrome）：纵向检查时在两根肋骨之间有多条（3 条以上）"彗星尾征"存在,自肺-胸壁界面展开。

（11）肺搏动（lungpulse）：肺滑消失,但在胸膜线处可见肺脏随心脏的搏动而搏动。

（12）振铃伪像（ring-down artifacts）：超声伪像的一种,形成机制尚不明确。超声下为起源于胸膜线、呈底部狭窄的带状或密度较高的条纹状向远处放射直达扫描屏幕边缘的一系列密度较高的条带。

（13）肺点（lung point）：正常肺组织与病变肺组织的交界点。

四、新生儿呼吸窘迫综合征

【病因病理】

主要是由于缺乏肺泡表面活性物质所引起,导致肺泡进行性萎陷。

【临床表现】

患儿多为早产儿,刚出生时哭声可以正常,出生后 6~12 h 出现呼吸困难,逐渐加重,伴呻吟。呼吸不规则,间有呼吸暂停。面色因缺氧变得灰白或青灰,发生右向左分流后青紫明显,供氧不能使之减轻。缺氧重者四肢肌张力低下。体征有鼻翼扇动,胸廓开始时隆起,以后肺不张加重,胸廓随之下陷,以腋下较明显。吸气时胸廓软组织凹陷,以肋缘下、胸骨下端最明显。肺呼吸音减低,吸气时可听到细湿啰音。本病为自限性疾病,能生存三天以上者肺成熟度增加,恢复希望较大。但不少患儿并发肺炎,使病情继续加重,至感染控制后方好转。病情严重的患儿大多在三天以内死亡,以生后第二天病死率最高。

本病也有轻型,可能因表面活性物质缺乏不多所致,起病较晚,可迟至出生后 24~48 h,呼吸困难较轻,无呻吟,发绀不明显,三、四天后即好转。

【声像图表现】

本病超声表现为肺野内大面积实变影伴支气管充血征、胸膜线与 A-线消失及肺泡-间质综合征。膈上极强回声反射,为本病的典型声像。振铃伪像形成的 B-线也是典型声像之一,常出现在实变肺组织旁含气肺组织处(图 12-2-2)。

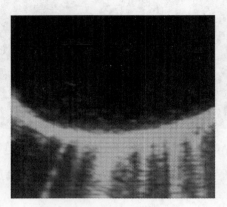

图 12-2-2　新生儿呼吸窘迫综合征
右肋缘下斜切面显示膈上大量强回声 B-线

【超声诊断评价】

超声检查易于操作,可床旁检查,无辐射,可动态观察治疗效果,现已成为诊断新生儿呼吸窘迫综合征首选影像学检查方法。

第三节　新生儿胃、十二指肠超声检查

一、新生儿胃、十二指肠超声解剖

胃上连食管,连接部为贲门,下连十二指肠,连接部为幽门。贲门口周围 4 cm 范围称贲门部。贲门部左侧部分向上膨出,称胃底,胃底固定位于左膈下肝脾之间。贲门和胃底以下部分是胃体。胃体下部接胃幽门窦,幽门部经肝胃韧带与肝相连,位置固定。新生儿胃略呈水平位,容量为 30~60 mL。进食后不久幽门即开放,胃内容物陆续进入十二指肠。胃平滑肌发育未完善,喝奶、喝水后容易扩张。贲门及胃底部肌张力较低,而幽门括约肌发育较好,易发生幽门痉挛而出现呕吐。

二、超声检查方法

1. 仪器　带宽景成像技术的彩色多普勒超声诊断仪,探头频率为 5 MHz 或 7.5 MHz。

2. 检查前准备　一般无须特殊准备,必要时使用镇静剂。

3. 体位　仰卧位,必要时侧卧位,暴露胸腹部,膝略屈。

4. 具体检查方法　患儿腹部涂耦合剂,自剑突向下连续纵横切面扫查。探查到胃时,可应用宽景成像技术自胃底至幽门连续检查,观察胃壁、幽门结构,测量胃壁、幽门壁厚度。观察蠕动及幽门开闭情况。

5. 检查注意事项

(1)检查时患儿体位应保持固定。

(2)寒冷季节应加热耦合剂,检查者动作轻柔,避免引起患儿不适而不能有效配合。

三、正常声像图及超声测量方法、参考值

1. 一般声像图

(1)脏器形态、边界回声:胃为中空器官,与周围组织界限清晰,外侧为浆膜层与周围组织构成的强回

声界面。

（2）内部回声：胃壁显示"浆膜层—肌层—内膜"的"明—暗—明"三层结构。腔内常有气体、液体及食糜，为混杂回声。可见蠕动。

2.常用切面声像图

（1）食管-胃连接部长轴切面、短轴切面：可显示腹段食管、贲门、胃底和位置较高的胃体长轴、短轴图像。长轴显示为尖端指向后上的鸟嘴样结构。中部强回声为胃腔回声，外部强回声为浆膜层回声。

（2）胃底与高位胃体切面：椭圆形囊状结构，囊壁为胃壁，指向头端为胃底，指向足端为胃体。

（3）胃体与胃窦切面：沿胃的体表投影向下扫查，可见胃体逐渐缩窄，即为胃窦，与下端十二指肠连接部为幽门，幽门管可随胃蠕动而开闭。

3.超声测量方法及参考值

（1）在胃体横切面测量胃壁厚度：浆膜层至内膜层垂直距离。正常值：<5 mm。

（2）在胃窦纵横切面测量幽门肌层厚度：浆膜层至幽门管壁垂直距离。正常值：<4 mm。

四、先天性肥厚性幽门狭窄

【病因病理】

先天性肥厚性幽门狭窄是婴幼儿常见的腹部外科疾病，发病率在我国达1‰～3‰，男性占80％。多数人认为是先天发育缺陷，幽门肌间神经丛减少，神经细胞发育不全，致使幽门功能紊乱，引起持续收缩，幽门处环形肌肥厚，管腔狭窄，产生季节性梗阻。病理变化主要为幽门壁以环形肌为主，各层组织均肥厚增大，形成纺锤形肿物样改变。

【临床表现】

临床主要表现为无胆汁的喷射性呕吐、胃蠕动波及右上腹肿块。

1.呕吐 为主要症状，表现为几乎每次喂奶后半小时的呕吐，喷射性，呕吐物为带凝块的奶汁，不含胆汁。

2.胃蠕动波 在喂奶时或呕吐前出现，自左季肋部向右下腹移动，到幽门就消失。

3.右上腹肿块 特有体征，自右季肋腹直肌外缘向深部触诊，可扪及橄榄大小、质硬的肿块，可移动。

4.消瘦、脱水、电解质紊乱 反复呕吐导致营养物质及水摄入不足，患儿体重不增、下降，逐渐出现营养不良、脱水等。

【声像图表现】

1.脏器形态改变 胃扩大，幽门肥大，幽门肌层增厚，厚度>5 mm，幽门管长度>17 mm。

2.病灶回声 长轴示：幽门壁增厚，近端较宽，远端狭窄，回声以低回声为主。短轴示：肥大的幽门呈圆形团块，呈低回声，中部可见气体高回声（图12-3-1）。

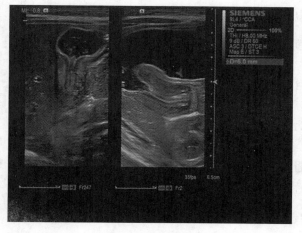

图12-3-1 先天性肥厚性幽门狭窄声像图

【鉴别诊断】

1. 喂养不当 喂奶过急、过多,喂奶时吸入大量气体入胃,喂奶后放置不当等均可引起呕吐。

2. 幽门痉挛 出生后出现的间歇性不规则呕吐,非喷射性,无进行性加重,无营养不良、脱水。

【超声诊断评价】

超声检查能清晰显示幽门部解剖特征,诊断准确率高,对早期发现、早期确诊、手术治疗有很大意义。

第四节 新生儿髋关节超声检查

一、新生儿髋关节超声解剖

髋关节是全身最完善的杵臼型关节,由髋臼和股骨头构成,其结构既坚固又灵活,位置较深,很稳定。新生儿期,髋臼(髂骨、坐骨、耻骨各一部分由"Y"状软骨连接而构成)和股骨头中心部分有骨化,其他部分均由软骨构成。新生儿至6个月婴儿,股骨头、股骨大转子和"Y"状软骨均是软骨性的,超声束可以穿透,在声像图上表现为无回声区。股骨、坐骨、耻骨和髂骨,声束难以穿透,声像图上表现为强回声光带,后方伴有声影。

二、超声检查方法

1. 仪器 带有宽景成像技术及 Graf 法测量软件的彩色多普勒超声诊断仪,频率为 10 MHz 的线阵探头。

2. 检查前准备 一般无须特殊准备,哭闹不安的患儿可在检查过程中喂奶或喂水,个别患儿可提前使用镇静剂。

3. 体位 侧卧位,屈髋屈膝。

4. 具体检查方法

患儿髋关节体表涂耦合剂,首先检查到股骨,然后沿其长轴向上依次检查大转子、股骨头及髋臼,观察股骨头与髋臼结构关系,最后应用 Graf 法测量软件测量 α 角、β 角,判定分型。

5. 检查注意事项

(1) 检查时患儿体位与检查者保持相对固定。

(2) 寒冷季节应加热耦合剂,检查者动作轻柔,避免引起患儿不适而不能有效配合。

(3) 应用 Graf 法测量软件测量 α 角、β 角时,一定要清晰显示标准切面,避免测量误差过大。

三、正常声像图及超声测量方法、参考值

1. 一般声像图 髋臼与股骨头位置正常,关节活动时,股骨头在髋臼内转动。

2. 常用切面声像图

(1) 髋关节长轴切面:可清晰显示股骨头、髋臼、盂唇,及股骨头与髋臼关系,髋臼表现为强回声。股骨头为圆形低回声结节,中部可见细微点状回声,出生后6个月内直径为 1.5~2.0 cm。

(2) 外侧横切面:髋臼为 V 字形较强回声,中心部的"Y"状软骨显示为垂直的低回声带,是判定髋臼的标志。

3. 超声量化数值的测量方法及参考值 临床常用超声仪自带的 Graf 法测量工具测量 α 角、β 角进行评估。若 α≥60°,表示髋关节发育良好。

四、发育性髋关节异常

【病因病理】

发育性髋关节异常主要是先天性髋关节脱位。先天性髋关节脱位好发于左侧,女婴多见。病理变化

主要是髋臼缘发育不良,髋臼变浅,股骨头变小变形,关节囊松弛及圆韧带肥厚等,导致髋关节不稳定,股骨头呈半脱位或脱位状态。久之髋臼内脂肪和纤维组织增生,圆韧带被拉长,髋臼、盂唇肥厚,关节囊伸长增厚,中部狭窄呈哑铃形。并在髋臼上方髂骨翼处形成假臼。

【临床表现】

常表现为肢体短缩,臀部及腹股沟处皮肤褶皱加深与健侧不对称。髋关节活动及外展受限。患侧下肢常呈屈曲位,牵拉可伸直,松手又回复原位。

【声像图表现】

1. 完全脱位 股骨头与髋臼完全分离,股骨头向外上方软组织内移位,髋臼变浅,内部空虚。骨性髋臼顶内缘平坦或变圆。

2. 半脱位 股骨头向外轻度移位与髋臼间出现较宽的间隙,股骨头与髋臼不能完全嵌合,骨性髋臼发育不良,髋臼顶受压变形。

3. Graf 法分型 Ⅰ型:α≥60°,发育良好。Ⅱ型:α 为 43°～60°,β 为 55°～77°,骨性髋臼发育不良。Ⅲ型:α<43°,β>77°,半脱位。Ⅳ型:完全脱位。

【超声诊断评价】

超声检查可清晰显示软骨性股骨头与髋臼的关系,股骨头大小、位置及形态,诊断准确率高。加之检查不受体位限制,无辐射,并可以动态观察,费用低廉,现已成为临床首选的新生儿普查先天性髋关节脱位方法。

复习题

1. 新生儿颅脑检查方法是什么?
2. 新生儿颅内出血的声像图表现有哪些?
3. 正常新生儿肺部的声像图特点有哪些?
4. 新生儿肺部解剖特点是什么?
5. 超声怎样诊断先天性肥厚性幽门狭窄?
6. 什么是发育性髋关节异常 Graf 法分型?

第十三章　心脏及血管超声检查

学习目标

掌握：二维超声心动图常见基本图像及1～4区M型超声心动图基本图像；房间隔缺损、室间隔缺损、Fallot四联症的超声表现及鉴别诊断。

熟悉：二尖瓣狭窄、心包积液、冠心病的超声表现；各瓣膜的彩色多普勒血流图像特点及频谱多普勒的正常波形；心脏的位置和毗邻、外形、内部结构及心脏的动脉系统。

了解：动脉导管未闭、心肌病、缩窄性心包炎的超声表现。

超声波应用于心血管疾病的诊断始于20世纪50年代，问世之后发展非常迅速。早期曾被称为ultrasound cardiography，后简化为echocardiography，即为超声心动图。这种技术是利用超声波穿透和反射等物理特性，对超声波通过组织各层结构时的反射及散射信号进行编码，转换为监视器上显示的图像。应用于心脏及相邻大血管的检查时，可观察心脏及大血管的结构形态，了解房室收缩、舒张与瓣膜关闭、开放的活动规律，为临床诊断提供具有重要价值的参考资料。由于这种方法能较准确诊断多种心血管疾病，且几乎无痛苦与创伤，因此已成为常规的检查手段之一。目前除常规的M型曲线、二维超声、频谱与彩色多普勒、声学造影已广泛应用之外，经食管超声、三维超声与血管内超声等也得到了推广。

第一节　心脏超声解剖

心脏是中空的肌性器官，它是心血管系统的动力装置，也具有重要的内分泌功能。心腔借房间隔和室间隔分成互不相通的左半心和右半心，每半侧心腔又借左、右心房室口相通，上方为心房，下方为心室。心有四个腔室，即左心房、左心室、右心房、右心室。心房接受静脉的血液汇入，心室射出血液到动脉。在每个房室口和动脉的出口处均有瓣膜，顺血流瓣膜开放，逆血流瓣膜关闭，以保证血液向同一个方向流动。在神经和体液的调节下，心有节律地收缩和舒张，像泵一样将血液从静脉吸入，并由动脉射出，使血液能周而复始地循环。

一、心脏的位置和毗邻

正常心脏位于中纵隔内，裹以心包（图13-1-1）。在胸骨和第2～6肋软骨的后方，第5～8胸椎前方。以人体正中线划分，约2/3在其左侧，1/3在其右侧；两侧与左、右肺及胸膜腔为邻，前方大部分被左、右肺的前缘及胸膜遮盖；后方与支气管、食管、迷走神经及主动脉为邻。

心包是包绕于心脏及大血管根部之外的纤维浆膜囊，由浆膜层及纤维层构成，分别称为浆膜心包和纤维心包，浆膜心包很薄，表面光滑湿润。浆膜心包可分为壁层及脏层，脏层覆盖在心肌表面，又称心外膜。壁层心包由坚韧的纤维结缔组织构成，上方包裹出入心的升主动脉、肺动脉干、上腔静脉和肺静脉的根部，并与这些大血管的外膜相延续，而后折返移行成壁层心包，称心包反折。心包反折形成心包斜窦、心包横窦（图13-1-2）和隐窝。壁层、脏层心包在出入心的大血管的根部互相移行，两层之间的潜在性腔隙称为心包腔，在正常状态下，此腔内有20 mL左右的淡黄色浆液。

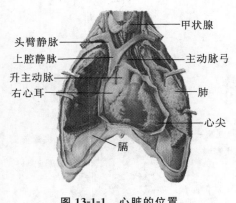

图 13-1-1 心脏的位置

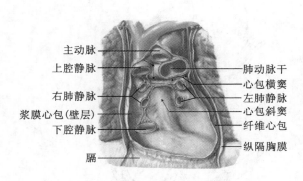

图 13-1-2 心包斜窦和心包横窦的位置

二、解剖结构

1. 心脏外形结构 心脏的外形近似前后略扁的倒立圆锥体,可分为一尖、一底、二面、三缘和四条沟。心尖部朝向左下方,主要由左心室构成。心底朝向右后上方,主要由左、右心房后壁构成;心脏的长轴与人体正中线约成 45°角。

心脏有胸肋面和膈面,胸肋面主要由右心室构成,部分左心室、右心房前壁各占一小部分;膈面主要由左心室下壁构成,右心室下壁只占一小部分。

心脏有下缘、左缘和右缘。下缘锐利,近水平位,大部分由右心室构成,仅心尖处由左心室构成;左缘斜向左下,钝圆,绝大部分由左心室构成,仅上方小部分有左心耳参与;右缘垂直向下,由右心房构成。

心脏表面有冠状沟、前室间沟、后室间沟和后房间沟,是心腔的表面分界。冠状沟亦称房室沟,环绕心脏并分隔心房和心室;前、后室间沟在心脏胸肋面和膈面自冠状沟向下达心尖右侧的心尖切迹,是左、右心室的表面分界标志,也是室间隔在心表面的定位标志;后房间沟在心底,是右心房与上、下腔静脉交界处的浅沟,与房间隔一致,也是左、右心房在心表面的分界。

2. 心脏的内部结构

(1) 房间隔:房间隔的前缘正对主动脉后窦的中点,下缘正在二尖瓣环之上,后缘正对房间沟,上缘与上腔静脉内侧壁相连续,左侧为二尖瓣环,右侧为三尖瓣和中间间隔。

(2) 室间隔:由膜部室间隔和肌部室间隔组成。膜部室间隔是位于主动脉右瓣与后瓣的瓣环交界下方、肌部室间隔上方、左心室和右心室之间的一片膜样组织。膜部室间隔是室间隔缺损的好发部位。肌部室间隔占室间隔的大部分,又可分为窦部、小梁部和漏斗部三部分(图 13-1-3)。

(3) 右心房:位于心脏的右后上方,壁薄,呈三角形,基底部宽大,前部为固有心房,后部为静脉窦。固有心房向前突出的部分即右心耳,外形呈三角形,由于位于胸骨后方,经胸壁体表超声心动图难以显示。其外侧壁内面有梳状肌,使右心耳壁凹凸不平,此处易形成血栓。静脉窦部有上腔静脉口、下腔静脉口和冠状窦口。下腔静脉口的前缘、冠状窦口后下方有半月形的下腔静脉瓣和冠状瓣。右心房后壁为房间隔,近房间隔中央有一卵圆窝。

(4) 右心室:略成三角锥体状,位于右心房的左前下方,前邻胸骨体下部,右心室的入口是右心房室口,出口是肺动脉口。右心室腔分为流入部(右心室的体部或窦部)及流出部(右心室的漏斗部)两部分。两者分界线为室上嵴。室上嵴为漏斗部后壁下界隆起的肌束,其上方为右心室腔的流出道,其下方则为右心室腔的流入道。室上嵴异常肥大可导致右心室腔内梗阻,形成双腔右心室。流出道上界为肺动脉瓣口,流入道心室腔下方有一粗大的前乳头肌,后乳头肌位于右心室腔的下方(图 13-1-4)。

(5) 右心房室口和三尖瓣复合装置:右心房室口位于右心房与右心室之间,右心房室口周围的结缔组织形成房室环,也称三尖瓣环。三尖瓣环有伸缩性,环后部薄弱且易伸张,环的前方及侧方较为牢固。三尖瓣呈帆状膜性结构,分为前瓣、后瓣和隔瓣,附着于三尖瓣环。腱索和乳头肌与三尖瓣相对应,有前、后和隔侧,共三组。乳头肌位于心室壁,腱索一端附着于三尖瓣相对缘,一端附着于乳头肌。三尖瓣环、三尖瓣、腱索及乳头肌在构造上是独立的结构,但在功能上是一个整体。其功能为防止血液从右心室逆流

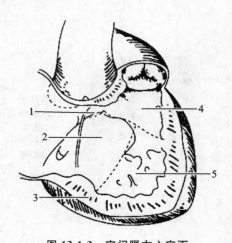

图 13-1-3 室间隔右心室面

1,膜部室间隔;2,窦部室间隔;3,右心室壁;

4,漏斗部室间隔;5,小梁部室间隔

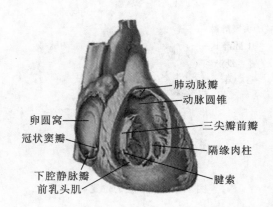

图 13-1-4 右心房右心室内腔解剖

入右心房,故有三尖瓣复合装置之称,其中任何一个结构功能失调,均能造成血流动力学改变。

(6)肺动脉口和肺动脉瓣:肺动脉口是右心室的出口,位于动脉圆锥顶端,肺动脉口处有三个半月形的瓣膜,称为肺动脉瓣。正常成年人,肺动脉瓣两个在前方(左、右),一个在后方。肺动脉瓣开口朝向肺动脉,可防止血液逆流回右心室。

(7)左心房:呈卵圆形,位置较高,靠近中线,后面邻接食管、胸主动脉。心房内壁光滑,后壁有四孔,左、右各二,为肺静脉的入口,左心房前下方有左心房室口与左心室相通。左心房向前突出部为左心耳,其壁有交织成网状的梳状肌,当左心房血流淤滞时,此处易形成血栓。

(8)左心室:位于右心室的左后侧和左心房的左前下方。左心室横切面呈圆形,心室腔呈圆锥形,尖部即心尖处,底处有两口,左心室入口即左心房室口,左心室出口为主动脉口。左心室壁较厚,约 10 mm,为右心室壁的 3 倍。左心室前内侧壁是室间隔,称为隔壁,而将左心室前壁、外侧壁和下壁统称为游离壁。左心室以二尖瓣前瓣为界,分为流入道和流出道。二尖瓣在开放时下垂入左心室内,前叶之后的左心室为流入道,亦称左心室窦部。左心室流出道亦称主动脉前庭。左心室的前外侧壁为肌肉组织,由邻近的室间隔和心室壁组成,后内侧壁为纤维组织,由二尖瓣前叶瓣附属部分和室间隔膜部组成(图 13-1-5)。

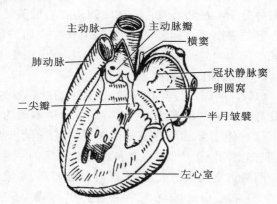

图 13-1-5 左心室

(9)左心房室口及二尖瓣复合装置:左心房室口位于左心房和左心室之间,左心房室口周围的结缔组织形成房室环,也称二尖瓣,呈圆形或椭圆形。二尖瓣有两叶,即前叶和后叶,其根部附着于二尖瓣环。腱索和乳头肌与二尖瓣相对应,有前、后二组。乳头肌位于心室壁,腱索一端附着于二尖瓣相对缘,一端附着于乳头肌。二尖瓣环、二尖瓣、腱索和乳头肌构成二尖瓣复合装置,功能与三尖瓣复合装置相似。

(10)主动脉口和主动脉瓣:主动脉口是左心室的出口。主动脉口处有 3 个半月形瓣膜,称主动脉瓣,分别为位于右前方的右冠瓣、左前方的左冠瓣、后方的无冠瓣。主动脉瓣开口朝向主动脉,可防止血液逆流回左心室。

三、心脏的血管

(一)大动脉

1. 主动脉 主动脉为体循环的动脉主干,可分为三段:升主动脉、主动脉弓和降主动脉,其中降主动脉又以膈肌为界,分为胸主动脉和腹主动脉。

(1)升主动脉:起始部为主动脉根部,与左心室相连,其间由主动脉瓣分隔。左、右冠状动脉分别从左、右冠状动脉窦发出。

(2)主动脉弓:主动脉于第二胸肋关节高度弯向左后方至第4胸椎下缘左侧。主动脉弓向上方发出3条动脉,即头臂干、左颈总动脉和左锁骨下动脉。

2. 肺动脉 肺动脉是肺循环的主干,起自右心室的肺动脉口,在第5胸椎水平分成左、右肺动脉。胚胎时在主动脉下壁和肺动脉之间有动脉导管,将肺动脉的血液引向主动脉。出生后,由于肺扩张,肺动脉血液流向肺,故动脉导管血流中断,管腔闭锁成为动脉韧带。一般出生后3~6个月动脉导管即完全闭锁。

（二）冠状动脉

营养心脏的冠状动脉是升主动脉最先发出的分支,分为左、右冠状动脉两支,分别起始于左、右冠状动脉窦。

1. 左冠状动脉 左冠状动脉起始于主动脉左冠窦,主干长0.5~1.0 cm,在肺动脉干和左心耳之间沿冠状沟向左前方走行,随即分成前降支和回旋支。

(1)前降支:在前室间沟内下行,绕心下缘可至后室间沟再上行。前降支的分支主要有:前室间隔支、左心室前支和右心室前支等。供应左、右心室前壁的一部分及室间隔前上2/3处和心尖部(图13-1-6)。

(2)回旋支:与前降支几乎成直角分开,在冠状沟内向左行,绕心左缘至左心室的膈面。回旋支的主要分支有:左缘支、左心室前支、左心室后支及左心房支等,供应左心房、左心室外侧壁和部分下壁。

2. 右冠状动脉 右冠状动脉起始于主动脉右冠窦,在肺动脉与右心耳之间入冠状沟向右下行,绕过右心缘至心脏膈面,向左到达房室交点处,再沿后室间沟走向心尖(图13-1-7)。

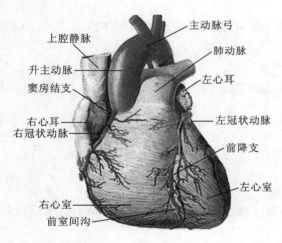

图 13-1-6 冠状动脉前面观

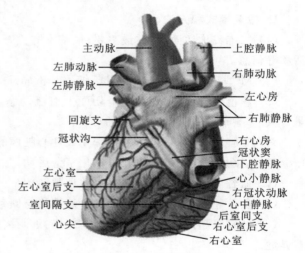

图 13-1-7 冠状动脉后面观

右冠状动脉供应右心房、右心室前壁、心室膈面的大部分和室间隔后下1/3。

第二节 心脏超声的检查方法

超声心动图检查是将探头置于胸骨旁、心尖、剑突下及胸骨上窝或食管内等透声窗区对心脏进行无数切面的剖切扫描的过程,在此基础上可获得各种波群和切面图像,综合分析心脏各结构的位置、形态、活动与血流特点,从而获得心血管疾病的解剖、生理、病理及血流动力学诊断资料,从而为临床提供有价值信息。在了解正常超声心动图之前,有必要对心脏探测的基本方法和注意事项做简略介绍。

一、超声检查方法

1. 仪器 高分辨率实时超声诊断仪。相控阵探头,成人多选2.5~3.5 MHz,儿童多选3.5~

5.0 MHz。

2. 检查前准备　检查前一般无须特殊准备,静候片刻即可检查,婴幼儿、儿童哭闹不合作者,可适当给予镇静剂或熟睡后检查,充分暴露左胸部,注意保暖,可采用加热过的耦合剂。

3. 体位　患者一般采取左侧卧位或平卧位。如需行胸骨上窝检查时,可适当垫高患者肩部,头部朝左或右稍稍偏转。如在剑突下探查时,应使患者屈膝放松腹壁。一般平静呼吸即可,少数肺气较多者可令患者在呼气末屏气;在剑突下探查时,呼气可使心脏更接近探头。

4. 具体检查方法　常规超声探测检查有胸骨旁(胸骨左缘 3～5 肋间隙)、心尖部、剑突下及胸骨上窝四个探测部位。胸骨旁及心尖部是常用的探测部位;剑突下探测部位适用于慢性阻塞性肺气肿、胸廓畸形患者及婴幼儿;胸骨上窝探测部位适用于观察心底部结构及大血管。

5. 检查注意事项

(1)在获取标准切面的同时,注意观察非标准切面,有时可提供重要的诊断信息。

(2)心尖四腔心切面观察房间隔缺损可出现假性回声失落,而剑突下四腔心切面及剑突下双心房切面可大大降低这种假阳性率,必要时,可辅助经食管超声心动图确诊有无房间隔缺损。

(3)测量时需选择好标准切面,以保证测量结果的标准性和可重复性。

(4)在二维超声清楚显示心脏结构基础上,适当调节二维增益后,打开 CDFI,调节其增益及速度,增益一般在 60%～70%,速度通常应高于 60 cm/s,以出现纯的红、蓝色彩且彩色信号不溢出心脏外为原则。

二、正常超声心动图基本图像及超声测量方法、参考值

(一)二维超声心动图

1. 检查模式和方法

(1)二维或称切面超声:最主要、最基本的检查模式,可反映心脏某特定区域的整体形态、毗邻关系、活动等信息。

(2)M 型超声:可进一步测量与细致分析局部病变。

(3)彩色多普勒:可观察整个切面上血流动态,大致了解病变范围所在。脉冲多普勒可准确定位测量;连续多普勒适用于高速湍流的分析。

(4)心脏声学造影:可了解特殊先天性心脏病的血流动力学改变。

(5)组织多普勒成像技术:可量化室壁运动。

(6)血管内超声:可直接观察冠状动脉结构。

(7)负荷超声:可研究冠状动脉血流灌注与储备功能。

(8)经食管超声:从心脏后方向前扫描,近距离观察心脏深部结构,可提高心脏疾病诊断的敏感性及特异性。

(9)三维和四维超声:通过提供心脏在心动周期中运动的立体影像,从不同的角度、方位及水平观察运动中心脏的动态变化,使图像更形象化,便于更加客观地判断病情以及更好地与临床医师沟通。

2. 二维超声心动图图像标识方法及命名

扇形探头上方有一个识别方向的标志,该标志所指方向显示在荧光屏的右侧(以检查者的左、右侧为准)。以被检查者解剖学方位而定切面图像方位。断面图像用长轴、短轴、四腔心分别命名。长轴图像为超声束平面垂直于胸壁的胸、背侧,扫描方向与心脏的长轴平行;短轴图像为超声束平面垂直于胸壁的胸、背侧,但扫描方向垂直于心脏的长轴;四腔心图像为超声束平面扫查心脏时与胸廓的胸、背面平行。

二维超声心动图又称切面超声心动图,是在 M 型超声心动图基础上发展起来的一种技术。因能直观、实时显示心脏各结构的空间位置、连续关系及动态变化等,明显提高了诊断的准确性。二维超声心动图是其他超声心动图方法的基础。如 M 型超声心动图的运动曲线测量、多普勒频谱取样、彩色多普勒显像感兴趣区的设置及三维图像的重建等,都是在二维切面图像基础上完成的。

3. 正常二维超声心动图断面图

分五个检查区检查:胸骨左缘区、心尖区、剑下(肋下)区、胸骨上窝区、胸骨右缘区。胸骨左缘区及心

尖区是常规检查部位,剑下(肋下)区及胸骨上窝区根据需要而使用,胸骨右缘区应用较少。

1)胸骨左缘区

(1)胸骨旁左心室长轴切面(图13-2-1):探头置于左缘第3、4肋间,距胸骨1~3 cm处。超声束近似垂直向后扫查,扇面与患者右肩到左腰的连线平行。

胸骨旁左心室长轴切面主要用于评价以下结构的解剖、功能与血流动力学改变:①主动脉根部(主动脉瓣环、主动脉窦、升主动脉起始部)各水平形态、内径、血流:如有无扩大、狭窄、夹层动脉瘤、冠状窦的扩大等。②主动脉瓣的形态、运动、开合等特点:如有无狭窄、关闭不全、钙化、赘生物和瓣叶畸形等。③主动脉前壁与室间隔的连续情况:了解有无室间隔缺损以及缺损的部位、大小、分流情况等。④左心房和左心室前后径、形态及有无占位性病变。⑤室间隔与左心室后壁运动方向、幅度、舒缩期厚度变化及节段运动情况。

胸骨旁左心室长轴切面还可用于评价心包积液情况和用于左心功能测量。

(2)胸骨旁主动脉根部短轴切面(图13-2-2):探头置于胸骨左缘第2、3肋间心底大血管的正前方,探测平面与左心室长轴相垂直,即和左肩与右肋弓的连线基本平行,声束通过主动脉根部及其瓣膜。

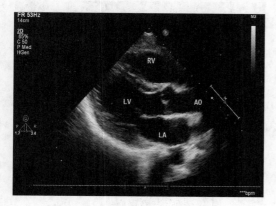

图13-2-1 胸骨旁左心室长轴切面
LA,左心房;LV,左心室;RV,右心室;AO,主动脉

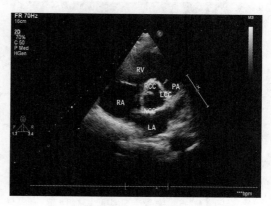

图13-2-2 胸骨旁主动脉根部短轴切面
LA,左心房;RA,右心房;RV,右心室;PA,肺动脉;
RCC,右冠瓣;LCC,左冠瓣;NCC,无冠瓣

胸骨旁主动脉根部短轴切面主要检测:①主动脉瓣:包括瓣口、瓣叶数目、活动度、有无赘生物等。②主动脉根部,主动脉窦及有无窦瘤、夹层动脉瘤,以及左、右冠状动脉起始段等。③左心房肿瘤及血栓。④房间隔有无缺损、右心房大小及黏液瘤的情况。⑤右心室及右心室流出道、三尖瓣隔瓣位置。⑥肺动脉及肺动脉瓣、左右肺动脉分支及有无血栓。⑦肺动脉与主动脉的位置关系,动脉导管以及主动脉窗。

(3)胸骨旁肺动脉长轴切面(图13-2-3):探头在第3肋间(少数人上移至第2肋间)紧贴胸骨向右上方倾斜。

胸骨旁肺动脉长轴切面主要检测:肺动脉、肺动脉分叉的病变,动脉导管未闭也在此切面显示。

(4)胸骨旁左心室短轴切面:

① 胸骨旁二尖瓣水平短轴切面:探头置于胸骨左缘第3、4肋间,探测方向垂直向后,声束通过二尖瓣前后叶。收缩期二尖瓣前后叶合拢,呈一对合的齿样线,中间无间隙。舒张期前后叶分离,形成一椭圆形似鱼口状的环带(图13-2-4)。选取合适的心动图舒张期时相,在声束通过二尖瓣最大开放水平冻结图像,即可测得二尖瓣的最大开放面积,正常成人为4~6 cm²。

胸骨旁二尖瓣水平短轴切面观察:a.观察二尖瓣前、后叶的形态及活动,记录瓣口面积。如瓣口边缘是否增厚或纤维化、钙化,瓣口闭合时的对合情况,瓣膜交界处状态,前后瓣裂的确定等。b.评价左心室壁运动和室壁增厚率。c.估测双侧心室的压力和容量负荷。

② 胸骨旁乳头肌短轴切面(图13-2-5):探头置于胸骨左缘第3、4肋间,探测方向垂直向后,声束通过二尖瓣前后叶,向左下方倾斜程度稍小,如探头位于心脏搏动处,则向上稍向内倾斜。

胸骨旁乳头肌短轴切面主要用于检测左心室壁及乳头肌的病变和测量心腔面积。

③ 胸骨旁左心室心尖短轴切面(图13-2-6):探头置于患者胸壁上扪及心尖冲动处,或探头从扫查胸骨旁左心室长轴切面的位置下移一个肋间,通常在第4肋间,探头方向朝向左下方。

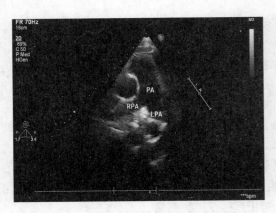

图 13-2-3　胸骨旁肺动脉长轴切面

PA,肺动脉;LPA,左肺动脉;RPA,右肺动脉

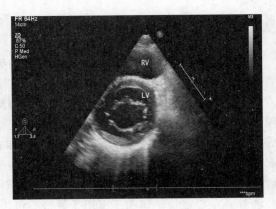

图 13-2-4　胸骨旁二尖瓣水平短轴切面

LV,左心室;RV,右心室

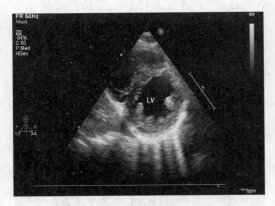

图 13-2-5　胸骨旁乳头肌短轴切面

LV,左心室

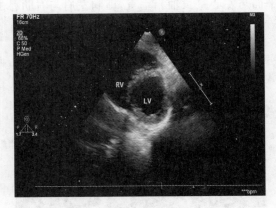

图 13-2-6　左心室心尖短轴切面

LV,左心室;RV,右心室

左心室心尖短轴切面主要检测:左心室近心尖部的病变,如心尖室壁瘤、血栓等。

(5)胸骨旁四腔心切面(图 13-2-7):探头置于胸骨旁左缘第 4 或第 5 肋间,扫查方向与左心室长轴切面近似垂直,声束指向右后上方与胸壁方向近似平行。

胸骨旁四腔心切面主要检测:四个心腔、房室瓣、房间隔及室间隔的病变。

2)心尖区

(1)心尖四腔心切面:探头置于心尖搏动最显著处,声束指向右侧胸锁关节。在图像上室间隔起于扇尖,向远端延伸与房间隔相连续。室间隔、房间隔连线与二尖瓣、三尖瓣连线呈十字交叉,十字交叉位于中心处,向两侧延伸出二尖瓣前叶和三尖瓣隔瓣,将左、右心房、左、右心室清晰地划分为四个腔室,故称心尖四腔心(图 13-2-8)。

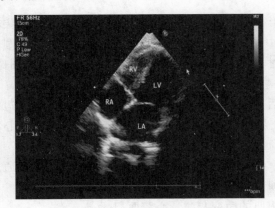

图 13-2-7　胸骨旁四腔心切面

LA,左心房;RA,右心房;RV,右心室;LV,左心室

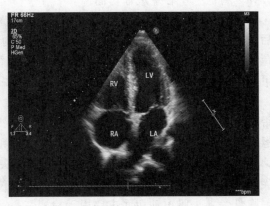

图 13-2-8　心尖四腔心切面

LA,左心房;LV,左心室;RA,右心房;RV,右心室

（2）心尖五腔心切面：在心尖四腔心切面基础上，将探头稍向上倾斜，探测平面经过主动脉根部，使四腔心之间出现一半环形的主动脉腔，即心尖五腔心（图13-2-9）。收缩期见左心室流出道血流经主动脉瓣口流向主动脉。

心尖四腔心及五腔心切面主要用于：①评价两侧心房及心室的大小、方位和结构的完整性。②评价房、室间隔的连续性及房、室间隔畸形和心内膜垫缺损等。该切面在观察房间隔时可能存在假性回声失落的现象。③通过房、室间隔的弯曲度比较两侧心腔的容量和压力负荷水平。④了解二尖瓣和三尖瓣的附着位置、形态、结构、活动度及其血流情况。⑤显示左心室心尖部位及诊断室壁瘤。⑥测量左心室及右心室功能。⑦观察肺静脉、腔静脉的回流情况。⑧记录二尖瓣、三尖瓣及左心室流出道血流的情况。

3）剑下（肋下）区

（1）剑下四腔心切面（图13-2-10）：嘱患者平卧位，探头放置于剑突下，声束平面从矢状扫查方向顺时针转动约90°，成为与胸廓的胸、背面平行的扫查方向，探头向上倾斜指向左肩，取冠状切面的扫查图像，可获得剑下四腔心切面观。

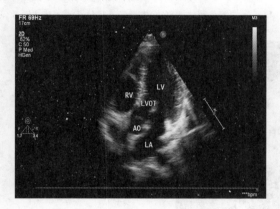

图13-2-9 心尖五腔心切面
LA，左心房；LV，左心室；RV，右心室；
AO，主动脉；LVOT，左心室流出道

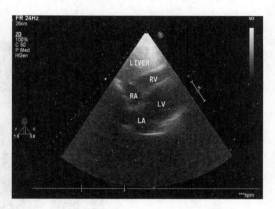

图13-2-10 剑下四腔心切面
LA，左心房；LV，左心室；RA，右心房；
RV，右心室；LIVER 肝脏

剑下四腔心切面观察：房间隔、室间隔、四个心腔、房室瓣的病变，对了解心房位置、心脏压塞、心脏畸形及心包积液在此切面有很大帮助。

（2）剑下心房两腔长轴切面（图13-2-11）：探头位置与剑下四腔心切面相同，顺时针方向转动探头，至心室部分的图像消失，只显示心房及房间隔。

剑下心房两腔长轴切面观察：左心房、右心房、房间隔和上、下腔静脉等结构，是观察房间隔病变以及与腔静脉关系的重要切面。

4）胸骨上窝区

（1）胸骨上主动脉弓长轴切面（图13-2-12）：嘱患者平卧位，头部后仰检查，探头置于胸骨上窝或右锁骨上窝处，声束向下投射，指向心脏，探测平面通过主动脉弓长轴，即与主动脉弓平行，可显示主动脉弓及其主要分支和右肺动脉。

胸骨上主动脉弓长轴切面观察：主动脉弓的走向、宽度、分支情况，升主动脉、主动脉弓及降主动脉起始部的病变；了解主动脉与肺动脉之间有无动脉导管未闭。

（2）胸骨上区降主动脉长轴切面（图13-2-13）：嘱患者平卧位，头部后仰检查，探头从胸骨旁主动脉根部短轴切面的位置向后倾斜，可显示降主动脉的上段及主动脉弓的一部分。

该切面主要观察降主动脉的病变，降主动脉瘤及降主动脉夹层等。

4. 超声心动图超声测量方法、参考值

1）胸骨旁左心室长轴切面各内径

（1）测量方法及时相：

① 升主动脉内径：于主动脉窦终止点远端2cm处，内缘到内缘，收缩期测量。

② 主动脉窦内径：从主动脉窦前壁内膜面至主动脉窦后壁内膜面，收缩期测量。

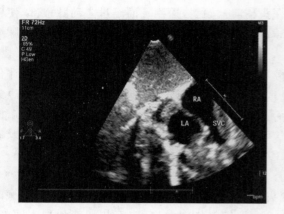

图 13-2-11 剑下心房两腔长轴切面

LA,左心房;RA,右心房;SVC,上腔静脉

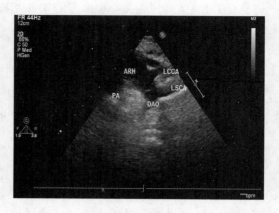

图 13-2-12 胸骨上主动脉弓长轴切面

PA,肺动脉;ARH,主动脉弓;

LCCA,左颈总动脉;LSCA,左锁骨下动脉;DAO,降主动脉

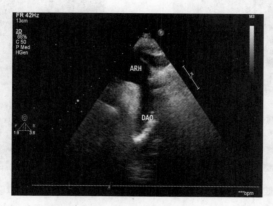

图 13-2-13 胸骨上区降主动脉长轴切面

ARH,主动脉弓;DAO,降主动脉

③ 主动脉瓣环径:主动脉瓣叶于主动脉壁附着点处,内缘到内缘,收缩期测量。

④ 右心室流出道径:从右心室流出道前壁的心内膜面至主动脉前壁上缘,舒张末期测量。

(2) 参考值

① 升主动脉内径:22.4～33.1 mm。

② 主动脉窦内径:24.0～32.3 mm。

③ 主动脉瓣环径:18.2～22.1 mm。

④ 右心室流出道径:21.0～33.0 mm(男);23.0～32.0 mm(女)。

2) 胸骨旁主动脉根部短轴切面各内径

(1) 测量方法及时相:

① 肺动脉内径:肺动脉瓣上 1～2 cm,最宽处,内缘到内缘,收缩期测量。

② 左、右肺动脉内径:分叉处,垂直于血管走行方向,内缘到内缘,收缩期测量。

③ 左、右冠状动脉内径:于该切面 4 点处可见一管腔回声横行于房肺沟,此为左冠状动脉;10 点处可见一管腔回声斜行向前,此为右冠状动脉。

(2) 参考值:

① 肺动脉内径:17.5～22.7 mm。

② 左肺动脉内径:11.2～14.1 mm。

③ 右肺动脉内径:10.9～14.8 mm。

④ 左冠状动脉内径:2.72～4.62 mm。

⑤ 右冠状动脉内径:2.58～4.46 mm。

3）心尖四腔心切面房室各内径

（1）测量方法及时相：

① 左心房（收缩期测量）

上下径：二尖瓣环连线的中点至左心房顶部心内膜处。

左右径：房间隔中部的左心房侧心内膜至左心房的左侧壁中部心内膜。

② 右心房（收缩期测量）

上下径：二尖瓣环连线的中点至右心房上缘心内膜处。

左右径：房间隔中部的右心房侧心内膜至右心房的右侧缘中部心内膜。

③ 左心室（舒张期测量）

上下径：二尖瓣环连线的中点至左心室心尖部心内膜处。

左右径：室间隔左心室面心内膜处至左心室侧壁心内膜处，测量点应选在心室的基底部最宽处。

④ 右心室（舒张期测量）

上下径：三尖瓣环连线的中点至右心室心尖部心内膜处。

左右径：室间隔右心室面心内膜处至右心室右缘心内膜处。

（2）参考值：心尖四腔心切面各房室测量参考值见表 13-2-1。

表 13-2-1　心尖四腔心切面各房室测量参考值

项　目	性　别	上下径/mm	左右径/mm
左心房	男	42.2～49.3	32.9～36.2
	女	39.9～49.1	31.2～34.8
右心房	男	40.0～45.0	31.6～37.2
	女	35.5～43.7	27.8～31.6
左心室	男	70.0～76.7	40.4～44.7
	女	66.0～72.4	38.4～42.1
右心室	男	50.6～60.0	29.1～33.1
	女	49.7～57.6	25.4～29.1

（二）M 型超声心动图

M 型超声心动图具有独特的快速时间取样技术，它利用单探头发出一条声束，记录声束方向上心脏各层组织反射回声声波从而形成运动-时间图，它能记录心脏结构在心动周期内的细微运动，用于心脏及大血管的内径测定及特定心脏结构的细致运动的观察，是超声心动图的重要组成部分。

1. M 型超声心动图的工作原理及检查方法　1955 年瑞典学者 Edler 在 A 型超声诊断仪基础上研制成 M 型超声诊断仪，经过多年的总结和发展，随着电子技术的不断进步，图像经数字扫描转换器处理后，在示波屏上呈现一种不褪色的推进式连续图像，图像可根据需要冻结、存储、回放、测量、录像等，使用极为方便。

2. M 型超声心动图的探测部位　做 M 型超声心动图时患者取平卧位或左侧卧位，平静呼吸，尽量减少心脏的位移。用二维实时超声仪进行 M 型检查，扫描速度用 50 mm/s，必要时 100 mm/s。在二维图像显示清晰的基础上进行扫描，逐渐全面扫查，由内向外，从上到下，逐肋间进行扫查，可获得不同部位的 M 型超声心动图标准曲线，在胸骨旁左心室长轴切面图上，声束由心尖向心底做弧形扫描，依次出现心尖波群（1 区）、心室波群（2a 区）、二尖瓣前后叶波群（2b 区）、二尖瓣前叶波群（3 区）和心底波群（4 区）（图 13-2-14）。

3. M 型超声心动图的基本波群　M 型超声心动图的基本波群有心底波群（4 区）、二尖瓣波群（2b 及 3 区）、心室波群（2a 区）、三尖瓣波群、肺动脉瓣波群。

（1）心尖波群（1 区）（图 13-2-15）：声束指向心尖部可见此波群，此处腔室内径较小，左心室后壁之前尚可见乳头肌等结构。目前应用较少。

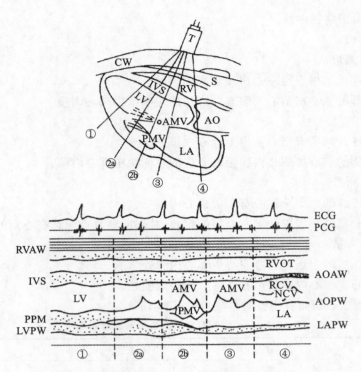

图 13-2-14　1～4 区 M 型超声心动的模式图

ARV,右心室前壁;RV,右心室;IVS,室间隔;PPM,后乳头肌;LV,左心室;AMV,二尖瓣前叶;PMV,二尖瓣后叶;LA,左心房;
AO,主动脉;AOAW,主动脉前壁;AOPW,主动脉后壁;LAPW,左心房后壁;RVAW,右心室前壁;LVPW,左心室后壁;
RVOT,右心室流出道;RCV,右冠瓣;NCV,无冠瓣;CW,胸壁;S,心肌;ECG,心电图;PCG,心音图

（2）心室波群（2a 区）：又称为腱索水平的心室波群，一般可在第 4 肋间探及。自前至后，解剖结构依次为胸壁、右心室前壁、室间隔、左心室腔及其腱索与左心室后壁，由于心腔大小与室壁厚度等均在此测量，故称为心室波群（图 13-2-16）。

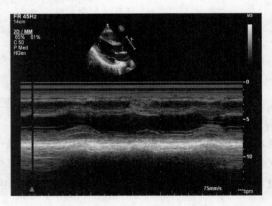

图 13-2-15　左心室心尖部 M 型超声

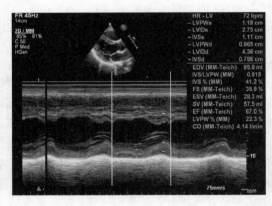

图 13-2-16　心室波群

自上向下依次为右心室、室间隔、左心室、左心室后壁;
运用 M 型超声心动图测定左心室收缩功能,EF 值为 67%

（3）二尖瓣波群（2b 及 3 区）：在胸骨左缘 3～4 肋间可探测到此波群。此波群由以下曲线组成（图 13-2-17）。

① 二尖瓣前叶曲线：正常人呈双峰，曲线上各段依次为 A、B、C、D、E、F、G。

A 峰位于心电图 P 波之后，相当于心房收缩所致的心室主动脉充盈期，而 A 点是二尖瓣前叶运动的次高点。

E 峰位于心电图 T 波之后，相当于心室舒张所致的心室快速被动充盈期，E 点是二尖瓣前叶运动的最高点。

C 点相当于第一心音处,为二尖瓣前后叶的关闭点。

D 点在第二心音后等容舒张期末处,为二尖瓣前后叶开放的起点。

② 二尖瓣后叶曲线:与前叶相同,但方向相反,幅度较小,呈倒影样镜像曲线。收缩期二尖瓣前后叶合拢,在曲线上形成共同的 CD 段。舒张期瓣口开放,后叶与前叶分开。

③ 室间隔曲线:在二尖瓣波群中,室间隔曲线位于二尖瓣前叶之前,活动幅度小。其前后为右心腔,后为左心腔。正常室间隔活动曲线在收缩期向后,厚度增加;舒张期向前,厚度减小。其活动方向与左心室后壁呈逆向。

(4) 心底波群(4 区):在心前区胸骨左缘第 2、3 肋间可探及此波群,其解剖结构自前至后依次为胸壁、右心室流出道、主动脉根部及左心房(图 13-2-18)。

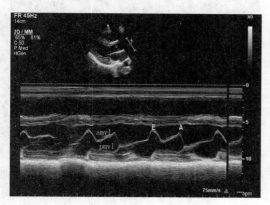

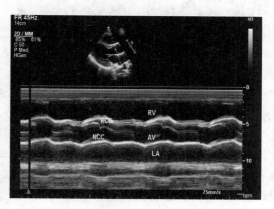

图 13-2-17 二尖瓣波群及曲线示意图

自上而下依次为右心室、室间隔、左心室流出道、
二尖瓣前后叶、左心室后壁;amvl,二尖瓣前叶;pmvl,二尖瓣后叶

图 13-2-18 心底波群

图中两条平行活动带为主动脉前后壁的反射。两条光带之间可见
清晰的主动脉瓣活动曲线,收缩期右冠瓣和无冠瓣分离,舒张期合拢,
成一条单线。RV,右心室;RCC,右冠瓣;NCC,无冠瓣;LA,左心房

(5) 三尖瓣波群:在胸骨左缘 3、4 肋间探头声束向内偏斜时可见此波群,呈双峰曲线。其形态与波形形成机制与二尖瓣相似。依次见胸壁、右心室前壁、三尖瓣、右心房。

(6) 肺动脉瓣波群:在胸骨左缘 2、3 肋间可见,通常为后瓣曲线。收缩期肺动脉瓣开放,曲线向后;舒张期瓣膜关闭,曲线向前。

4. M 型超声心动图的影响因素 M 型超声心动图的影响因素包括体型、体位、身高、体重、体表面积,以及呼吸、妊娠、肺及胸膜病变等。

5. 解剖 M 型超声心动图 解剖 M 型超声心动图可显示 M 型曲线任意中心点上 360°方向旋转及任意多条取样线装置,从而使取样线与所需探测部位的心脏结构垂直,使测量值更真实、准确,并可同步观察多室壁节段性运动异常,为评价心脏形态功能提供更丰富、更准确的信息。

6. 彩色 M 型超声心动图 把彩色多普勒与 M 型超声多普勒融为一体而成的超声心动图(图 13-2-19、彩图 21)。

(三) 各瓣膜彩色多普勒血流成像

彩色多普勒血流成像是一种附加在二维超声图像基础上,用彩色编码标记血流方向和相对速度的成像技术,相对直观、形象地显示心内血流的方向、速度、范围、有无血流紊乱及异常通路等,是目前临床监测心脏血管血流变化的最主要方法。

1. 二尖瓣彩色多普勒血流图像(图 13-2-20、彩图 22) 取心尖四腔心切面,二尖瓣口在二维彩色多普勒血流成像上,舒张期二尖瓣开放后,左心房血液经二尖瓣口进入左心室。在快速充盈期,房室压差最大,血流速度快,流量大(占总充盈量的 60%~80%),二维彩色多普勒血流图像显示宽阔明亮的红色血流束,自二尖瓣口进入左心室。血流束中央近瓣尖处流速最快,故呈鲜亮红色,甚至出现色彩倒错现象;边缘部流速较慢,故红色渐暗淡。

2. 三尖瓣彩色多普勒血流图像(图 13-2-21、彩图 23) 心尖四腔心切面上,三尖瓣口血流成像与二尖

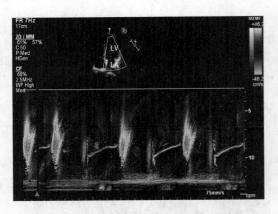

图 13-2-19　二尖瓣彩色 M 型超声心动图

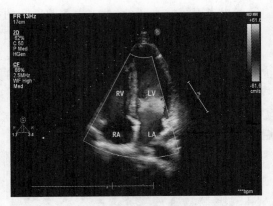

图 13-2-20　二尖瓣彩色多普勒血流图像
心尖四腔心切面彩色多普勒血流图像显示
二尖瓣舒张期红色前向血流信号

瓣口颇为相似。舒张期瓣口开放,由右心房至右心室呈现以宽阔明亮的红色带状血流,充满整个右心室流入道并抵达心尖。在中央处血流的显色亮度在三尖瓣环处较暗,于瓣叶间逐渐增强。由于三尖瓣血流较二尖瓣血流速度稍低,故色彩较二尖瓣血流暗淡。

3. 主动脉瓣彩色多普勒血流图像(图 13-2-22、彩图 24)　心尖五腔心切面上收缩期左心室向主动脉射血,可见一束明亮的蓝色血流通过主动脉瓣口进入升主动脉,瓣环处血流开始加速,瓣口中心处流速最快,颜色最为明亮。近动脉壁处逐渐变暗,此与截面上血流速度分布不同有关。当血流速度超出显示范围时,可出现色彩倒错现象,此时应提高脉冲重复频率以便与湍流鉴别。有时在舒张早期见一主动脉瓣口逆流至左心室流出道的血流,如果范围甚小且持续时间甚短者,仍属正常现象,因为轻微的主动脉瓣反流一般无临床意义。

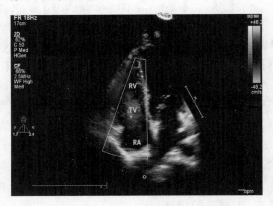

图 13-2-21　三尖瓣彩色多普勒血流图像
心尖四腔心切面彩色多普勒血流图像显示
三尖瓣舒张期红色向前血流信号

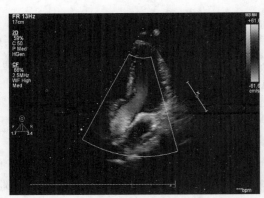

图 13-2-22　主动脉瓣彩色多普勒血流图像
心尖五腔心切面上,左心室流出道和
主动脉内显示正常的蓝色血流信号

4. 肺动脉瓣彩色多普勒血流图像(图 13-2-23、彩图 25)　在胸骨旁主动脉根部短轴切面上见肺动脉瓣区及主肺动脉腔内,随着收缩期右心室射血开始,出现背离探头的蓝色血流信号,收缩中期血流信号颜色最为明亮,随后血流颜色渐变暗淡。

(四)各瓣膜频谱多普勒的正常波形

现代的多普勒超声心动图技术,大致可分为两类:第一类为 CDFI,用于显示二维方向上的血流信息;第二类为频谱多普勒,主要用于显示一维方向上的血流信息。目前 CDFI 已成为定性诊断的最可靠方法;而频谱多普勒为血流动力学定量分析中的首选手段。利用多普勒技术,可以记录正常心脏中各瓣膜的血流频谱。

1. 正常二尖瓣频谱多普勒波形(图 13-2-24、彩图 26)　正常二尖瓣舒张期血流频谱为正向双峰宽带波形。在二尖瓣开放后起始,持续至舒张期末。频谱第 1 峰(E 峰)较高,为舒张期血流快速充盈所致。第

2峰（A峰）较低，为舒张末期心房收缩，血流再度加速所致。E峰与A峰之间可出现低流速平台段，为心室缓慢充盈期。在心动过缓时，缓慢充盈期延长，故E、A峰间的平台期延长，心动过速时平台段则缩短乃至消失。因此正常二尖瓣舒张期血流为层流，故E、A两峰的上升支与下降支均陡直，呈三角尖峰，频谱很窄，与基线间留有空窗。成年人最大流速平均为90 cm/s(60～130 cm/s)，儿童为100 cm/s(80～130 cm/s)。

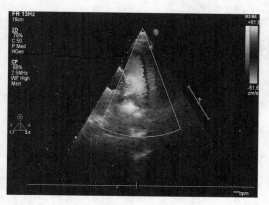

图 13-2-23　肺动脉瓣彩色多普勒血流图像
胸骨旁主动脉根部短轴切面上显示正常的肺动
脉收缩期肺动脉内蓝色血流信号

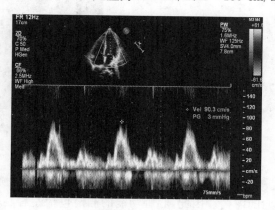

图 13-2-24　正常二尖瓣频谱多普勒波形

取样容积位置可影响频谱幅度与形态。故测定流速时应将取样容积置于血流最快处，即二尖瓣瓣尖部附近的左心室腔内，但要注意避开瓣叶运动时产生的频移信号。由于取样容积位置不变，而心脏在舒缩过程中其结构的位置发生移动，可导致同一取样位置在舒张期为左心室流入道，而收缩期成为左心室流出道，出现两种时相不同、方向相异的血流信号，使频谱变形。故取样容积的位置应尽量远离左心室流入道与左心室流出道的交界处。

2. 正常三尖瓣频谱多普勒波形（图13-2-25）　在心尖四腔心切面上将取样容积置于三尖瓣口的右心室侧，可记录到与二尖瓣频谱类似的三尖瓣舒张期频谱。频谱为舒张期正向双峰频谱，E峰＞A峰。儿童三尖瓣口最大流速平均为60 cm/s(50～80 cm/s)，成年人为50 cm/s(30～70 cm/s)。因血流速度较低，频谱幅度较二尖瓣口血流频谱低。

3. 正常主动脉瓣频谱多普勒波形　在心尖五腔心切面上，取样容积置于主动脉瓣口时，在收缩期可见一向下的空心三角形频谱。频谱带窄。音频输出呈高频乐音，为层流，流速快，常在130 cm/s左右（图13-2-26）。

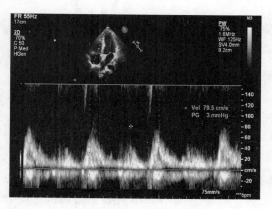

图 13-2-25　正常三尖瓣频谱多普勒波形

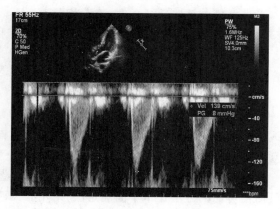

图 13-2-26　正常主动脉瓣频谱多普勒波形

4. 正常肺动脉瓣频谱多普勒波形　在胸骨旁主动脉根部短轴切面上，将取样容积置于肺动脉瓣口的远侧，在收缩期可见一方向向下、呈空心三角形或抛物线形的窄带频谱。因肺循环阻力远较体循环阻力低，右心室射血的加速和减速均较缓慢，速度峰值出现时相延后至收缩中期。因而频谱曲线更加圆钝，且近乎对称，其速度在70 cm/s左右（图13-2-27、彩图27）。

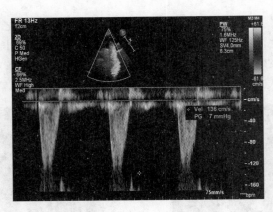

图 13-2-27　正常肺动脉瓣频谱多普勒波形

（五）心脏功能测定

心脏的基本功能是在舒张期接受足够的静脉回流，并在收缩期将这些血液排入动脉系统以满足机体代谢的需要。因此，心脏功能的测定包括左右心室收缩和舒张功能的测定。超声心动图可适时显示心脏的解剖结构、室壁运动和血流信息，且具有简便、准确、安全和价廉的优点，因而成为测量心脏功能的最常用的无创性技术。

心脏功能对心脏和机体十分重要，一般意义上的心脏功能多指心室功能，尤其是左心室功能，以下着重讨论左心室收缩功能、左心室舒张功能。

心功能正常者，左心室舒张末期容积为 100～150 mL，每搏量一般为 75～100 mL，射血分数为55%～75%，每搏量与心率乘积即心排血量。它们都是反映左心室收缩功能的重要指标。

心室收缩功能，主要指心室收缩的射血能力，即心室的泵血功能，通常用心排血量和射血分数等指标来评价。心室舒张功能即心室的舒张期扩张能力，一般用心室顺应性指标来评价。

临床上可通过心导管检查、心血管造影等有创检查测定心脏功能，但是因受客观条件限制以及增加患者疼痛、X 线损伤等不利影响，有较大局限性。目前，多层螺旋 CT、核磁共振成像（MRI）以及超声心动图能比较准确地测定心脏功能，尤其是超声心动图，具有其独特优越性，已经成为无创性检测心脏功能的主要方法之一。

1. 左心室收缩功能的测定　为避免涉及过于复杂的理论和数学公式，这里主要讲左心室容积、每搏量和射血分数在测定左心室收缩功能中的应用，在这之前，需要先了解以下几个常用的基本概念。

每搏量＝左心室舒张末期容积－左心室收缩末期容积，正常范围为 60～120 mL。

心排血量＝每搏量×心率，正常范围为 3.5～8.0 L/min。

射血分数（EF）＝每搏量/左心室舒张末期容积×100%

心搏指数＝每搏量/体表面积。

心脏指数＝心排血量/体表面积。

目前常用的评价左心室收缩功能的方法有：

（1）M 型法：取左心室长轴切面，M 型超声取样线置于左心室腱索水平，垂直于室间隔，显示其运动曲线，分别测定其舒张末期、收缩末期内径，仪器自动显示左心室收缩功能（图 13-2-28）。目前多数彩色多普勒超声具有解剖 M 型，能够克服声束没有完全垂直于室间隔及左心室后壁的不足，减少测量误差。

（2）二维面积长度法：面积长度法是心血管造影术测定心室容积的经典方法，应用于超声检查时，常用且简便可靠的方法是单平面测定法，采用心尖四腔心、心尖二腔心等清晰显示左心室的切面，分别获取左心室收缩末期和舒张末期的图像，分别描记心内膜回声轨迹，测定其面积和长度内径，再分别计算左心室收缩末期容积和舒张末期容积，进一步计算出每搏量和射血分数。结果比较准确，但不够简便。

（3）二维 Simpson 法：采用心尖四腔心和心尖两腔心，描记左心室舒张末期及收缩末期的内膜，测量左心室的长径及短径，超声仪器自动计算左心室舒张末期容积（EDV）和收缩末期容积（ESV），计算每搏量（SV）和心排血量（CO），并显示射血分数（EF）（图 13-2-29）。其优点是对冠心病室壁节段性运动异常的患者心功能测量误差减小，接近心导管造影结果。

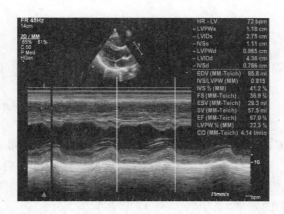

图 13-2-28   二尖瓣腱索水平 M 型取样测量左心室收缩功能（仪器自动显示相关数据）

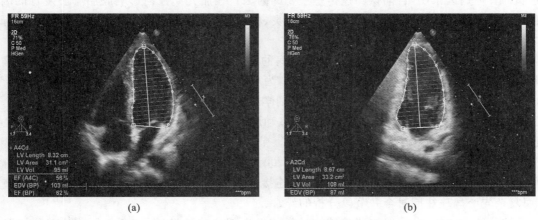

(a)   (b)

图 13-2-29   Simpson 法测定左心室收缩功能

2. 左心室舒张功能的测定

1）M 型及二维超声

（1）二尖瓣前叶舒张期后退速率（EF 斜率）：正常值＞120 mm/s。

（2）左心室后壁舒张、收缩速度：正常值：舒张速度＞收缩速度。

2）多普勒超声

（1）二尖瓣血流频谱：正常人舒张早期（E 峰）＞舒张晚期（A 峰），E/A＞1。

（2）二尖瓣环组织多普勒（TDI）：二尖瓣环前叶根部取样，正常人舒张早期（E′峰）＞舒张晚期（A′峰），E′/A′＞1（图 13-2-30、彩图 28）。

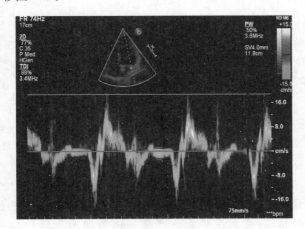

图 13-2-30   正常二尖瓣环根部组织多普勒

整体左心室收缩功能的正常值：每搏量（SV）为 60～120 mL，射血分数（EF）为 50％～75％，短轴缩短分数（FS）为 27％～50％。

第三节 先天性心脏病

先天性心脏病(congenital heart disease,CHD),简称先心病,是指出生前所形成的多种类型心脏畸形病变,是在其自然的胚胎发展过程中形成的。

据报道先心病患儿占我国出生婴儿总数的8%～12%,这意味着我国每年有12万～20万的先心病患儿出生,其中复杂的、目前治疗手段尚不能达到良好治疗效果的或于出生后早期死亡的先心病患儿约占20%,是新生儿及儿童期的主要死亡原因之一。据统计,每1000个新生儿中约有6个患先心病。先心病是危害儿童及成人健康与生命的残酷"杀手"。

先心病的具体病因未明,目前认为遗传是主要的内因。在胎儿期任何影响胚胎心脏发育的因素均可能造成心脏畸形,如孕母患风疹、流行性感冒、腮腺炎、糖尿病、高钙血症等,孕母接触放射线,孕母服用抗癌药物或甲苯磺丁脲等药物。

超声心动图的多种显像检查技术是诊断先心病的首选工具。二维可从多个角度显示先心病的复杂解剖畸形,彩色血流能清楚了解其血流动力学改变,为观察心内血流改变提供直接图像特征。

先心病的诊断方法是节段分析法。心血管解剖学告诉我们,心脏由心房、心室和动脉干三个节段组成,节段之间有静脉心房连接、心房心室连接和心室动脉连接,这就是节段分析法的基础。对先心病患者的超声心动图检查应该遵循分节段、有顺序的原则。节段分析法将心脏分为三个主要节段和三个连接关系,三个节段分别为:①心房的定位;②心室的定位;③大血管的定位。三个连接关系分别是:①静脉心房连接关系;②心房心室连接关系;③心室与大血管连接关系。对于单一先心病而言一般不伴有节段分析的异常,而复杂先心病往往同时合并节段分析的异常。

先心病的分类方法较多,一般按照其结构异常的发生部位分类,以下主要介绍临床工作中常见的四种先心病。

一、房间隔缺损

房间隔缺损(atrial septal defect,ASD)简称房缺,是临床上最常见的先心病,是原始房间隔在胚胎发育过程中出现异常,致左、右心房之间遗留孔隙。

【病因病理】

房间隔缺损根据缺损部位分为原发孔型(Ⅰ孔型)、继发孔型(Ⅱ孔型)、腔静脉窦型和冠状静脉窦型(图13-3-1)。

继发孔型房间隔缺损约占70%,位于卵圆窝附近;原发孔型房间隔缺损约占20%,位于房间隔下部,也称之为部分型心内膜垫缺损;腔静脉窦型房间隔缺损占6%～8%,静脉窦型房间隔缺损常合并肺静脉异位引流;冠状静脉窦型房间隔缺损少见,位于冠状静脉窦入口,常合并永存左上腔静脉。

房间隔缺损可单独发生,也可与其他类型的心血管畸形并存,女性多见,男女之比约为1:3。由于心房水平存在分流,可引起相应的血流动力学异常。

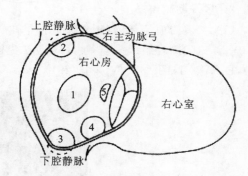

图13-3-1 房间隔缺损示意图
1,继发孔型;2,上腔静脉窦型;3,下腔静脉窦型;
4,冠状静脉窦型;5,原发孔型

【临床表现】

房间隔缺损时,右心室不仅要接受上、下腔静脉流入右心房的血液,同时还要接受由左心房分流入右心房的血液,导致右心容量增加,右心系统扩大。严重病例后期出现肺动脉高压,心房水平出现右向左分流。

【声像图表现】

房间隔缺损二维声像图上的特征是房间隔组织回声中断,继发孔型房间隔缺损回声中断位于房间隔中部；原发孔型房间隔缺损房间隔下部，通常合并瓣叶裂；腔静脉窦型房间隔缺损常位于房间隔上部。

房间隔缺损心房水平分流致右心室容量负荷过重，右心房右心室增大及室间隔矛盾运动。确诊房间隔缺损的直接征象有：

（1）二维超声心动图显示缺损部位。至少两个切面有缺损位置，注意排除假性回声失落（图13-3-2）。

（2）脉冲或彩色多普勒显示心房水平异常血流信号。同时有助于鉴别真正缺损和回声失落（图13-3-3、彩图29）。

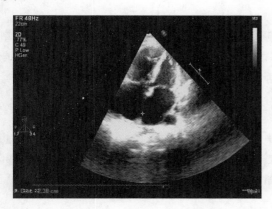

图 13-3-2　二维超声心动图示房间隔缺损（测量虚点示）

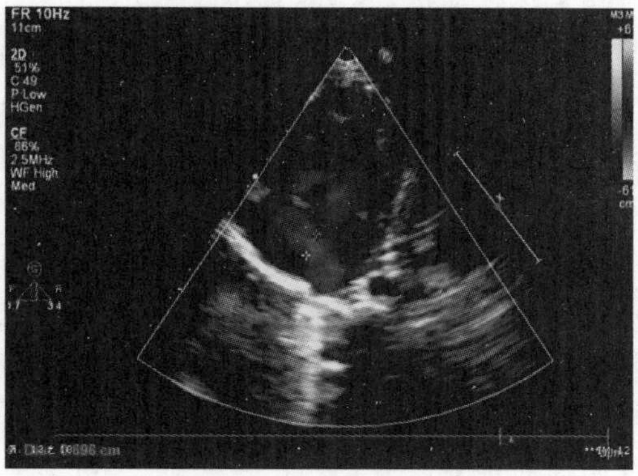

图 13-3-3　四腔心切面彩色多普勒显示左向右分流

（3）经食管超声心动图（TEE）显示比经胸超声心动图更清楚。

（4）心脏声学造影显示缺损，可用振荡后的生理盐水。

【诊断注意要点】

（1）存在右心室容量负荷过重而未探及明确缺损部位时，须怀疑有无筛孔或多孔型缺损，以及腔静脉窦型房间隔缺损或合并部分型肺静脉异位引流等。

（2）无明确右心室容量负荷过重表现，不能仅凭彩色血流显示到房间隔"过隔血流"而诊断房间隔缺损。

（3）房间隔缺损分流取决于左右心房压差。右心房压增加可致心房水平双向分流，甚至右向左分流。因此剑突下双房水平探查非常重要（图13-3-4、图13-3-5）。

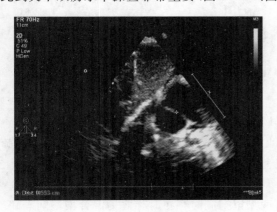
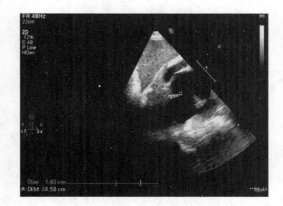

图 13-3-4　剑突下双房水平探查

见房间隔中部回声中断（测量虚线示）

图 13-3-5　剑突下双房水平探查及测量

见房间隔中部回声中断，测量缺损距离上、下腔静脉距离，为介入封堵做好术前评估（测量虚线示）

（4）房间隔缺损时肺动脉血流增加，肺动脉瓣血流流速增加，必须确定有无合并肺动脉瓣狭窄。单纯房间隔缺损时肺动脉瓣血流一般不超过 2.5 m/s，当肺动脉瓣流速超过 3 m/s 时，须注意肺动脉瓣的形态以及同时探查右心室流出道血流流速。

（5）房间隔缺损患者尚需测定三尖瓣反流压差，评估肺动脉高压程度。

【鉴别诊断】

（1）正常腔静脉血流：腔静脉血流起源于右心房的上部或下部，可引起右心房内局部彩色血流混叠或出现假性过隔现象,易与房间隔缺损相混淆,CDFI可追踪血流起源,仍不能鉴别者,可用食管超声检查。

（2）主动脉窦瘤破入右心房:主动脉窦瘤破入右心房导致右心房、右心室增大,右心房内可见高速血流,可超过5 m/s。二维可见主动脉窦局限扩张呈瘤样结构突入右心房,顶端可见破口。

（3）冠状动脉-右心房瘘:右冠状动脉多见,二维可显示冠状动脉扩张,瘘口位于右心房壁,彩色血流见瘘口处血流信号混叠,频谱呈舒张期为主的双期连续性分流信号。

（4）部分型或完全性肺静脉异位引流。

【超声诊断评价】

95％以上的房间隔缺损通过常规经胸超声检查可以明确诊断,但小的房间隔缺损、冠状静脉窦型房间隔缺损、部分腔静脉窦型房间隔缺损在经胸超声检查可能表现不典型而漏诊。不能确诊者应做经食管超声检查。准确评价房间隔缺损大小、分型及与上、下腔静脉的关系有助于房间隔缺损的介入封堵治疗。

二、室间隔缺损

室间隔缺损(ventricular septal defect,VSD)简称室缺,是临床上常见的先天性心脏病之一,新生儿的发病率为1.3％～2.4％。可单独出现,也可为复杂畸形之一。缺损直径常在0.1～3 cm,一般位于膜部者则较大,肌部者则较小。缺损直径若小于0.5 cm则分流量较小,多无临床症状。

【病因病理】

室间隔缺损根据缺损的解剖位置可分为多种类型(图13-3-6)。下面介绍常见的四种类型。

1. 膜周部室间隔缺损(图13-3-7,图13-3-8、彩图30) 膜部室间隔较小,直径不足1.0 cm,局限于膜部的室间隔缺损罕见,它常常向肌部室间隔延伸,累及肌部室间隔的一部分,因此称为膜周部室间隔缺损。膜周部室间隔缺损是最常见的室间隔缺损,约占室间隔缺损的80％。

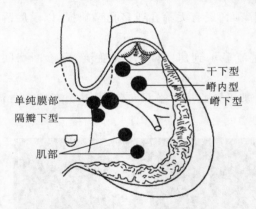

图13-3-6　室间隔缺损示意图

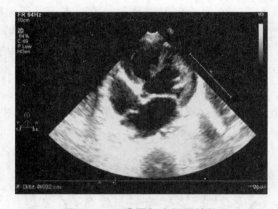

图13-3-7　膜周部室间隔缺损

2. 肌部室间隔缺损 肌部室间隔缺损不累及膜部,缺损周边为肌性组织,此型约占20％。

3. 干下型室间隔缺损 缺损位置较高,位于两条大动脉的瓣环下,缺损的上缘由主动脉瓣环和肺动脉瓣环的纤维连接所组成,由右心室侧观察,缺损位于室上嵴上方,肺动脉瓣瓣环下,因此也称为嵴上型室间隔缺损(图13-3-9、彩图31)。

4. 混合型室间隔缺损 当上述类型的室间隔缺损有两型以上同时存在时称之为混合型室间隔缺损。

【临床表现】

缺损小者,可无症状;缺损大者,症状出现早且明显,以致影响发育。有气促、呼吸困难、多汗、喂养困难、乏力和反复肺部感染,严重时可发生心力衰竭。有明显肺动脉高压时可出现发绀。本病易罹患感染性心内膜炎。

心尖搏动增强并向左下移位,心界向左下扩大,典型体征为胸骨左缘3、4肋间有4～5级粗糙收缩期杂音,向心前区传导,伴伴收缩期细震颤。若分流量大时,心尖部可有功能性舒张期杂音,肺动脉瓣第二心音亢进及分裂。有严重的肺动脉高压时,肺动脉瓣区有相对性肺动脉瓣关闭不全的舒张期杂音,室间隔缺损的收缩期杂音可减弱或消失。

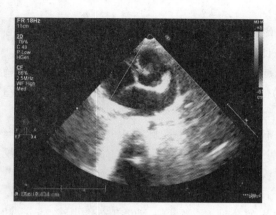

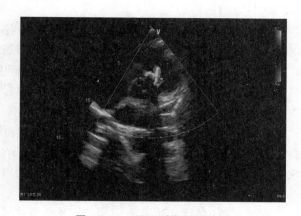

图 13-3-8　膜周部室间隔缺损血流图　　　　　　　　图 13-3-9　干下型室间隔缺损

【声像图表现】

超声心动图检查的目的是确定室间隔缺损的存在、位置、大小和合并损害以及血流动力学评价。

1. 二维超声心动图　室间隔呈曲线形，不在一个平面，因此需要多角度多切面扫查室间隔。缺损断端回声增强有助于区分真的缺损回声失落。二维超声检查肌部室间隔缺损非常困难，应多切面观察并结合彩色血流显示判断。

2. M 型超声心动图　一般难以直接观察到缺损的回声中断，但可以观察到室间隔缺损所致的血流动力学改变。主要表现为左心房、左心室增大，左心室壁运动加强。

3. 三维超声心动图　实时三维超声心动图是超声医学领域新近发展起来的一项新技术。可以从左心室面与右心室面观察缺损的准确部位、整体形态以及与邻近组织的空间定位、解剖结构关系，并可动态显示室间隔缺损在心动周期中的大小变化，对分流束的三维重建可显示分流束的起始部位与空间走向。

4. 多普勒超声心动图

（1）应用彩色多普勒技术可明显增强室间隔缺损的检测敏感性，对室间隔缺损的部位做出准确定位（图 13-3-10、彩图 32）。如隔瓣后型室间隔缺损时，胸骨旁主动脉根部短轴切面穿隔血流束位于 9~10 点处；嵴下膜周部室间隔缺损，胸骨旁主动脉根部短轴切面位于 10~11 点处；干下型室间隔缺损时，穿隔血流在胸骨旁主动脉根部短轴切面位于 2~3 点处等。

（2）频谱多普勒：肺动脉压正常时，PW 及 CW 于缺损处右心室侧引出左向右高速血流，可达 4 m/s以上（图 13-3-11、彩图 33）。

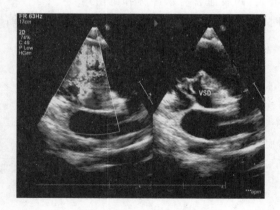

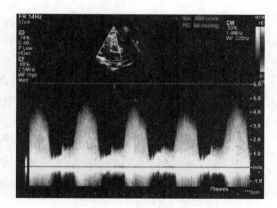

图 13-3-10　室间隔缺损　　　　　　　　　　　　　图 13-3-11　膜周部室间隔缺损

图左为室间隔缺损彩流图，图右为室　　　　　　　　　CW 探及高速血流达 4.84 m/s

间隔缺损二维图 VSD 室间隔缺损

【诊断要点】

室间隔缺损根据病因、临床表现、超声心动图、声学造影及经食管超声检查基本可做出准确诊断。

【鉴别诊断】

1. 与右心室流出道狭窄鉴别 室间隔缺损与右心室流出道狭窄用彩色多普勒显示时均可在右心室流出道内见五彩湍流,但结合二维超声心动图仔细观察可比较容易鉴别。

2. 与右心室双腔心鉴别 右心室双腔心的病理解剖是右心室内有一异常粗大肌束,从右心室前壁伸向邻近的室间隔,将右心室腔分为近端的高压腔和远端的低压腔。彩色血流显示结合二维超声心动图可鉴别。

3. 与主动脉窦瘤破入右心室流出道鉴别 主动脉窦瘤破裂者可见主动脉瓣上扩张的主动脉窦瘤突入右心室流出道,并可见其破口。CDFI可清楚显示这两种射流信号的起源不同,室间隔缺损的射流发生在收缩期,而主动脉窦瘤的射流信号占据整个心动周期。

【超声诊断评价】

超声可以做出膜周部、肌部、干下型、混合型室间隔缺损的分型,多普勒超声可以确诊小至 2 mm 的左向右分流的室间隔缺损,多发小室间隔缺损超声可能漏诊室间隔缺损个数。在室间隔缺损的介入治疗方面,超声心动图检查可辅助正确选择病例及封堵器,检测并引导室间隔缺损的介入治疗。

三、动脉导管未闭

动脉导管未闭(patent ductus arteriosus,PDA)是一种较常见的先天性心血管畸形,占先天性心脏病总数的 12%~15%,女性约为男性的两倍,约 10% 的病例并存其他心血管畸形。

【病因病理】

动脉导管原本系胎儿时期肺动脉与主动脉间的正常血流通道,由于此时尚无肺呼吸,来自右心室的肺动脉血经导管进入降主动脉,而左心室的血液则进入升主动脉,故动脉导管为胚胎时期特殊循环方式所必需。出生后,肺膨胀并承担气体交换功能,肺循环和体循环各司其职,不久导管因废用即自行闭合。如持续不闭合则形成动脉导管未闭。

【临床表现】

动脉导管未闭的临床表现主要取决于主动脉至肺动脉分流血量的多少以及是否产生继发肺动脉高压和其程度。轻者可无明显症状,重者可发生心力衰竭。常见的症状有劳累后心悸、气急、乏力,易患呼吸道感染和生长发育迟缓。晚期肺动脉高压严重,产生逆向分流时可出现下半身发绀。动脉导管未闭体检时,典型的体征是胸骨左缘第 2 肋间听到响亮的连续性机器样杂音,伴有震颤。肺动脉第二心音亢进,但常被响亮的杂音所掩盖。分流量较大者,在心尖区尚可听到因二尖瓣相对性狭窄产生的舒张期杂音。测血压时收缩压多在正常范围,而舒张压降低,因而脉压增大,四肢血管有水冲脉和枪击声。

婴幼儿可仅听到收缩期杂音。晚期出现肺动脉高压时,杂音变异较大,可仅有收缩期杂音,或收缩期杂音亦消失而代之以肺动脉瓣关闭不全的舒张期杂音。

动脉导管未闭的导管按形态可分为以下五种。

(1)管型:管径较均等,导管较长,此型最常见,占 80% 以上。

(2)漏斗型:导管的主动脉端粗,肺动脉端细,犹如漏斗状。

(3)窗型:导管极短,主、肺动脉间有一窗孔相通,使主、肺动脉直接吻合。

(4)动脉瘤型:中段明显膨大,形成动脉瘤状,内可有血栓形成,肺动脉端可闭锁或呈盲端。

(5)哑铃型:管径中部细,两端粗,此型较少见。

【声像图表现】

1. 二维超声心动图

(1)胸骨旁左心室长轴切面见左心室增大,室间隔活动增强,主动脉增宽。

(2)大动脉短轴切面见肺动脉明显增宽,搏动增强,肺动脉分支处可见异常通路与降主动脉相贯通。

(3)胸骨上窝探查能较好显示导管的长度及内径,测量相对准确。

2. M 型超声心动图

M 型超声心动图上见左心室增大,主动脉前后径增大,左心房稍大。肺动脉因分流影响,明显增宽,搏动增强。

3. 多普勒超声心动图

大多数患者,主动脉压大于肺动脉压,因此形成持续于整个心动周期的左向右分流,彩色多普勒血流成像(CDFI)可直接显示动脉导管的异常分流束,分流束以红色为主(图13-3-12、彩图34,图13-3-13、彩图35)。

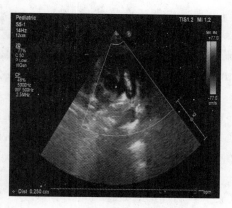

图13-3-12 动脉导管未闭血流图(显示为红色)

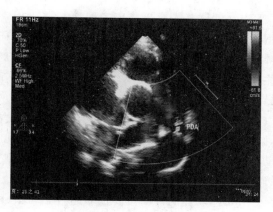

图13-3-13 动脉导管未闭

PW引出持续于整个心动周期的连续的左向右分流信号(图13-3-14、彩图36)。肺动脉压增高时,左向右分流时间缩短,来自主动脉的左向右分流束呈橘黄色。继发艾森曼格综合征时,肺动脉压超过主动脉压,产生右向左分流,呈双向分流,PW显示为窄带波形,流速较低;重度肺动脉高压时,只有右向左分流,易漏诊,应特别注意。

对经过上述检查尚不能确诊者,可行右心导管检查或逆行性主动脉造影检查。

【诊断要点】

典型的动脉导管未闭临床上听诊可听到连续性杂音;结合二维超声心动图上显示未闭的动脉导管,多普勒超声检出经未闭导管的分流束,PW引出连续分流信号可

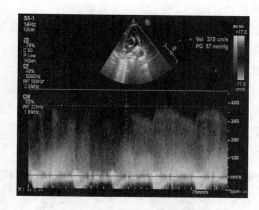

图13-3-14 动脉导管未闭频谱(显示为双期连续频谱)

诊断。但要注意,分流量大易诊断,分流量小而细时易漏诊,需要仔细调整取样容积的位置,在主、肺动脉外侧壁做多点探查。

【超声诊断评价】

二维超声和多普勒超声联合运用对动脉导管的诊断可达到较高的准确率,成人小导管在声窗条件不好时可能漏诊。

四、Fallot 四联症

Fallot 四联症(tetralogy of Fallot,TOF)由法国学者Fallot于1888年首先描述,是紫绀型先心病中最常见的一种病变,占紫绀型先心病的50%。其发病率占先心病的12%~14%。Fallot四联症有4种主要病理特征:①肺动脉狭窄;②室间隔缺损;③主动脉骑跨;④右心室肥厚。

【病因病理】

(1)肺动脉狭窄:典型的Fallot四联症的肺动脉狭窄为漏斗部狭窄,伴有或不伴有肺动脉瓣或瓣上狭窄。

(2)室间隔缺损:室间隔缺损是由于肺动脉肌性圆锥发育障碍伴有狭窄,室上嵴错位和圆锥肌与肌性室间隔不能融合,结果导致高位室间隔缺损,伴有膜部缺损。室间隔有巨大缺损,心收缩期,心室水平发生双向分流,右心室的血液容量增加,发生代偿性扩张和肥大。

(3)主动脉骑跨:由于主动脉骑跨在室间隔缺损的上方,同时接受左、右心室的大量血液,结果发生管腔扩张和管壁增厚,肺动脉愈狭窄,右心室注入主动脉的血液量亦愈多,主动脉的扩张和肥厚也愈明显。

增宽的主动脉与狭窄的肺动脉形成鲜明的对比。

（4）右心室肥厚：肺动脉狭窄时，血液进入肺循环受阻，进入肺循环进行气体交换的血流量减少，狭窄越重，缺氧越严重；同时引起右心室代偿性肥厚，右心室压力增高。

【临床表现】

Fallot 四联症的突出临床表现为发绀，出生后 4～6 个月即出现。患者还有杵状指（趾）、呼吸困难和蹲踞现象。蹲踞现象为 Fallot 四联症患者的特征性表现。肺动脉狭窄的程度愈重，发绀愈明显。这是因为肺动脉高度狭窄时，一方面促使右心室的静脉血更多地分流进入主动脉，另一方面是右心室的血液难以注入肺循环进行气体交换。X 线检查，右心室高度肥大，肺由于血液输入量减少而显示肺纹理减少，肺野异常透明、清晰。

患儿一般能存活多年，少数可存活到成年是由于侧支循环的代偿作用。支气管动脉常出现代偿性扩张，肺动脉与支气管动脉之间的侧支循环使主动脉的血液可通过侧支进入肺而得到代偿。极少数病例合并动脉导管开放，扩张的动脉导管成为重要的侧支循环。本病可行手术治疗。

【声像图表现】

Fallot 四联症的诊断主要依靠超声心动图，可较为满意地显示其病理形态及血流动力学改变。

1. 二维超声心动图　各切面上可清晰显示心脏房室及大动脉的形态和连续关系。①胸骨旁左心室长轴切面：主动脉明显增宽，其前侧的右心室流出道变窄，右心室扩大，右心室壁增厚。最具特征性的改变是主动脉前壁与室间隔连续中断，有一较大的缺损，室间隔残端在主动脉前后壁之间，此即主动脉骑跨（图 13-3-15）。②胸骨旁主动脉根部短轴切面：主动脉根部明显增粗，主动脉瓣三个瓣叶位置正常，一般较菲薄，其前方右心室流出道变窄，右心室前壁增厚。在主动脉左前侧可见肺动脉干及肺动脉瓣（图 13-3-16、彩图 37），根据肺动脉狭窄的部位及类型不同，分为不同的类型，需仔细多切面微移探头扫查方可判定狭窄部位。主动脉根部短轴切面上亦能见室间隔缺损，缺损多为嵴下型，多位于 9 点至 1 点处。干下型较为少见。③胸骨旁四腔心切面：室间隔上部明显的连续性中断，缺损一般较大，为 1.5～3.0 cm。④主动脉弓长轴及短轴切面：胸骨上窝探查显示，主动脉根部及升主动脉明显增宽，主动脉弓宽度则大致正常。

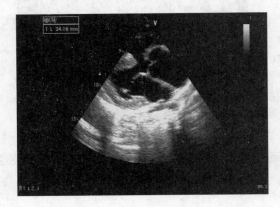

图 13-3-15　主动脉骑跨于室间隔之上

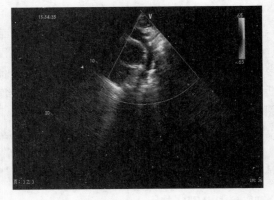

图 13-3-16　肺动脉瓣狭窄，主、肺动脉发育欠佳

2. M 型超声心动图　主要有心底波群、二尖瓣波群、心室波群。

3. 多普勒超声心动图

（1）彩色 M 型：Fallot 四联症时在心室水平呈双向分流，将 M 型取样线垂直于室间隔，且通过室间隔缺损处时，可在一个心动周期内观察到红、蓝相间多次相同的现象（图 13-3-17、彩图 38）。

（2）彩色多普勒：在胸骨旁左心室长轴切面、胸骨旁主动脉根部短轴切面等多切面用彩色多普勒显示其异常血流信号。

（3）频谱多普勒：PW 主要用于测量室间隔的分流；CW 主要用于测量右心室流出道及肺动脉狭窄的高速射流信号（图 13-3-18、彩图 39，图 13-3-19、彩图 40）。

超声心动图还用于 Fallot 四联症根治术中监测和术后疗效评价。

【诊断要点】

二维及 M 型超声心动图能很好地显示 Fallot 四联症的 4 个病理解剖改变，彩色多普勒可观察血流动

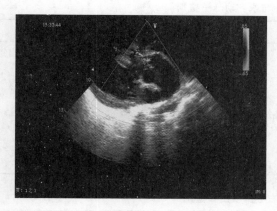

图 13-3-17　主动脉骑跨彩流信号(红蓝相间)

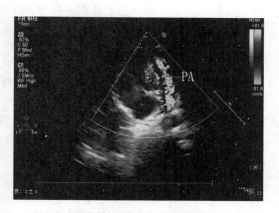

图 13-3-18　肺动脉长轴切面

右心室流出道的血流进入肺动脉后,

瓣口血流汇聚呈五彩镶嵌色;PA,肺动脉

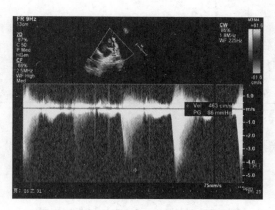

图 13-3-19　肺动脉瓣口狭窄血流频谱

取样点位于肺动脉瓣口处,探及位于基线下形似倒"匕首"状

的高速血流频谱,流速为 4.63 m/s,跨瓣压差(PG)86 mmHg

力学变化尤其是心室水平分流方向和肺动脉狭窄的部位和程度,从而做出准确诊断。同时注意是否合并其他畸形,常见的合并畸形有:①房间隔缺损或卵圆孔开放;②右位主动脉弓;③永存左上腔静脉;④动脉导管未闭等。

【鉴别诊断】

轻型 Fallot 四联症需与巨大室间隔缺损伴艾森曼格综合征鉴别(表 13-3-1);重型 Fallot 四联症应与永存动脉干鉴别(表 13-3-2);Fallot 四联症在主动脉骑跨率较高时,还需与伴肺动脉狭窄和主动脉瓣下型室间隔缺损的右心室双出口(Taussig-Bing 畸形)鉴别(表 13-3-3)。

表 13-3-1　轻型 Fallot 四联症与巨大室间隔缺损伴艾森曼格综合征鉴别

鉴别内容	轻型 Fallot 四联症	巨大室间隔缺损伴艾森曼格综合征
左心	不大	扩大
升主动脉	增宽	正常
室间隔活动	同向,幅度小	逆向,幅度大
漏斗部-肺动脉	不同程度狭窄,收缩期右心室流出道见五彩镶嵌色血流信号,CW 测到层流频谱	增宽,收缩期右心室流出道和肺动脉内为单色层流信号,PW 测到高速湍流频谱
肺动脉瓣反流	轻或无	多明显,提示肺动脉舒张压增高

表 13-3-2　重型 Fallot 四联症与永存动脉干鉴别

鉴别内容	重型 Fallot 四联症	永存动脉干
右心室流出道	存在	大动脉前壁与胸部紧贴,其间无右心室流出道
多切面探查	多能显示肺动脉瓣及管腔,肺动脉瓣开放明显受限或仅见隔膜样回声,可伴有肺动脉近段闭锁,肺动脉自右心室发出,CDFI 示肺动脉管腔内五彩血流信号	均不能显示肺动脉瓣,肺动脉自共同动脉干发出,CDFI 示自共同动脉干入肺动脉的收缩期血流信号
大动脉关系	空间走行正常	只有一根共同的大动脉

表 13-3-3　Fallot 四联症与右心室双出口鉴别

鉴别内容	Fallot 四联症	右心室双出口
右心	轻或中度增大	明显增大
主动脉骑跨率	≤75%	>75%
二尖瓣-主动脉瓣连续完整性	连续完整,为纤维连接	连续中断,主动脉瓣下可见圆锥组织
大动脉关系	空间走行正常	多数开口并列,起始段多平行走行
室间隔缺损处血流	左心室血流直接入主动脉	左心室血流经缺损处流入右心室,再流入主动脉

【超声诊断评价】

超声心动图对 Fallot 四联症的诊断符合率较高,但由于声窗原因,部分患者的右心室流出道、肺动脉的图像显示不够清晰,胸骨上窝检查有助于观察肺动脉及分支的发育情况。

第四节　心脏瓣膜病

心脏共有四组瓣膜,包括两组半月瓣和两组房室瓣,前者是指主动脉瓣和肺动脉瓣,后者是指二尖瓣和三尖瓣。

心脏瓣膜病是指由于风湿热、黏液变性、退行性改变、先天性畸形、缺血性坏死、感染或创伤等原因引起瓣膜病变的总称。心脏瓣膜病主要包括瓣膜狭窄、瓣膜关闭不全及瓣膜赘生物。本节主要介绍二尖瓣狭窄、二尖瓣关闭不全及心脏人工瓣膜的超声声像图表现。

一、二尖瓣狭窄

二尖瓣有前、后两个瓣叶。二尖瓣狭窄可分为先天性和后天性两大类。先天性二尖瓣狭窄极为罕见,主要为双口二尖瓣、单组乳头肌畸形和二尖瓣上环。后天性二尖瓣狭窄多数是风湿热的遗患,其病变过程较长,病变早期二尖瓣以瓣膜交界处和基底部炎症、水肿、赘生物形成为表现,病变后期瓣膜交界处出现粘连、纤维化、钙化,导致瓣口狭窄(图 13-4-1)。

【病因病理】

正常二尖瓣质地柔软,其瓣口面积为 4～6 cm²,当瓣口面积减少到正常瓣口的 1/2 以上时,即二尖瓣口面积小于 2 cm² 时,临床上才会引起症状。自风湿热到出现二尖瓣狭窄杂音,到出现临床症状,到严重丧失活动能力,分别间隔 10 年左右,病程较长。重度狭窄者 10 年生存率仅为 15%。

风湿性二尖瓣狭窄根据病变程度与性质,可将二尖瓣狭窄分为三型:

1. 隔膜型　主要表现为前后叶交界粘连,瓣膜边缘增厚,或有钙质沉着。瓣体虽有不同程度增厚,但活动度较大,可伴有或不伴有显著反流。

2. 漏斗型　前瓣及后瓣极度增厚和纤维化,瓣体部活动消失,腱索和乳头肌有显著缩短和粘连,整个

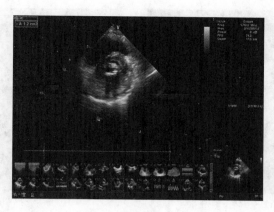

图 13-4-1 二尖瓣狭窄瓣膜交界处粘连、纤维化、钙化

瓣膜形成一个强直的漏斗,常伴有显著反流。

3. 隔膜漏斗型 瓣膜粘连,腱索和乳头肌均有病变,但程度较轻,介于上述两种类型之间。

【临床表现】

由于二尖瓣狭窄,舒张期左心房血流排空受阻,使左心房压力增大,左心房扩大,肺静脉和毛细血管压力升高,导致肺淤血,使肺动脉压力升高,肺动脉逐渐扩张,右心负荷增大,最终造成右心功能不全。临床症状主要表现为呼吸困难、咳嗽及咯血。

【声像图表现】

常用扫查切面为胸骨旁左心室长轴切面、胸骨旁二尖瓣水平短轴切面、心尖四腔心切面。

1. 二维超声心动图

(1)二尖瓣增厚,回声增强,以瓣尖部明显,严重时可发生结节状钙化。

(2)瓣膜交界粘连融合,舒张期前后叶交界部不能分离,瓣口在舒张期呈"鱼口"状或不规则形状,瓣口面积缩小。通常二尖瓣口面积小于 2.5 cm^2 时有血流动力学意义,1.5～2.5 cm^2 为轻度狭窄,1～1.5 cm^2 为中度狭窄,小于 1 cm^2 为重度狭窄(图 13-4-2)。

(3)二尖瓣叶舒张期运动异常,表现为二尖瓣开放受限。在瓣体增厚或钙化不严重,瓣体尚柔软时,前叶体部常呈圆隆状凸向左心室流出道(图 13-4-3)。

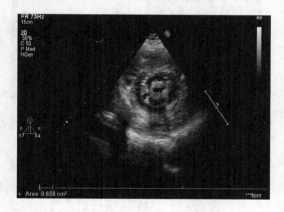

图 13-4-2 二尖瓣重度狭窄(瓣口面积约 0.7 cm^2)

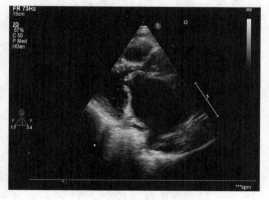

图 13-4-3 二尖瓣开放受限

(4)瓣下结构损害,包括腱索、乳头肌增粗、挛缩甚至融合。

(5)左心房增大,房间隔向右移位。左心室内径正常或缩小。

(6)严重的二尖瓣狭窄特别是合并房颤者,左心房内血流缓慢,血液淤滞,常易形成血栓(图 13-4-4)。此外,左心耳、左心房上壁、左心房后壁好发血栓。血栓回声依据形成时间长短不同,可表现为弱回声到强回声。多数血栓位置固定,宽基底附着,少数血栓可有蒂附着于左心房壁,随心脏运动而活动。

(7)肺动脉及其分支内径增宽,右心室增大。

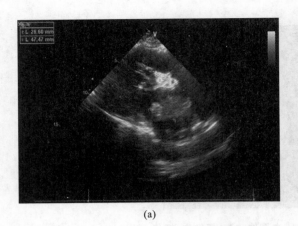
(a)

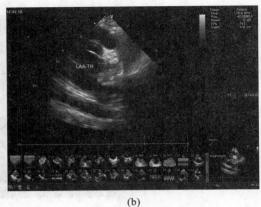
(b)

图 13-4-4　严重的二尖瓣狭窄合并房颤
左心房内血流缓慢,血栓形成;LAA-TH,左心耳血栓

2. M 型超声心动图

(1)"城墙样"改变出现:二尖瓣前叶波群可见 EF 斜率减低,E、A 两峰间凹陷消失,两峰相连呈平顶形,称之为"城墙样"改变(图 13-4-5)。

(2)二尖瓣后叶与前叶呈同向运动:正常人二尖瓣前叶于舒张期向前运动,E、A 两峰呈 M 形;后叶对应向后运动,呈 W 形,呈 E′和 A′峰。二尖瓣狭窄时,前叶向前运动,后叶受牵拉亦向前运动,故呈同向运动。

3. 多普勒超声心动图

(1)彩色多普勒:舒张期二尖瓣口见以红色为主的五彩镶嵌血流信号。这种狭窄性血流信号,在中央部分彩色变化最明显,血流速度最高(图 13-4-6、彩图 41)。

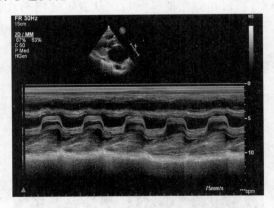

图 13-4-5　二尖瓣狭窄 M 型超声心动图
前叶开放呈"城墙样"改变

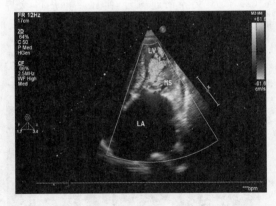

图 13-4-6　舒张期二尖瓣口以红色为主的五彩镶嵌血流信号
LA,左心房;LV,左心室;MS,二尖瓣狭窄

(2)频谱多普勒:于心尖二腔或四腔心切面将取样门置于二尖瓣口左心室侧,显示舒张期宽频带的湍流频谱;舒张早期血流流速峰值>1.5 m/s,并依据改良的伯努利方程:$\Delta P=4V^2$,可分别计算峰值压差(PPG)和平均压差(MPG)(图 14-4-7、彩图 42)。

应用压差减半时间法(PHT)计算二尖瓣口面积,并与轨迹法测量的二尖瓣口面积做对比,一般而言,二维扫查至瓣口最小时测定的二尖瓣口面积与压差减半时间法(PHT)计算的二尖瓣口面积相当。

二尖瓣狭窄患者,多合并房颤,其正常双峰样频谱消失,A 峰消失,E 峰减速时间延长,呈现"城墙样"宽带血流频谱。

4. 经食管超声心动图　心脏四组瓣膜中,二尖瓣在人体内的位置最靠后。经食管超声检查时,探头位于心脏的后方,心房处于探头的近场,因此,对于肺静脉、左心房、左心耳的观察均较经胸超声检查清晰,尤其是对观察瓣下结构的改变、腱索融合粘连程度、左心耳血栓等,具有十分重要的意义。此外,在二尖瓣重度狭窄时,左心房内的血流速度缓慢,血液滞留较多,经食管超声心动图较经胸超声心动图能更好地显示左心房内云雾状回声,是诊断左心房尤其是左心耳血栓的可靠、必要的检查方法(图 13-4-8)。

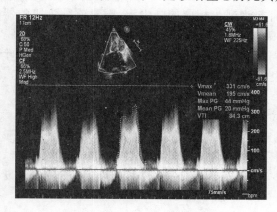

图 13-4-7 二尖瓣血流频谱

峰值流速 331 cm/s,峰值压差 44 mmHg,平均压差 20 mmHg

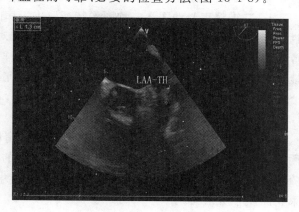

图 13-4-8 左心耳血栓形成

5. 三维超声心动图 三维超声心动图可实时、动态显示二尖瓣的立体形态结构。全容积成像可自由切割、旋转,从左心房侧或左心室侧观察二尖瓣的立体剖面图。二尖瓣狭窄时瓣膜增厚、钙化、前后叶联合部粘连,开放受限,瓣口面积小,瓣口的几何形状不规则。因此三维超声显示二尖瓣口更有优势。对二尖瓣狭窄跨瓣血流的彩色多普勒信号亦可进行三维重建,显示血流的立体轮廓、截面、分布与动态改变。

【诊断要点】

(1) 二维超声心动图显示二尖瓣前后叶增厚、钙化,活动幅度低,前叶开放呈圆隆状,瓣口面积小。

(2) 二尖瓣前叶 M 型曲线呈"城墙样"改变。

(3) 彩色多普勒示二尖瓣口湍流信号,连续多普勒检查发现二尖瓣跨瓣压差明显增大。

(4) 左心房增大,右心室增大,肺动脉增宽。

【鉴别诊断】

左心室容量负荷增大的疾病患者,二尖瓣口血流量增多,多普勒超声心动图表现为瓣口血流色彩明亮,流速加快,但血流束较二尖瓣狭窄者明显增宽,且为层流。需要注意的是左心房黏液瘤与左心房血栓的鉴别,主要是与活动性血栓的鉴别;黏液瘤多数为窄基底附着于房间隔上,左心房血栓基底部宽,附着于左心房其他壁上者居多。对左心耳的血栓,经食管超声更易检出。

【超声诊断评价】

超声心动图诊断二尖瓣狭窄具有很高的特异性。可以明确二尖瓣狭窄诊断,评估狭窄程度;评价心功能改变及判断有无合并症;利于二尖瓣人工瓣膜置换术的术中监测、术后疗效评价。

二、二尖瓣关闭不全

【病因病理】

二尖瓣关闭不全是常见的二尖瓣病变。二尖瓣关闭不全为瓣叶病变(风湿性二尖瓣关闭不全、二尖瓣脱垂综合征及感染性心内膜炎等)及瓣环病变(瓣环破坏、瓣环扩大、腱索病变及乳头肌病变等)所致二尖瓣装置解剖结构或功能的异常,造成收缩期血流迅速或缓慢地自左心室反流入左心房,其病理生理和临床表现取决于反流量、左心功能状态和左心房顺应性。

【临床表现】

二尖瓣关闭不全时,左心房容量负荷增加,左心房代偿性扩张,舒张期由左心房流入左心室的血液增多,左心室容量负荷过重,导致左心功能不全。左心功能不全使左心室舒张末压升高,左心房压力进一步增高,导致肺淤血肺动脉高压,最终导致右心室肥大和右心功能不全。轻度二尖瓣关闭不全时左心房、左心室大小在正常范围内,重度二尖瓣关闭不全可引起左心衰竭。但多数慢性、中度二尖瓣关闭不全患者可长期无症状。二尖瓣关闭不全的病因繁多,其中风湿性瓣膜病变最常见,其他常见病因有二尖瓣脱垂、腱索断裂、乳头肌功能不全或断裂、二尖瓣赘生物或穿孔、二尖瓣瓣环钙化等。

【声像图表现】

常用切面为胸骨旁左心室长轴切面、胸骨旁二尖瓣水平短轴切面、心尖四腔心切面。

1. 二维超声心动图 二维图像特征取决于病因的不同,表现为相应的二尖瓣、腱索或乳头肌的器质性病变图像特征。二尖瓣环扩大者,收缩期瓣叶对合不良,有的存在明显缝隙。风湿性病变者,瓣膜增厚,回声增强。腱索断裂者腱索甚至瓣叶呈连枷样运动,导致重度关闭不全。二尖瓣脱垂者前、后两叶不能正常闭合,收缩期瓣叶脱向左心房侧。感染性心内膜炎者可检出附着在瓣膜上的赘生物。左心房、左心室扩大,晚期患者右心房、右心室也可扩大。

2. 多普勒超声心动图

(1)彩色多普勒:显示收缩期二尖瓣口左心房侧出现蓝色为主的五彩镶嵌血流。反流束是二尖瓣关闭不全的特征性表现,是诊断二尖瓣反流最直接的证据(图 13-4-9、彩图 43)。二尖瓣前叶病变为主者,反流束为朝向左心房后壁的偏心血流束;后叶病变为主者,反流束偏向左心房前侧;两叶对合不良者,反流束朝向左心房中央。

(2)频谱多普勒:于心尖四腔心切面将取样门置于二尖瓣口左心房侧,可显示收缩期的反流血流,其特征为负向、单峰、高速、宽频带湍流,多数持续整个收缩期,最大反流速度多超过 4 m/s(图 13-4-10、彩图 44)。

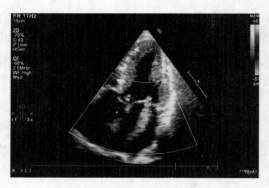

图 13-4-9 彩色多普勒收缩期二尖瓣口
左心房侧出现蓝色血流信号

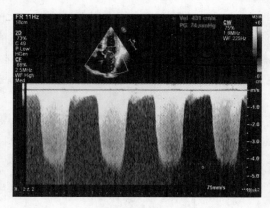

图 13-4-10 频谱多普勒收缩期的反向血流

3. 经食管超声心动图 经食管超声心动图检查为经胸壁检查方法的重要补充。因探头距二尖瓣口距离短,探头频率较高,分辨率好,有利于识别引起反流的各种解剖结构异常,对病变的形态与性质诊断准确率更高。经食管探查不妨碍手术视野,在二尖瓣关闭不全的外科治疗中,可实时监测术中变化是其优势。

4. 三维超声心动图 三维超声心动图使二尖瓣病变的形态显示更为直观,病变的定位及范围判定更为准确,可以从心房向心室角度,或从心室向心房角度,直观显示二尖瓣口及瓣叶的整体形态、大小、对合缘的对合和开放全貌。

【诊断要点】

二尖瓣关闭不全的定量方法包括:反流束长度法、反流束面积法、反流束面积/左心房面积法、反流束窄径法,频谱多普勒测量反流量法、反流分数法和血流会聚法(PISA)等,各方法具有一定的临床意义,但都有局限性。目前临床常用的、较简便的半定量法是反流束面积法。反流束面积是通过心尖四腔心切面,将收缩期左心房内以蓝色为主的彩色血流信号的周边描记一周得出的数值(图 13-4-11、彩图 45)。轻度关闭不全的反流束面积小于 4.0 cm²。中度关闭不全的反流束面积为 4.0~8.0 cm²。重度关闭不全的反流束面积大于 8.0 cm²。

二尖瓣关闭不全的诊断要点如下:

(1)二维超声心动图发现二尖瓣瓣叶、瓣环、腱索或乳头的病变,如瓣膜增厚、钙化、脱垂、瓣环扩大、腱索断裂、乳头肌移位等。

(2)彩色多普勒示二尖瓣口左心房侧出现异常收缩期反流束。

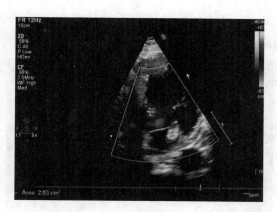

图 13-4-11　二尖瓣轻度关闭不全
反流束面积法测定反流面积约 2.0 cm²

（3）左心房、左心室增大。

【鉴别诊断】

二尖瓣反流的定性诊断并不困难，需要与二尖瓣口附近的主动脉窦瘤破入左心房以及冠状动脉左心房瘘相鉴别，这两种病变的特点是异常血流为双期或以舒张期为主，加之相应的主动脉窦和冠状动脉结构形态异常，不难与二尖瓣反流鉴别。

【超声诊断评价】

超声心动图是无创性诊断二尖瓣关闭不全的首选方法和最佳手段。可以显示并确定有无二尖瓣反流，判断二尖瓣关闭不全的严重程度；鉴别二尖瓣关闭不全的病因；评价心功能改变；进行术中监测、术后疗效评价。

三、心脏人工瓣膜

随着生物组织医学工程和心脏外科的迅猛发展，瓣膜置换逐渐成为治疗重症瓣膜疾病的主要手段之一。心脏人工瓣膜根据使用材料而分为两大类：一类是全部用人造材料制成，称机械瓣；另一类全部或部分用生物组织制成，称为生物瓣。

1. 机械瓣

机械瓣的基本结构由瓣架、阀体和瓣环组成。自 1960 年以来，机械瓣历经笼球瓣、笼碟瓣、侧倾碟瓣及双叶碟瓣四代的发展，先后有 80 余种机械瓣问世并临床应用。其中笼球瓣、笼碟瓣基本上已被弃用，侧倾碟瓣及双叶碟瓣仍为临床所应用，目前临床上常用的侧倾碟瓣类型有 Medtronic-Hall 瓣、北京 GK 瓣等；双叶碟瓣类型有 St Jude 医学瓣和成都双叶瓣等。

机械瓣由金属结构组成，瓣叶不存在变性或钙化等，但需要长期抗凝治疗，以防止血栓形成。

2. 生物瓣

生物瓣由生物组织仿照人体瓣膜结构制成，可分为异种瓣和同种瓣。异种瓣是指应用戊二醛处理的猪或牛瓣膜或心包组织制成的生物瓣；同种瓣包括同种主动脉瓣和肺动脉瓣。生物瓣有三个瓣叶，中央开口，血流特征与自然瓣膜十分相似，即随着心脏的收缩与舒张，瓣叶呈自然的启闭活动，形成一个完全开放的瓣口，过瓣血流呈层流，达到了较为理想的中心血流。

生物瓣结构近于自然瓣，血栓发生率低，但易出现瓣叶组织变性、钙化或撕裂等，通常寿命为 10～15 年，多数患者可能面临二次手术。

【声像图表现】

1. 正常人工瓣膜的超声特征

1）机械瓣　金属瓣架与金属瓣叶呈强反射，遮盖了瓣膜后组织结构的信号。检查人工瓣膜时，不仅要扫查各种标准切面，而且要扫查多种非标准切面，以便充分显示瓣膜内部成分。如二尖瓣位人工瓣膜口以胸骨旁二尖瓣水平短轴切面显示最好，碟瓣的运动情况则从心尖切面观察更佳。

（1）以倾斜碟瓣为例，M 型超声心动图显示出二尖瓣位机械瓣的曲线，可见支架与瓣叶的强反射（图

13-4-12)。舒张期开放,曲线向上,收缩期关闭,曲线向下。主动脉瓣位机械瓣活动曲线,可见人工瓣叶收缩期前移与舒张期后移的运动曲线。

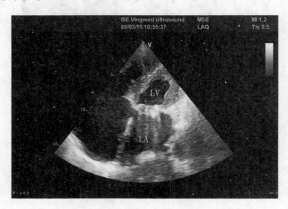

图 13-4-12 二尖瓣位机械瓣(回声明显增强)

(2)二维超声心动图显示位于二尖瓣口水平心壁上的支架强反射,倾斜碟瓣的瓣叶收缩期呈一字形,与瓣架反射连线平行,将瓣口封闭;舒张期瓣叶一端向前移向左心室侧,另一端向后移向左心房侧。双叶碟瓣瓣叶舒张期略呈两条平行直线,收缩期呈倒"八"字,双侧叶瓣开放角度对称。胸骨旁左心室长轴切面是主要显示主动脉瓣位人工瓣膜的常用切面,位于主动脉瓣口水平的支架呈强回声。由于声束与主动脉瓣位呈垂直位,对瓣叶活动的显示比较困难,但从心尖长轴切面或心尖五腔心切面观察,在这些切面上显示主动脉瓣人工瓣膜的活动度最为适宜。

(3)多普勒超声心动图:彩色多普勒可直接显示瓣口的血流信号,观察正常机械瓣的反流信号;频谱多普勒可测量机械瓣口舒张期血流速度,判断跨瓣压差有无增大。

2)生物瓣

(1)M 型超声取样线对向支架的前后缘时可见两条平行的曲线,因支架靠近主动脉根部,受后者的牵拉,其活动方向与主动脉根部一致。二尖瓣位生物瓣的瓣叶与正常二尖瓣相似,收缩期关闭,M 型曲线上可见瓣叶反射合拢成一条较粗大的光带;舒张期开放,瓣叶分别向前后分离;主动脉瓣位生物瓣的活动与二尖瓣相反,收缩期瓣口开放,瓣叶分离,舒张期瓣口关闭,瓣叶合拢。

(2)胸骨旁左心室长轴切面和心尖四腔心切面上,可清楚显示二尖瓣位生物瓣的两个强回声架脚,轮廓清晰光滑,分别附着于左心后壁及主动脉根部的后壁上。二尖瓣水平非标准左心室短轴切面上,可见瓣架的三个架脚的反射,呈"品"字形排列。瓣架中央可见纤细的生物瓣叶活动,回声与自然瓣叶相同。胸骨旁心底短轴切面可清楚显示生物主动脉瓣叶及其开口,正常瓣叶厚度不应超过 3 mm。

(3)生物瓣多普勒超声心动图表现与自然瓣基本一致。

2. 人工瓣膜并发症的超声表现

(1)瓣周漏:瓣周漏是指出现在缝合环与周围自然瓣环组织之间的反流,是人工瓣膜置换术后相对较常见的并发症,常见于瓣周组织薄弱、缝线腐化、撕裂或继发心内膜炎等。二维超声仅可显示较大的瓣周漏,表现为瓣环与附着部位的裂隙(图 13-4-13),而小的瓣周漏二维超声则难以显示。彩色多普勒对瓣周反流束较敏感,可直接显示反流束的起源部位,反流束多呈偏心走行,根据反流束的范围可判断瓣周漏的严重程度(图 13-4-14、彩图 46)。

(2)人工瓣膜血栓:人工瓣膜血栓形成是机械瓣严重的并发症,主要与抗凝不当、房颤、巨大左心房及左心功能下降有关。血栓可贴附于瓣叶、瓣环或瓣架的表面,较大的血栓可包绕瓣叶,影响瓣膜的功能或阻塞瓣口,减小瓣口的有效开放面积。二维超声可直接显示在瓣叶或瓣环表面血栓的团块样回声,大小不等,回声强弱不一。如血栓形成时间较短,则回声较低;形成时间较长,则回声增强。

(3)感染性心内膜炎:感染性心内膜炎是人工瓣膜置换术后严重的并发症之一,主要由手术感染或患者体内的感染引起。赘生物是人工瓣膜感染性心内膜炎最主要、最可靠和最直接的征象。二维超声可直接显示赘生物,表现附着在人工瓣膜上的大小不等、形态各异、强弱不一的团块回声。当赘生物较大时,可有活动性。感染性心内膜炎较常见的并发症之一是形成脓肿,常见于人工瓣架与周围组织缝合处,超

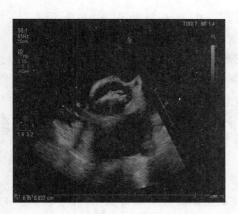

图 13-4-13　瓣环与附着部位裂隙二维超声图

一名 55 岁男性患者主动脉瓣机械瓣置换术
后 1 年后 12 点处明显瓣架移位约 9 mm

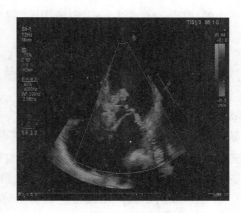

图 13-4-14　彩色多普勒瓣周漏

一名 55 岁男性患者主动脉瓣机械瓣置换术后 1 年
瓣架移位造成大量反流（与上图为同一患者）

声上脓腔多呈无回声区,脓腔壁厚。

值得注意的是由于机械瓣伴有明显的声影,影响了经胸超声心动图对机械瓣的观察,对高度怀疑有并发症的患者应采用经食管超声检查,尤其适用于二尖瓣位人工瓣膜,文献报道,经食管超声检查对人工瓣膜并发症检出率明显高于经胸超声。

【超声诊断评价】

目前超声心动图是检测人工瓣膜的最有效手段,是术后首次及长期随访的重要部分,不仅能评价手术效果,还可以作为以后可能出现的并发症或功能减退等比较的基础资料。

第五节　心包疾病

心包是包绕于心脏及大血管根部之外的纤维浆膜囊,由浆膜层及纤维层构成。其浆膜层很薄,表面光滑湿润,又可分为壁层及脏层。脏层覆盖于大血管根部和心脏的表面(心外膜),在大血管根部移行为壁层。脏、壁两层之间的腔隙称为心包腔,内有少量浆液,在心脏搏动时起润滑作用。纤维层紧贴于浆膜壁层的外面,由致密结缔组织构成,上部移行为大血管的外膜,下部与膈的中心腱紧密相连,前后及两侧与邻近结构有疏松结缔组织相连。心包腔深入主动脉、肺动脉与上腔静脉、左心房之间的部分,称为心包横窦;在左心房后面与肺静脉根部之间的部分,叫心包斜窦。

心包疾病包括急性心包炎、慢性心包渗液、粘连性心包炎、亚急性渗液缩窄性心包炎、慢性缩窄性心包炎、无症状性的心包积液或积气、心包肿瘤及憩室、心包缺如等。限于篇幅,本节仅叙述心包积液及缩窄性心包炎的超声心动图诊断。

一、心包积液

正常心包腔内有 10～30 mL 液体,若超过 50 mL,即称为心包积液。心包积液量迅速增加和(或)积聚速度过快时,心脏舒张充盈受限,可出现心脏压塞征。

【病因病理】

心包积液常常是某些疾病的并发症,可能因细菌、病毒、自身免疫、代谢障碍、肿瘤、创伤等引发心包腔内液体增加。根据病因及炎症性质的不同,积液可分为浆液性、纤维性、化脓性、出血性、黏液性、新生物性、肉芽肿性及胆固醇性。根据病程又可分为急性、亚急性和慢性三类。病程在 6 周内为急性,半年内为亚急性,超过半年为慢性。积液常为弥漫性,有的可为局限性,多数为纤维性,部分为浆液性,可痊愈。心包积液量迅速增多和积聚速度过快时,心脏舒张充盈受限,可出现心脏压塞征。

【声像图表现】

1. 检查方法　患者取仰卧位或左侧卧位以 2～2.5 MHz 探头于肋间探查,常用的切面包括:胸骨旁左心室长轴切面、胸骨旁左心室短轴切面、胸骨旁四腔心切面、心尖四腔心切面等。

2．超声表现

（1）二维超声心动图：舒张期心包腔内局部条状或包绕心脏分布的无回声，是诊断心包积液的特征性改变。少量心包积液一般位于左心室后壁后方，大量心包积液多在心脏周围包绕。

（2）M型超声心动图：可与二维超声心动图结合检测心包积液。可以精确测量心包腔无回声区宽度。但不能全面反映心包积液的分布情况。少量心包积液时，于二尖瓣波群或心室波群处，左心室后壁之后可见液性暗区。中等量心包积液时，于心室波群、二尖瓣波群、左心室后壁之后见较大液性暗区，于右心室前壁之前亦可见液性暗区。大量心包积液时，上述液性暗区增大，液面宽度增加。此时若将探头缓慢移向心尖部，于液性暗区内可见随心脏搏动间断出现的心尖的回声，这就是所谓的"荡激波征"。

3．心包积液的定量　二维超声心动图对心包积液的定性定量诊断有重要价值，目前心包积液的定量估测分为5级：

（1）微量心包积液（<50 mL）：位于房室沟附近心包腔的无回声区，宽为3～5 mm。

（2）少量心包积液（50～100 mL）：局限于房室沟和左心室后壁心包腔的无回声区，宽为3～5 mm。

（3）中等量心包积液（100～300 mL）：左心室后壁、心尖区和右心室前壁心包腔的无回声区，宽为5～10 mm（图13-5-1）。

（4）大量心包积液（300～1000 mL）：无回声区包绕整个心脏，宽为10～20 mm（图14-5-2）。

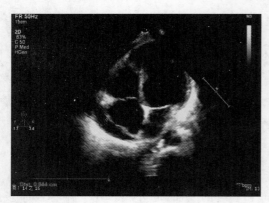
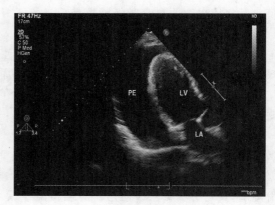

图13-5-1　心包腔右心室前壁之前及右心房顶部见液性暗区　　　　　图13-5-2　心包腔大量积液

（5）极大量心包积液（1000～4000 mL）：左心室后壁心包腔无回声区宽为20～60 mL，右心室前壁心包腔无回声区宽为20～40 mm。心脏受压，出现明显心脏摆动和"荡激波征"。

【鉴别诊断】

后心包积液有时可能误诊为左侧胸水，应注意鉴别。前者之内应可见心脏搏动征象而后者则没有。如让患者坐位，胸水多在肩胛线第7～9肋最清楚，而心包积液在胸前第3～5肋间。

【超声诊断评价】

超声心动图是诊断心包积液最敏感、最准确可靠且非侵入性的技术，较之X线更优越。超声心动图能准确估测心包积液量，并可依据积液内回声的分布，估测积液的浓稠度；可定位积液部位或区域并引导心包穿刺，以进一步确定诊断或辅助治疗。

二、缩窄性心包炎

【病因病理】

缩窄性心包炎继发于急性心包炎，它可发生于急性心包炎后数月至数年。在已知的病因中，大多数为结核性，也有化脓性、创伤性，还有由肿瘤及非特异性炎症引起。

急性心包炎后，心包脏层和壁层广泛增厚粘连和钙化，失去弹性，因而严重影响心室的舒张功能，使进入心室的血量减少，以致心排血量减少，引发心率增加，最终导致体循环及肺循环淤血，引发一系列临床症状，如颈静脉怒张、肝肿大、胸水、腹水、下肢水肿及呼吸困难等征象。

【声像图表现】

（一）检查方法

缩窄性心包炎并无特异性超声诊断指标，因而诊断比较困难。为能较正确地做出缩窄性心包炎的诊断，必须采用多因素综合分析的诊断方法。

缩窄性心包炎时，在超声上常有心包增厚、钙化以及心包脏层运动异常；心室缩小、心房偏大致房室交界后角变小，"小心室宽静脉征"——由于回流受阻导致上、下腔静脉及肝静脉淤血，心室腔变小，由于舒张受限，导致室壁运动异常，舒张期充盈不足，心脏排血指数下降，以及多普勒超声上出现所谓"缩窄型充盈频谱"等征象。检查时，应尽量显示这些征象进行综合分析，从而得出正确结论。

（二）超声表现

1. 二维超声心动图

（1）于胸骨旁左心室长轴切面及四腔心切面，可见单层或双层心包增厚，可均匀增厚，也可局限性增厚，最大厚度可达 10 mm。有时可在两层增厚的心包之间见到不规则暗区，此即少量未能吸收的积液所致。钙化部位可见强回声。

（2）在下腔静脉长轴切面，可见下腔静脉明显扩张，同时可见肝静脉扩张。

（3）在心间四腔心切面可见心室因受压而变小，双心房增大，故房与室的大小相近，致使房室交界后角变小。

（4）吸气时回心血量增加，由于右心室舒张受限，可见房间隔被推向左心房左心室侧。

（5）由于充盈受限，充盈量减少，致使心脏排血量指数下降。但左心室射血分数及收缩时间可正常。

2. M 型超声心动图

（1）显示心包增厚，回声增强。

（2）由于心包的纤维化、增厚及钙化，坚厚的心包限制了心脏的舒张，表现为心室波群左心室后壁于舒张中期运动平坦或震颤。

（3）室间隔运动异常，由于左心室后壁向后运动受阻，舒张晚期室间隔向前运动显著。

（4）由于右心室及右心房受压，右心房压增高，下腔静脉回流受阻，管腔扩大且不随呼吸而发生改变。

（5）由于右心室舒张压极度增高，超过了肺动脉压，致使肺动脉瓣提前于舒张期开放。

3. 多普勒超声心动图

（1）采用多普勒超声可测得右心房、右心室、肺动脉和左心室的内压，由于心脏舒张受限，因而上述部位的舒张压明显增高。

（2）二尖瓣口血流频谱出现明显的舒张充盈受阻征象，即舒张早期流速增快，E 峰较高；而晚期充盈速度减慢，A 峰降低，因而 E/A 值明显增大。

这种现象尤以呼气时更明显，与吸气时相比，增高大于或等于 25%，而减速时间常缩短（<160 ms）。此时，肝静脉血流频谱可见舒张期倒流在呼气开始之后增加，其幅度大于或等于舒张期前向血流的 25%，此即所谓"缩窄型充盈频谱"。据报道，它对诊断缩窄型心包炎敏感度高，且可预测心包切除术效果。

【鉴别诊断】

（1）检查心包增厚对诊断缩窄性心包炎具有决定性意义。但由于心包回声易与心外组织回声混淆，应予注意。此时须密切结合临床，多切面仔细检查。

（2）缩窄性心包炎的血流动力学改变极似限制性心肌病，但后者有心肌肥厚、心腔变小和心尖闭塞等征象，可予以鉴别。

（3）就血流动力学改变而言，本病还应与心脏压塞征鉴别，但后者有起病急骤和大量心包积液等症状可予以鉴别。

【超声诊断评价】

部分缩窄性心包炎临床表现不典型，对临床诊断与病情判断存在困难，而超声心动图是目前首选的无创性诊断方法，可发现诸多不同程度的异常征象，室间隔运动异常和二尖瓣 E 峰幅度吸气时降低大于 25% 是较好的特异性指标。此技术不但能对病变部位、范围、程度做出评估，而且可为制订治疗方案提供重要信息。

第六节 心 肌 病

美国心脏病学会在2006年推出最新的心肌病定义和分类方法,即心肌病是各种原因(主要是遗传)引起的一组非均质的心肌病变包括心脏机械和电活动的异常,常常表现为心室不适当肥厚和扩张。本节主要介绍扩张型心肌病、肥厚型心肌病、限制型心肌病。

一、扩张型心肌病

【病因病理】

扩张型心肌病是一种病因不明、发病机制尚待阐明、原发于心肌的疾病,属于特发性,另一部分患者的发病与病毒感染、自身免疫反应、饮酒、中毒、家族遗传因素等有关。在病理解剖与血流动力学改变上,扩张型心肌病心肌细胞减少,间质胶原增殖,残余心肌细胞肥大,蛋白合成增加,室壁先增厚后变薄,心脏呈普大型,心腔内可有附壁血栓,以左心室心尖部最常见。早期心肌舒张功能受损,继而收缩功能受损,心脏泵血功能衰竭,排血功能减低,残余血量增多,舒张末期压增加,射血分数减少,肺循环、体循环淤血,最终导致不可逆的心力衰竭。

扩张型心肌病经常发生在30~50岁的人群,平均发病年龄约40岁,男性多于女性(男女比例约为2.5:1)。

【临床表现】

扩张型心肌病发病早期没有症状,偶尔在严重呼吸道感染或剧烈运动时感到心慌,体检时可以表现为正常,仅超声心动图检查示左心室扩大。发病中期出现心力衰竭和心律失常的症状,如疲劳、乏力、胸闷、憋气、不能平卧、心慌等。发病晚期除上述症状外还可出现腹胀、食欲减退、水肿、胸水、腹水等。在发病的各个时期都有可能发生血栓栓塞和猝死,发生率分别是18%和30%。

扩张型心肌病的心脏左、右心室普遍扩大,以左心室更显著,可伴有心肌细胞的变性、坏死、纤维化和钙化等病理表现,容易在心尖部形成附着在室壁上的血栓(图13-6-1)。

【声像图表现】

1. 二维超声心动图

(1)四个房室腔均明显增大,以左心房、左心室为著。左心室呈球形增大,室间隔向右心室膨突,左心室后壁向后凹(图13-6-2)。

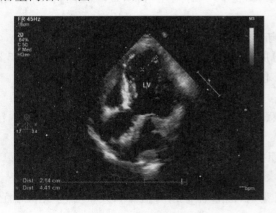

图13-6-1 扩张型心肌病

左、右心室扩大,心尖部室壁上附着血栓形成;LV,左心室

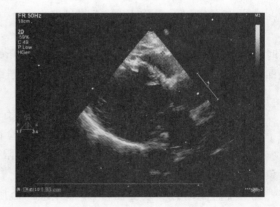

图13-6-2 扩张型心肌病二维超声心动图(一)

左心室呈球形增大,室间隔向右心室膨突,左心室后壁向后凹

(2)左心室壁厚度相对变薄。

(3)左心室心尖部附壁血栓形成。于左心室心尖部或肌小梁之间可见大小不等、单发或多发的形态各异的异常回声附着,血栓回声水平可根据形成时间不同而呈略低或略高回声(图13-6-3)。

2. M 型超声心动图

（1）室壁运动弥漫性减低，以左心室后壁为著。

（2）左心室腔明显增大，二尖瓣前后叶开放幅度变小，前后叶 E-E′间距＜10 mm，形成"大心腔，小开口"，但前后叶仍成镜像运动，呈钻石样改变，EPSS（E 峰至室间隔距离）明显增大，一般大于 10 mm（图 13-6-4）。

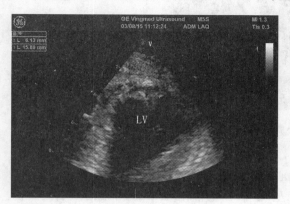

图 13-6-3 扩张型心肌病二维超声心动图（二）

左心室心尖部附壁血栓形成，呈高回声；LV，左心室

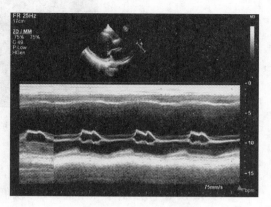

图 13-6-4 扩张型心肌病 M 型超声心动图

二尖瓣显示呈钻石样改变

（3）主动脉振幅减低，主动脉瓣开放小，关闭速度减慢。

（4）左心室收缩功能减低，EF≤30%，FS≤20%（图 13-6-5）。

3. 超声多普勒心动图

（1）彩色多普勒超声心动图：①因心功能低下，彩色多普勒超声心动图上可见各瓣口血流色彩暗淡，少有彩色混叠。②本病均伴有多瓣膜反流，最常见为二尖瓣、三尖瓣反流，其次为肺动脉瓣，主动脉瓣发生率较低。

（2）频谱多普勒超声心动图：二尖瓣口血流频谱异常的形态随疾病的时间和程度不同，表现形式各异。病变早期表现为 A 峰增高，E 峰减低，E/A＜1。伴有严重二尖瓣反流时，二尖瓣 E 峰正常或稍增高，A 峰减低，E/A＞1，呈所谓"假性正常化"（图 13-6-6、彩图 47）。DTI 可帮助鉴别其真伪。疾病终末期严重心力衰竭时，常出现"限制性"充盈形式，E/A＞1。若 E/A＞2，多为不可逆舒张期功能不全。E 峰多呈高耸的尖峰波，A 峰极低或消失。部分病例 E 峰、A 峰均较低，因左心室舒张末期压增高，舒张期通过二尖瓣口血流减少所致。

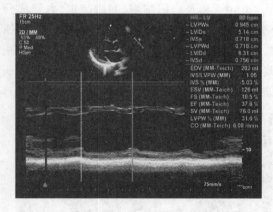

图 13-6-5 扩张型心肌病 M 型超声心动图（二）

心腔扩大，室壁运动弥漫性减弱，心脏收缩功能明显减低

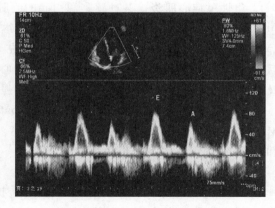

图 13-6-6 扩张型心肌病伴严重二尖瓣反流时的频谱多普勒超声心动图

（3）组织多普勒超声心动图：室壁运动减弱，组织运动速度减低，E′、A′均小于 8 cm/s（图 13-6-7、彩图 48）。

4. 诊断要点

（1）心腔明显增大，以左心增大为主，室壁变薄。

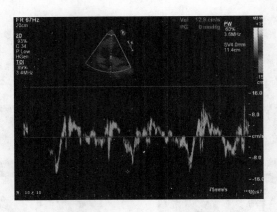

图 13-6-7 扩张型心肌病组织多普勒

（2）心室壁运动幅度明显减低，室间隔低于 3 mm，左心室后壁低于 7 mm。

（3）M 型房室瓣开放幅度小，EPSS 增大，呈现"大心腔、小开口"。

（4）二尖瓣频谱早期为 A 峰增高，E 峰减低，中期呈现"假性正常化"。DTI 可帮助鉴别其真伪。疾病终末期严重心力衰竭时，常出现"限制性"充盈形式，E/A＞1。

（5）彩色多普勒示见多瓣口反流。

（6）左心室收缩功能明显减低，左心室舒张末期容积（EDV）增加。

（7）无特异性心肌病的病因。

扩张型心肌病的超声声像图改变集中体现在大、薄、弱、小几个关键字，即大——心腔扩大，以左心室扩大为主；薄——室壁变薄；弱——室壁运动普遍减弱；小——二尖瓣 M 型呈钻石样小开口。

5. 注意事项 心脏左、右心二维超声检查主要观察的切面有胸骨旁左心室长轴切面、胸骨旁四腔心切面、心尖左心室长轴切面，判断各房室腔大小、形态、结构，各瓣膜、室壁有无运动及异常回声，有附壁血栓者要测数量、大小。M 型超声检查要从心底向心尖部逐次扫查，重点观测各房室腔大小、室壁运动幅度、二尖瓣位置、开放幅度、E 峰至室间隔的距离（EPSS）、左心室流出道的宽度等，并测量左心室收缩功能。

彩色多普勒超声检查主要观测各瓣口血流、心腔内血流充盈情况及流向。频谱多普勒超声检查主要观测四个瓣口的血流速度，观其形态，同时测定各瓣口的反流速度。

【鉴别诊断】

1. 急性重症心肌炎 某种感染源引起的心脏炎症过程，炎症可累及心肌细胞、间质组织、血管成分或心包。可有发热、头痛、流涕、腹泻等前期症状，继而出现各种心脏症状，如心悸、胸闷、气短、乏力、心律失常等。超声心动图示：①急性期表现为左心房左心室增大，但不及扩张型心肌病明显。②室间隔及左心室后壁增厚，为短暂性，随病情好转而消失。③心肌回声改变：急性期心肌回声以减低为主；亚急性期心肌及心内膜回声不均匀增强。④二尖瓣回声增强，弹性减弱。⑤主动脉振幅减低，心率快。

2. 缺血性心肌病（ischemic cardiomyopathy，ICM） 心肌的供血长期不足，心肌组织发生营养障碍和萎缩，纤维组织增生。鉴别点如下。

（1）明确有心绞痛或心肌梗死病因。

（2）心脏形态学不同：缺血性心肌病左心室扩大的形态改变成不对称的几何形状，室壁运动呈明显节段性运动障碍（图 13-6-8），可表现为僵硬、扭曲，甚至出现室壁瘤；扩张型心肌病为普大型心脏，室壁运动弥漫性减弱。

（3）急性梗死期室壁回声一般减低，陈旧性梗死期回声较高而不均。

（4）扩张型心肌病为多瓣口反流，ICM 二尖瓣反

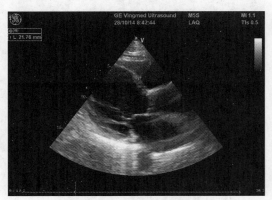

图 13-6-8 缺血性心肌病
室间隔前壁中间段变薄，室壁运动节段性减弱

流居多。

（5）心功能：扩张型心肌病主要以收缩功能减低为主，ICM 常以左心室舒张功能障碍为主。

（6）冠状动脉造影：扩张型心肌病造影显示冠状动脉血管及其分支正常，ICM 出现冠状动脉的不同程度的狭窄。

【超声诊断评价】

超声是诊断扩张型心肌病较为准确、特异的方法，通过心脏大小、室壁运动、房室瓣膜情况、常年多次随访情况做出诊断，可给临床提供重要参考。通过形态及功能等多项指标观察疗效并长期随访，对扩张型心肌病患者进行超声心动图的动态观察，可以指导治疗。扩张型心肌病在治疗上没有特效治疗方法，目前主要是针对症状进行治疗，如预防感染，避免过于劳累，戒烟戒酒；抗心律失常、预防栓塞、永久起搏器置入等。

二、肥厚型心肌病

【病因病理】

肥厚型心肌病是一种原因不明的心肌疾病，肥厚型心肌病是常染色体显性遗传性疾病，60%～70%为家族性，30%～40%为散发性，家族性病例和散发病例、儿童病例和成年病例具有同样的致病基因突变。在病理解剖与血流动力学改变上，其特征为心室壁呈不对称性肥厚，常侵及室间隔，心室内腔变小，左心室血液充盈受阻，左心室舒张期顺应性下降。主要血流动力学改变：心室肥厚、心肌收缩力增强。根据左心室流出道有无梗阻分为梗阻性及非梗阻性肥厚型心肌病，可能与遗传等有关。

【临床表现】

肥厚型心肌病有猝死风险，是运动性猝死的原因之一。心脏听诊梗阻者可于心尖区内侧或胸骨左缘中下段闻及（3～4）/6 级收缩期杂音。

【声像图表现】

超声心动图对肥厚型心肌病的诊断有重要意义：①室间隔肥厚与左心室游离壁厚度之比大于 1.5（图 13-6-9、图 13-6-10）；②二尖瓣前叶收缩期向前移动及主动脉收缩中期关闭现象（SAM 征）；③心室腔小；④左心室流出道狭窄（流出道直径<2.0 cm）；⑤左心室流出道血流速度加快；⑥休息时收缩期左心室心尖部心腔与流出道压力阶差>30 mmHg，则认为存在左心室流出道梗阻。对称性左心室肥厚时室间隔与左心室游离壁一致。

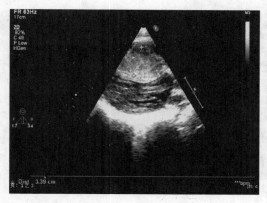

图 13-6-9　肥厚型心肌病（一）
胸骨旁左心室长轴切面显示室间隔明显增厚

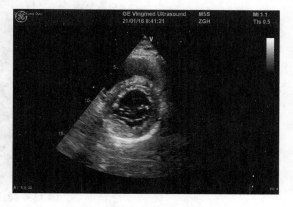

图 13-6-10　肥厚型心肌病（二）
胸骨旁左心室短轴切面显示室间隔明显增厚

1. 二维超声心动图　常用胸骨旁左心室长轴、左心室短轴、四腔和五腔心切面。显示室间隔的轮廓、形态、厚度及其分布（图 13-6-11）。

2. M 型超声心动图

（1）注意有无二尖瓣前叶异常的前向运动。

（2）室间隔及左心室后壁厚度测量。

（3）左心室流出道的测量。

3. 多普勒超声心动图　五腔心及胸骨旁左心室长轴切面均可显示左心室流出道五彩镶嵌湍流,有助于梗阻部位判断。五腔心切面左心室流出道频谱可测量血流形态、流速及压力阶差(图13-6-12、彩图49)。

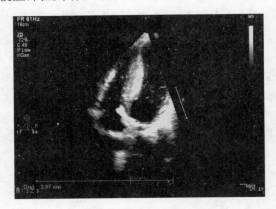

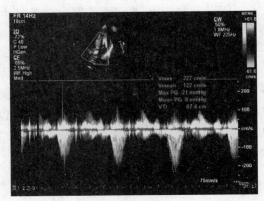

图 13-6-11　肥厚型心肌病(四腔心切面)显示室间隔明
显增厚

图 13-6-12　肥厚型心肌病(五腔心切面)
左心室流出道频谱血流流速增高

4. 诊断要点

(1)肥厚型梗阻性心肌病:①室间隔非对称性肥厚,室间隔厚度≥15 mm,左心室后壁厚度正常或稍厚,两者之比大于1.5∶1;②乳头肌肥厚,位置前移;③左心室流出道狭窄,小于20 mm;④出现SAM征;⑤主动脉瓣收缩中期提前关闭;⑥左心室流出道血流速度加快,频谱为高速射流,压差>30 mmHg。

排除了其他引起心肌肥厚的原因如高血压病、风湿性心脏病二尖瓣病、先天性心脏病及代谢性疾病伴发心肌肥厚等。

(2)肥厚型非梗阻性心肌病:①室间隔肥厚,可伴有其他壁局限性肥厚;②肥厚心肌运动幅度减低;③左心室流出道内径正常,流速正常;④二尖瓣收缩期无前向运动。

【鉴别诊断】

1. 主动脉瓣狭窄　主动脉瓣狭窄包括主动脉瓣先天性、老年性及风湿性狭窄,主动脉瓣上、瓣下狭窄,主动脉缩窄等。本病收缩期杂音位置高,向颈部传导,改变心肌收缩力及周围阻力的措施对杂音影响不大;主动脉瓣第二心音减弱。超声心动图有助于发现主动脉瓣病变(图13-6-13、彩图50)。

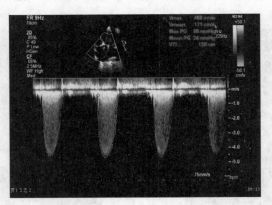

图 13-6-13　主动脉瓣重度狭窄
流速达 468 cm/s,平均压差为 24 mmHg

2. 高血压性心肌肥厚　目前认为高血压患者心肌肥厚大于 2.5 cm 时,才可以诊断高血压合并肥厚型心肌病;否则,应考虑高血压引起的心肌肥厚。但是,具体到患者应根据高血压的时间和程度而定。

3. 冠心病　本病发病年龄多在中年以上,一般无胸骨左缘杂音,超声有助于诊断。

4. 尿毒症性心肌病　①心肌回声增粗增强,强弱不均,内部呈点、片、条状强回声光点,心内膜回声也增强,呈"蛋壳样"。这是由于肾功能障碍引起钙沉积于心肌及血管壁内,发生心肌内转移性钙化导致心肌密度改变。②有心包积液。③室壁厚度改变同高血压性心脏病。

【超声诊断评价】

超声检查应注意估测室壁增厚程度、位置及左心室流出道狭窄程度,观察有无二尖瓣收缩期向前运动及主动脉瓣收缩中期关闭现象,并应用彩色及频谱多普勒进一步判定左心室流出道有无狭窄,这对梗阻性肥厚型心肌病的判断极为重要。其也可指导临床对肥厚型心肌病进行化学消融治疗。

三、限制型心肌病

【病因病理】

限制型心肌病是以心内膜及心内膜下心肌纤维化,引起心脏舒张期难于舒展及充盈受限,心脏舒张功能严重受损,而收缩功能保持正常或仅轻度受损的心肌病。在 3 种类型原因不明的心肌病中,限制型心肌病远较扩张型及肥厚型少见。本病主要指在热带地区发生的心内膜心肌纤维化和温带地区多见的嗜酸性粒细胞增多性心肌病。近年来临床和实验研究表明,这两种不同类型的疾病,可能是同一疾病不同阶段的表现,在病情早期临床表现两者有所不同,但到疾病后期,临床表现均为全身性阻塞性充血,心肌病理改变两者基本一致。

【临床表现】

本病多发生于热带和温带,热带稍多于温带。各年龄组均可患病,男性患病率高于女性,男女之比约为 3:1。

1. 一般表现 早期仅有发热、全身倦怠,逐渐出现心悸、呼吸困难、水肿、颈静脉怒张、Kussmaul 征、奇脉等心力衰竭症状,与缩窄性心包炎极其相似。心界正常或轻度扩大,第一心音低钝,P2 正常或亢进,可闻及奔马律和收缩期杂音。

2. 心室功能障碍 表现为右心室或双心室病变者,常以右心衰竭为主,临床表现酷似缩窄性心包炎。左心室病变者,因舒张受限,尤其在并存二尖瓣关闭不全时,可出现明显的呼吸困难等严重左心衰竭的表现及心绞痛。

本病常并发心力衰竭、心律失常、动脉栓塞和心包积液等疾病。

【声像图表现】

超声心动图是确诊限制型心肌病的重要方法。

1. 二维及 M 型超声心动图

(1) 心内膜增厚,回声增强,以心尖部明显;心尖部闭塞。

(2) 左、右心房明显增大,可有附壁血栓(图 13-6-14)。

(3) 心室腔变形缩短,心室充盈受损。

(4) 二尖瓣、三尖瓣可增厚、变形,失去关闭功能。

2. 多普勒超声

(1) 二尖瓣、三尖瓣反流(图 13-6-15、彩图 51)。

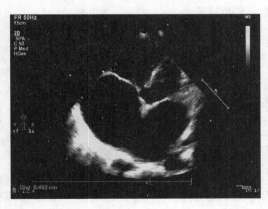

图 13-6-14 限制型心肌病(左、右心房明显增大)

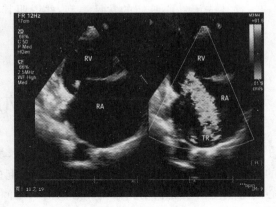

图 13-6-15 限制型心肌病(左、右心房扩大,三尖瓣大量反流)

（2）二尖瓣、三尖瓣血流频谱改变，E峰高尖，A峰减低，E/A增高（E/A>2）。

（3）肺静脉血流频谱改变，D波增高，S波降低甚至缺如。

（4）上腔静脉血流频谱改变，上腔静脉反流速度增加。

（5）组织多普勒示各心肌运动速度减低，尤其是舒张早期运动速度减低显著。

3. 诊断要点　主要参照超声心动图改变即可诊断。

4. 注意事项　注意心腔变化，含心房增大、心室腔缩小，尤其注意观察心尖部有无闭塞。注意观察心包情况。

【鉴别诊断】

临床上主要与缩窄性心包炎鉴别。一般情况下，限制型心肌病的症状和体征均较明显，误诊机会很少。鉴别要点如下。

（1）心包增厚、心包积液明显有助于缩窄性心包炎的诊断。心内膜增厚有助于限制型心肌病的诊断。但一些不典型病例，上述改变并不明显。

（2）二尖瓣、三尖瓣血流频谱不随呼吸变化或变化不明显是限制型心肌病区别于缩窄性心包炎的特征性改变。

（3）两者静脉回流各具特点。缩窄性心包炎的肺静脉血流频谱D波、S波明显降低，且随呼吸改变明显。

（4）DTI技术对于鉴别两者有重要价值。

【超声诊断评价】

超声心动图检查可观察限制型心肌病的心内膜情况及心腔变化，测量二尖瓣、三尖瓣口血流频谱，对诊断本病有重要临床价值。同时观察心包情况及血流频谱的变化特征与缩窄性心包炎相鉴别，为临床治疗提供依据。但目前，超声心动图检查仍不能明确诊断限制型心肌病的特征性改变，所以要确诊该病还需行心导管检查、CT检查、MRI，甚至行心内膜心肌活检等。

复习题

1. 试述心脏的位置和形态。

2. 简述M型超声2～3区切面所能看到的结构及主要用途。

3. 简述二维超声胸骨旁左心室长轴切面声像图特征及临床应用价值。

4. 简述二维超声心尖四腔心及五腔心切面声像图特征及临床应用价值。

5. 简述各瓣膜彩色多普勒血流图像。

6. 简述各瓣膜频谱多普勒的正常波形。

7. 简述二尖瓣狭窄的病因、超声表现及鉴别诊断要点。

8. 简述先天性心脏病的常见类型，并说明其超声表现及鉴别诊断要点。

9. 简述心包积液的定量诊断。

10. 简述心脏功能测定的方法及其正常值。

第七节　冠状动脉粥样硬化性心脏病

冠状动脉粥样硬化性心脏病系指由于冠状动脉粥样硬化使管腔狭窄或闭塞导致心肌缺血缺氧而引起的心脏病，和冠状动脉功能性改变（痉挛）引起的缺血性心脏病统称为冠状动脉性心脏病，简称冠心病。冠心病主要是由于冠状动脉血流和心肌需求之间不平衡而导致的心肌损害。冠心病临床一般分为：隐匿型（无症状型）、心绞痛型、心肌梗死型、缺血性心肌病型和猝死型五种类型。

冠心病是常见病、多发病，确定诊断是临床工作的首要问题，国际上将冠状动脉造影作为诊断的金标准。但是，冠状动脉造影属于创伤性检查，且操作复杂、价格昂贵。超声心动图具有无创、操作简便、易于重复、可床边检查及价格便宜等特点,可直观显示冠状动脉及其分支病变情况,尤其对心肌梗死及其并发症的诊断有突出优点。

【超声检查方法】

1. 超声检查方法

1)仪器 具有心脏检查功能及配置心脏探头的彩色多普勒超声诊断仪,探头频率 2.0～3.5 MHz。

2)体位 左侧卧位、仰卧位。

3)具体扫查方法 于胸骨旁扫查,观察冠状动脉左主干、左前降支、左旋支及右冠状动脉起始部的形态、特征。观察管壁是否增厚,内膜是否光滑,有无板块形成,管腔内有无血栓形成。测量管腔内径、管壁厚度。CDFI 观察管腔内彩色血流情况。PW 观察管腔内血流频谱,测量血流速度。

4)扫查注意事项

(1)心脏为活动器官,扫查时患者体位与检查者保持相对固定。

(2)检查者扫查时发现目标切面或结构时应用手指缓慢、细微地调整探头,以便快速、准确、清晰显示。

(3)二维图像发现血管时,应使用 CDFI 确认。

2. 冠状动脉正常声像图及超声测量方法、参考值

1)一般声像图 左冠状动脉开口呈漏斗状,为两条相距约 4 mm 的平行亮线,向肺动脉后壁走行约 1 cm 后,分为左前降支及左旋支。内壁光滑,腔内为液性暗区。右冠状动脉亦为两条平行亮线,腔内为液性暗区。

2)常用切面声像图

(1)左冠状动脉:于胸骨旁扫查出主动脉根部短轴切面,在主动脉后外侧壁 4～5 点方向可见左冠状动脉主干。旋转探头,使扫查平面与左冠状动脉主干平行,可显示出左冠状动脉口及主干长轴图像。此时,逆时针旋转探头并稍向外侧倾斜,可于左、右心室流出道与左心室间的前室间隔内见左前降支。调节探头角度,显示出左冠状动脉主干两条分支,指向肺动脉瓣者为左前降支,其下方为左旋支。

(2)右冠状动脉:于胸骨旁扫查出主动脉根部水平切面,在主动脉短轴 10～11 点方向,可显示右冠状动脉长轴图像。

3)冠状动脉的测量方法及参考值

(1)血管内经:二维图像清晰显示冠状动脉主干后,应用 M 型超声测量管壁之间的垂直距离。正常冠状动脉主干内径为 3～6 mm,内径<3 mm 为狭窄,内径>6 mm 为扩张。

(2)管壁厚度:正常冠状动脉主干壁厚 1.4～2.0 mm,壁厚>2.0 mm 为增厚。

(3)血管内膜:正常血管内膜光滑,回声均匀,无斑块形成。

(4)CDFI:管腔内彩色血流充盈饱满,无充盈缺损。

(5)PW:血流频谱舒张期占 2/3,收缩期占 1/3,低速频谱,舒张期流速为 30～80 cm/s,收缩期流速为 12～20 cm/s,不受呼吸运动影响。

【病因病理】

1. 冠状动脉粥样硬化 冠状动脉粥样硬化是冠心病最常见的原因。好发于前降支,其次为右主干、左主干。病理变化为内膜损伤,斑块形成,管腔狭窄。斑块进一步发展可钙化、出血或形成血栓,致使管腔闭塞而引起心肌梗死。

2. 冠状动脉痉挛 循环血液中的肾上腺素能血管紧张素、局部血小板产物、内皮细胞松弛因子及血管外炎症细胞释放的介质等均可引起冠状动脉痉挛,致使管腔狭窄,原有斑块破裂。

3. 炎症性冠状动脉狭窄 冠状动脉的炎症可引起冠状动脉狭窄甚至闭塞。

【临床表现】

1. 心绞痛 由于心肌急性暂时性缺血、缺氧所造成的临床综合征。其发生机制主要是由于心肌缺氧造成代谢产物堆积,刺激心脏交感神经末梢,在相应的脊神经分布区域产生不适感。表现为心前区疼痛、憋闷或紧缩感,向左肩背部放射。

2. 心肌梗死 由于冠状动脉病变引起供血区域缺血而导致较大范围的心肌坏死。

3. 慢性缺血性心脏病　由于心肌缺血逐渐发展至心力衰竭的心脏病。多数患者曾发生过心肌梗死或接受过主动脉冠状动脉搭桥术,心肌代偿能力减弱或消失。

4. 心脏性猝死　由于心脏原因而引起的突发性死亡。多见于30～50岁成年人,少数患者曾有过心脏病临床症状,可在某种诱因(如吸烟、饮酒、劳累、运动等)作用下发作,也可在夜间睡眠中发作。猝死的机制是冠状动脉粥样硬化、痉挛引发致死性心律失常。

【声像图表现】

(1) 冠状动脉管壁增厚,斑块形成,管腔狭窄或闭塞。

(2) 心室壁回声减低,运动异常,表现为运动减弱、反常、丧失或增强。陈旧性心肌梗死时,心肌回声增强。

(3) 频谱多普勒:心脏收缩、舒张功能减低。

【超声诊断评价】

超声心动图检查能清晰显示冠状动脉结构及病变,明确冠心病诊断。但超声检查仅对近端冠状动脉检测具有临床意义,但不能显示远端冠状动脉的病变。当超声显示近端冠状动脉无病变时,不能完全排除冠心病的可能。

一、心肌梗死

【病因病理】

心肌梗死是由于冠状动脉发生病变,血供急剧减少或中断,导致的供血区域较大范围的心肌坏死。可分为区域性心肌梗死和心内膜下心肌梗死。

【临床表现】

(1) 临床上表现为突发持续性剧烈的胸痛。

(2) 典型心电图改变:ST段弓背样抬高。

(3) 心肌酶谱变化:肌酸磷酸激酶(CPK)及乳酸脱氢酶(LDH)血浓度升高。

【声像图表现】

1. 二维及M型超声表现

(1) 室壁运动异常:一般用M型超声测量的室壁运动幅度来表示室壁运动情况。正常室间隔运动幅度为5～8 mm,左心室后壁运动幅度为7～15 mm。超声诊断心肌梗死的主要依据是节段性室壁运动异常:①运动减弱;②运动丧失;③反常运动;④运动增强。

(2) 陈旧性心肌梗死时,梗死心肌局部回声增强。

(3) 左心室收缩、舒张功能均减低。左心室每搏量(SV)、心输出量(CO)、射血分数(EF)及左心室短轴缩短率(FS)减低;二尖瓣运动曲线E峰减低,A峰增高,E/A值减低。

2. 多普勒超声　收缩期血流峰值流速减低,可出现二尖瓣关闭不全频谱。

【并发症及超声表现】

1. 心脏破裂　心脏破裂是心肌梗死的致命性并发症,多发生于急性心肌梗死的前3天,常由于产生心包填塞而突然死亡。超声表现为心肌梗死部位连续性中断、心包积液。

2. 室壁瘤　分真性室壁瘤及假性室壁瘤。

(1) 真性室壁瘤:主要发生在左心室前壁、心尖区,坏死的心肌在心脏内压力的作用下向外膨出,呈半球形,膨出部分的心内膜连续,运动消失或反常运动(图13-7-1、图13-7-2)。彩色多普勒显示瘤体内可见红色血流信号充填。

(2) 假性动脉瘤:心室壁内膜、中膜破裂产生的血块被心脏脏层包裹形成狭窄的囊腔,与左心室腔相通。易自发性破裂引起猝死。二维超声表现为心内膜或中膜连续性中断。彩色多普勒可见左心室内血流信号流入假性室壁瘤内。

3. 室间隔穿孔　靠近心尖的肌部室间隔连续中断或出现隧道样的缺损,附近心肌运动异常。多普勒可见左向右分流的高速血流信号和频谱。

4. 乳头肌断裂　心肌梗死后产生二尖瓣关闭不全,确定其产生原因对治疗至关重要。产生的主要原

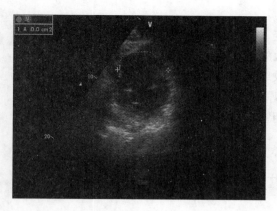

图13-7-1 胸骨旁左心室短轴切面左心室室壁瘤

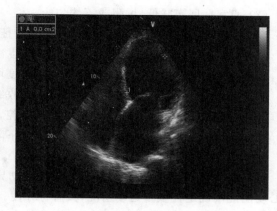

图13-7-2 心尖四腔心切面左心室室壁瘤

因有左心室和二尖瓣环扩张、乳头肌功能不全及乳头肌断裂。二维超声图像可清晰显示二尖瓣的结构。乳头肌功能不全表现为乳头肌回声增强、不均,二尖瓣前后叶脱垂、闭合错位。多普勒可观察到二尖瓣口反流血流信号及频谱。一般无须外科处理。乳头肌断裂表现为受累的二尖瓣部分或整个瓣叶运动幅度增大,收缩期突入左心房,可产生连枷样运动。乳头肌断端有时可见。

5. 左心室附壁血栓形成 急性心肌梗死后6～10天,部分患者可发生附壁血栓。附壁血栓最多见于室壁瘤内,表现为不规则形的团块状回声,凸向左心室腔,与附着处的心内膜界限清楚。

【鉴别诊断】

1. 主动脉夹层动脉瘤破裂 超声表现为无室壁节段性运动异常,升主动脉明显扩张,主动脉内壁可见撕脱的内膜回声,主动脉呈真假两腔。

2. 急性心包炎 急性心肌梗死亦可出现反应性心包积液,心室壁节段性运动异常是急性心包炎与心肌梗死超声最主要的鉴别点。

3. 肺动脉栓塞 右心增大,室间隔向左心室侧膨出,肺动脉明显增宽,肺动脉高压,可探及三尖瓣反流。

【超声诊断评价】

超声诊断急性心肌梗死及其并发症敏感、准确,急性期患者可在CCU或ICU行床旁超声检查,也可进行动态监测,为临床的治疗决策及预后评估提供重要信息。

二、缺血性心肌病

【病因病理】

缺血性心肌病病因主要有冠状动脉粥样硬化、血栓形成、血管炎等。主要病理变化是由于冠状动脉狭窄或闭塞性病变引起心肌缺血,心肌细胞肥大,纤维化,从而导致心肌代偿能力缺乏,发生心力衰竭。表现为心脏增大、重量增加、左心室增大、心内膜下心肌细胞弥漫性空泡化。

【临床表现】

根据患者不同的临床表现,可将缺血性心肌病划分为两大类,即充血型缺血性心肌病及限制型缺血性心肌病。

1. 充血型缺血性心肌病

(1) 心绞痛:常见的临床症状之一。表现为心前区疼痛,可伴有胸闷、乏力、眩晕或呼吸困难。

(2) 心力衰竭:表现为端坐呼吸和夜间阵发性呼吸困难,伴有疲乏、虚弱症状,还可有食欲缺乏、周围性水肿和右上腹闷胀感等。

(3) 心律失常:主要是室性期前收缩、心房颤动和束支传导阻滞。

2. 限制型缺血性心肌病 大多数患者临床表现类似于扩张型心肌病,少数患者临床表现却以左心室舒张功能异常为主。常表现为劳力性呼吸困难和(或)心绞痛,反复发生肺水肿。

【声像图表现】

(1) 心脏增大,左心室增大显著。

（2）心室壁回声减低、增强或不均匀。

（3）心室壁节段性运动异常：心肌缺血的特征性改变。

① 运动减弱：收缩期心内膜向心腔运动幅度减小，收缩期增厚率下降。

② 运动增强：收缩期心内膜向心腔运动幅度增强，收缩期增厚率增加。

③ 运动消失：收缩期心内膜向心腔运动及收缩期增厚率消失。

④ 反常运动：心室收缩时室壁运动背离心腔，收缩期室壁变薄。

（4）心功能衰竭：左心室收缩、舒张功能均下降。

【超声诊断评价】

冠心病导致心肌缺血时，心室壁节段性运动异常先于心动能、血流动力学和心电信号改变出现。超声心动图能准确定性室壁运动情况，具有特异性。

复习题

1. 冠状动脉的分支有哪些？
2. 冠状动脉各分支供血区域是什么？
3. 冠心病病因及主要病理变化是什么？
4. 如何确诊冠心病？
5. 超声如何诊断心肌梗死？
6. 心肌梗死的并发症有哪些？
7. 心肌缺血的特异性指标是什么？

第八节 心脏肿瘤

心脏肿瘤多种多样，原发性肿瘤较少见，并且大多数为良性。心脏转移性肿瘤比原发性多见，为原发性的 20～40 倍。

【分类】

心脏肿瘤一般根据肿瘤侵袭部位或病理来源来进行分类。

1. 按部位分类　可分为心腔肿瘤、心肌肿瘤、心包肿瘤。

2. 按病理分类　可分为良性肿瘤与恶性肿瘤。良性肿瘤包括黏液瘤、脂肪瘤、横纹肌瘤、纤维瘤、平滑肌瘤及心包囊肿等；恶性肿瘤包括血管肉瘤、恶性间皮瘤、淋巴肉瘤、黏液肉瘤及纤维肉瘤等。

【临床表现】

心脏肿瘤的症状及体征主要取决于肿瘤侵犯的部位及范围。良性肿瘤多无全身症状，常于健康体检或常规检查时意外发现，少数生长较快的肿瘤可能出现局部症状。恶性肿瘤一般生长较快，一旦出现症状，恶化较快。

1. 流出道或流入道梗阻

（1）左心房内的肿瘤，阻塞二尖瓣口或肺静脉入口，引起肺淤血水肿，出现呼吸困难、咯血，甚至晕厥或猝死。

（2）左心室肿瘤阻塞左心室流出道，可引起左心室肥厚，出现心底部喷射性杂音。

（3）发生于右心的肿瘤，阻塞或压迫三尖瓣口或上、下腔静脉心脏入口，引起颜面部水肿、颈静脉怒张、淤血性肝肿大、腹水及下肢水肿等。恶性肿瘤多发生于右心房。

2. 心力衰竭　肿瘤阻塞瓣膜口，影响瓣膜开闭，使心脏容量负荷发生改变；或肿瘤侵犯心肌，使心肌收缩功能下降均可导致心力衰竭。

3. 心律失常　肿瘤阻塞房室瓣，易发生房颤；肿瘤侵犯心肌可产生期前收缩、心动过速；肿瘤累及传导系统可造成传导阻滞。心律失常常反复发生且难于控制。

4. 心包积液或填塞 肿瘤侵犯心包,产生心包积液,限制心脏舒张,引起胸闷、憋气,甚至出现心包填塞,表现为呼吸困难、水肿、奇脉等症状。

【超声诊断技术】

超声心动图是国内外公认的最佳检查方法,具有无创、安全、可重复及诊断正确率高的优势。

1. 二维超声心动图功能

(1)明确肿瘤部位。

(2)确定肿瘤数目、形态和轮廓。

(3)测量瘤体大小。

(4)区别局限性或弥漫性肿瘤。

(5)显示肿瘤内部结构及回声特点。

(6)显示瘤体运动过程中的形态变化。

(7)显示继发性表现,如心脏大小、形态变化,瓣膜功能异常,心包积液等。

2. M型超声心动图功能

(1)明确肿瘤运动与心动周期的关系。

(2)判定心肌受累程度及心功能变化。

3. 多普勒超声心动图功能 检查瓣膜功能,确定瓣口阻塞程度及反流情况;显示瘤体内血管分布及血流丰富程度。

一、心脏黏液瘤

心脏黏液瘤是最常见的心内原发性良性肿瘤,占心脏原发性良性肿瘤的50%~70%。

【病因病理】

黏液瘤多见于30~50岁,常为单发,好发于左心房。瘤体大小不一,呈浅黄色、半透明胶冻状,易破裂脱落。黏液瘤多有蒂,附着于房间隔卵圆窝附近,长短不一,蒂的长短与肿瘤的活动度有关。切面呈灰黄色、胶冻状,常见新旧出血、囊性变或有钙化。光镜下肿瘤细胞呈圆形、多角形或星形,瘤细胞周围充满大量HE染色呈伊红或淡蓝色的黏液样基质,基质内可见不等量的网状纤维。

【临床表现】

瘤体随心脏收缩舒张而呈往复运动,舒张期瘤体常引起二尖瓣口血流动力学改变,形成类似二尖瓣狭窄的临床表现,如呼吸困难、咳嗽、咯血、声音嘶哑、颈静脉怒张等。

【超声表现】

1. 部位 左心房黏液瘤多附着于房间隔卵圆窝附近,蒂长短不一;右心房黏液瘤多附着于房间隔;左心室、右心室黏液瘤多附着于流出道壁上。

2. 形态及大小 瘤体多为圆形或椭圆形高回声团块,直径1~10 cm不等,边界清晰,边缘规整。

3. 活动情况 黏液瘤在心动周期中随舒张、收缩在心房内往复运动,瘤体较大时可脱入心室内,造成房室瓣口阻塞。

【鉴别诊断】

心脏黏液瘤需要和心内血栓进行鉴别,主要是左心房黏液瘤和左心房血栓需要鉴别。血栓多继发于二尖瓣狭窄、房颤、心肌梗死、室壁瘤等情况,常附着于房室壁上,无蒂,活动度小。

二、心脏恶性肿瘤

心脏恶性肿瘤极少见,超声检查技术报道极少。

三、心脏转移性肿瘤

各脏器组织的恶性肿瘤除中枢神经系统的原发性肿瘤外,都有可能转移到心脏。心脏内的转移性肿瘤一般为多发性、小的实性结节,极少发生坏死。恶性肿瘤转移到心脏主要是通过血行及逆行淋巴管栓塞,亦可直接蔓延。如各种肉瘤、恶性淋巴瘤及黑色素瘤常弥漫地浸润心外膜,在心壁内形成多发性结节。

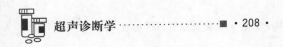

四、心内血栓

在活体的心腔或血管内由于血液中某些成分的析出、黏集和血液凝固,形成固体质块的过程,称为血栓形成,形成的固体质块称为血栓。

【病因病理】

心内血栓常见于风湿性心内膜炎、感染性心内膜炎、房颤及心肌梗死,是心内膜损伤、血流状态改变(缓慢、停滞或不规则、形成漩涡)及血液凝固性增高等因素共同作用的结果。血栓的形态取决于血流的状态和血栓好发的部位。心腔的血栓常发生于心内膜损伤的部位。心腔血栓常见于左心房内,其次为左心室。瓣膜血栓常见于二尖瓣,其次为主动脉瓣。左心房血栓常位于后壁、侧壁及左心耳内。左心室血栓常位于心尖部,呈红白相间的波纹状,质实干燥。光镜下见血小板小梁呈层状排列,其表面黏附大量白细胞,小梁间为纤维蛋白,网罗大量红细胞和少量白细胞。

【临床表现】

心内血栓未脱落时,常无明显临床表现。整体或部分脱落时,成为栓子,随血液流动运行,可引起脑梗死、肺栓塞等。心瓣膜上的血栓可机化,引起瓣膜增厚、变硬及瓣叶间粘连,造成瓣膜口的狭窄或关闭不全,形成瓣膜病。

【超声检查】

1. 检查方法

(1) 经胸超声心动图:采用左心室长轴观、心尖四腔心观及大动脉短轴观。

(2) 经食管超声心动图。

2. 声像图表现

(1) 心腔血栓:房室腔内出现形态不规则、边缘不规整的团块与房室壁紧密相连,基底部较宽。血栓无蒂,一般无活动性,极少数游离状的血栓可随血流运动呈漂浮状。血栓多数呈强弱不均回声,新鲜血栓回声弱,有钙化时呈强回声(图13-8-1)。

(2) 瓣膜血栓:心瓣膜上可见疣状或息肉状赘生物,可单发或多发,多数呈强弱不均回声,新鲜血栓回声弱,有钙化时呈强回声。

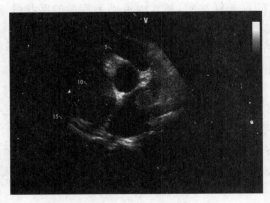

图13-8-1 心腔血栓(左心耳内)

【鉴别诊断】

心内血栓主要需与心脏黏液瘤进行鉴别。心脏黏液瘤有蒂,可活动,常与附着部位心内膜界限清楚。

复习题

1. 心脏肿瘤怎么分类?
2. 心脏黏液瘤的超声表现是什么?
3. 心内血栓形成的条件有哪些?
4. 心内血栓的好发部位有哪些?
5. 心内血栓超声表现特点是什么?

第九节 外周血管超声检查

外周血管是指除心血管和脑血管以外的躯体血管,一般指颈部血管及四肢血管,距体表较浅,易于触及。其常见疾病有颈动脉粥样硬化症、静脉血栓等。超声检查能清晰显示血管解剖结构,评价血流状态及准确测量血流参数,再加之操作简便,易于重复,费用低廉,已成为临床首选影像学检查方法。

一、颈部血管超声检查

【颈部动脉解剖】

颈动脉发自主动脉弓。主动脉弓从右至左依次发出无名动脉、左颈总动脉及左锁骨下动脉三支血管。无名动脉向上很快发出右颈总动脉及右锁骨下动脉两支血管。颈总动脉在甲状软骨上缘水平分为颈内动脉及颈外动脉。分叉处稍膨大,又称颈总动脉球部。颈外动脉最初走行于颈内动脉内侧,后逐渐绕至外侧,颅外段有许多分支,主要供应颜面部血流。颈内动脉上升达颅底,在颅外段无分支。

椎动脉为锁骨下动脉最大的分支。起自锁骨下动脉第一段,在前斜肌和颈长肌之间上行,后穿过第6至第1颈椎横突孔,最后经枕骨大孔进入颅腔,在脑桥下端由左右两支汇合成基底动脉。

【颈部动脉超声检查方法】

1. 超声检查方法

1)颈动脉检查方法

(1)仪器:彩色多普勒超声诊断仪,7~10 MHz线阵探头,如遇肥胖、短颈患者,检查颈内动脉也可选用凸阵探头,有助于探头与皮肤的接触。

(2)患者体位:患者取仰卧位,颈后垫枕,头后仰,充分暴露颈前部,头可转向检查侧的对侧。

(3)扫查方法:

① 将探头置于颈根部向上扫查至颈部最高点,依次检查颈总动脉、颈内动脉及颈外动脉,观察颈动脉走行、弯曲程度。

② 二维超声:在横切面上测量管腔内径,观察动脉壁结构变化,是否有斑块形成、管腔狭窄或闭塞等异常;如有斑块,应观察斑块部位、性质及表面情况,测量斑块大小;如有狭窄,应测量计算狭窄率(内径狭窄率和面积狭窄率)。测量内膜中膜厚度(IMT)。

③ 彩色多普勒血流成像(CDFI):彩色取样框包括所要检查动脉,聚焦调至取样深度,调节彩色增益至血管内彩色血流充盈饱满、颜色鲜亮、无外溢,观察血流方向及性质。

④ 频谱多普勒:取样容积置于所要检查血管管腔中部,宽度小于2/3管径,超声束与血流方向夹角不超过60°(角度越小测量的血流参数越接近实际),选取清晰血流频谱曲线,测量收缩期峰值流速(PSV)、舒张末期流速(EDV),计算阻力指数(RI)及搏动指数(PI)。

2)椎动脉检查方法

(1)仪器、体位:同颈动脉检查。

(2)具体检查方法:扫查时,先显示颈内动脉纵切面图像,然后平行向外移动探头,当显示颈椎横突图像时,在横突之间寻找血管结构,用频谱多普勒确定椎动脉。

(3)检查注意事项:

① 连续扫查,声束要与所检查血管壁垂直。

② 必要时可放大观测区图像。

③ 根据扫查目标深度变化调节聚焦区域。

2. 正常颈动脉声像图及超声测量方法、参考值

1)一般声像图

(1)二维图像显示:颈总动脉分叉处稍膨大,随后分为颈内动脉、颈外动脉。颈内动脉位于颈外动脉后外方。颈外动脉有血管分支,颈内动脉颅外段无血管分支。就内径而言,颈总动脉>颈内动脉>颈外动脉。颈动脉壁厚1～2 mm,由内膜、中层及外膜三层结构组成,内膜呈光滑的线样弱回声带,中层为暗区带,外膜呈明亮的高回声带。管腔内为清晰的液性暗区。现在临床使用的超声仪器均具有高分辨率,血液成分也可分辨,常于管腔内见流动的点状回声或云雾状回声(图13-9-1、彩图52)。

(2)彩色多普勒表现:正常颈动脉血流为层流,流向颅内,并充盈整个管腔,在颈总动脉分叉处和颈内、颈外动脉起始部有时可见轻度紊乱的血流信号。管腔中部为明亮的高速血流,近管壁处为色彩暗淡的低速血流。

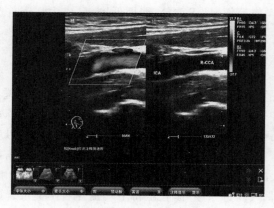

图 13-9-1　颈总动脉长轴切面

R-CCA,右侧颈总动脉;ICA,颈内动脉

(3)频谱多普勒表现:颈内动脉供应大脑血流,循环阻力小,血流频谱收缩期上升陡直,舒张期下降缓慢。颈外动脉供应颜面部血流,循环阻力大,血流频谱收缩期上升陡直,舒张期快速下降。颈总动脉具有上述两者的特征,循环阻力介于两者之间,频谱为收缩期有两个峰,第一峰大于次峰,双峰间有切迹,整个舒张期存在血流信号(图13-9-2、彩图53,图13-9-3、彩图54)。

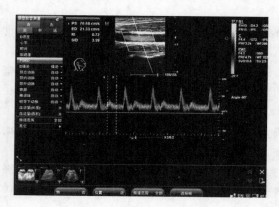

图 13-9-2　右侧颈总动脉血流频谱

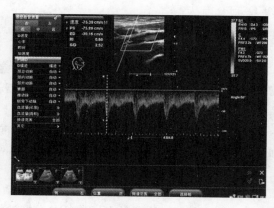

图 13-9-3　右侧颈内动脉血流频谱

2)超声测量方法及参考值

(1)动脉内径:收缩期在血管横切面上测量血管壁内膜表面的垂直距离。测量部位:颈总动脉中段;颈内动脉其上部上方2 cm处;颈外动脉起始部上方1 cm处。正常颈动脉内径随年龄增大而增加。

(2)内-中膜厚度:在颈总动脉纵切面上测量内膜表面至中层的垂直距离。测量部位:颈总动脉膨大前1.5 cm处后壁。正常颈总动脉内-中膜厚度<1 mm,分叉处<1.2 mm。

3)血流参数　将多普勒取样容积置于血管管腔中部,宽度小于2/3管径,超声束与血流方向夹角不超过60°(角度越小测量的血流参数越接近实际),选取清晰血流频谱曲线,测量收缩期峰值流速(PSV)、舒张末期流速(EDV),计算阻力指数(RI)及搏动指数(PI)。正常人血流速度随年龄增大而降低。颈总动脉血流阻力指数<0.72,颈内动脉血流阻力指数<0.70,颈外动脉血流阻力指数>0.75。

3. 正常椎动脉超声表现及测量方法、参考值

1）一般声像图 椎动脉内壁光滑,管腔内为无回声暗区。高分辨率彩色多普勒超声诊断仪可显示椎动脉壁三层结构,彩色血流信号充盈于管腔内。椎动脉血流频谱为低阻型,与颈内动脉类似,但峰值流速低于颈内动脉(图13-9-4、彩图55,图13-9-5、彩图56)。

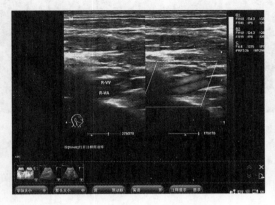

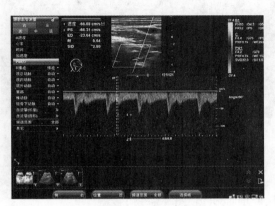

图 13-9-4 正常椎动脉声像图   图 13-9-5 正常椎动脉血流频谱

R-VV,右侧椎静脉;R-VA,右侧椎动脉

2）测量方法、参考值 椎动脉各项测量与颈动脉相同。参考值:血管内径>3 mm。血流参数:收缩期峰值流速>30 cm/s,血流阻力指数<0.70。

二、颈部血管疾病超声诊断

(一)颈动脉硬化性闭塞症

【病因病理】

颈动脉硬化性闭塞症好发于颈总动脉分叉处和主动脉弓的分支部位。病理变化主要是动脉内膜类脂质沉积,逐渐出现内膜增厚、钙化、血栓形成,导致管腔狭窄或闭塞。

【临床表现】

病变轻者常无临床症状,病变明显者可出现短暂性脑缺血发作。

【声像图表现】

1. 二维图像表现

(1)颈动脉壁:通常表现为管壁增厚,内膜毛糙。早期仅表现为中层增厚,脂质贴附在内膜上形成内膜局限性增厚。

(2)粥样硬化斑块形成:多发生在颈总动脉近分叉处,其次为颈内动脉起始段,颈外动脉起始段少见。斑块形态多不规则,回声多样:呈弱回声或等回声,为软斑;强回声后伴声影,为硬斑;内有出血者,表现为不规则的低回声区。溃疡形成时,斑块表面出现"火山口"样局限性龛影(图13-9-6、图13-9-7)。

(3)血栓形成:随着血栓发生时间的延长,急性期难以发现的血栓低回声逐渐增强。

2. 彩色多普勒表现 轻度狭窄者可无明显湍流,中度或重度狭窄者表现为血流束变细,狭窄处及狭窄后表现为五彩镶嵌血流信号。完全闭塞者则闭塞段管腔内无血流信号。

3. 频谱多普勒表现 轻度狭窄者,流速无明显变化或略加快;中度以上狭窄者表现为频谱充填,收缩期峰值和舒张末期流速加快。狭窄远端的峰值流速减低,加速时间延长。严重狭窄时远端血流阻力增大,闭塞段管腔内检测不到血流频谱。当颈内动脉闭塞或严重狭窄时,同侧颈总动脉频谱呈高阻型,舒张期仅有少量血流信号,对侧颈动脉血流速度会代偿性升高。

4. 狭窄程度的判定

(1)内径狭窄:目前国际通用评价颈动脉狭窄程度的方法,是根据血管造影图像分为4级:①轻度狭窄:动脉内径缩小<30%。②中度狭窄:动脉内经缩小30%~69%。③重度狭窄:动脉内经缩小70%~99%。④(闭塞)狭窄度>99%。

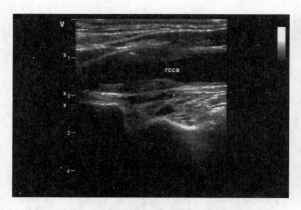

图 13-9-6　动脉粥样硬化斑块形成(一)

rcca,右侧颈总动脉

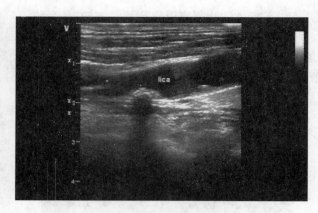

图 13-9-7　动脉粥样硬化斑块形成(二)

lica,左侧颈内动脉

(2)面积狭窄:(An-As/An)×100%,An 表示血管正常管腔横断面面积,As 表示血管狭窄处残留管腔横断面面积。(图 13-9-8、彩图 57)。

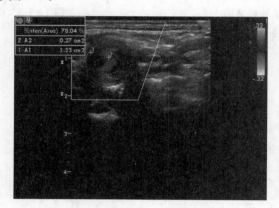

图 13-9-8　颈总动脉短轴切面显示狭窄

(3)血流动力学变化:见表 13-9-1。

表 13-9-1　血流动力学变化

狭窄程度	PSV	EDV	CDFI	PW
轻度狭窄	<125 cm/s	—	无湍流	频带增宽
中度狭窄	125～230 cm/s	40～100 cm/s	信号变窄,湍流	—
重度狭窄 (残余管腔极小)	>230 cm/s	>100 cm/s	窄细血流通过	远端流速明显减低
完全闭塞	管腔被斑块或血栓完全充填,CDFI 无血流信号,PW 录不到血流频谱			

注:PSV,狭窄处收缩期峰值流速;EDV,舒张末期峰值流速。

【鉴别诊断】

颈动脉硬化性闭塞症主要与多发性大动脉炎鉴别;多发性大动脉炎正常管壁结构消失,外膜与周围组织界限不清。

【超声诊断评价】

超声检查能清晰显示颈动脉管壁结构,检出动脉硬化斑块及血栓,并能准确判定颈动脉狭窄的程度及范围,为临床预防及治疗提供客观依据,已经成为首选检查方法。

(二)多发性大动脉炎

【病因病理】

多发性大动脉炎是一种慢性非特异性炎症,主要累及主动脉及其分支,主要表现为管腔节段性狭窄,并可继发血栓形成。早期为动脉外膜或周围炎症,逐渐侵及血管中层及内膜,最后全层血管壁纤维化。

【临床表现】

早期表现可有乏力、消瘦、低热、食欲不振、关节肌肉酸痛、多汗等。后期可引起病变动脉供血不足。

【声像图表现】

(1)病变动脉管壁正常结构消失,管壁增厚,与周围组织界限不清,管壁呈中低回声。管腔内可有血栓。

(2)病变动脉壁一般无钙化。

(3)病变动脉狭窄,甚至闭塞。偶见扩张。

【鉴别诊断】

多发性大动脉炎主要与动脉粥样硬化性闭塞症鉴别:动脉粥样硬化性闭塞症血管壁外膜及中层结构正常,与周围组织界限清晰。

三、四肢血管超声检查

(一)四肢血管解剖

1. 四肢动脉

(1)上肢动脉:上肢动脉的主干是锁骨下动脉;左侧锁骨下动脉发自主动脉弓,右侧发自无名动脉。锁骨下动脉从胸锁关节后方斜向外至第一肋骨外缘延续为腋动脉,腋动脉向下移行为肱动脉,肱动脉下移平桡骨颈处分为桡动脉和尺动脉。

(2)下肢动脉:延续与髂外动脉,髂外动脉沿腰大肌内侧缘下降,至股前部移行为股动脉,向下至腘窝移行为腘动脉,腘动脉向下发出胫前动脉和胫后动脉,胫前动脉下移至踝关节前方移行为足背动脉,胫后动脉下移至足底,分为足底内、外侧动脉。

2. 四肢静脉

(1)上肢静脉:①上肢浅静脉:头静脉沿肱二头肌外侧上行,在肘窝处通过肘正中静脉与贵要静脉交通。贵要静脉起于手背尺侧,最终上行注入肱静脉。②上肢深静脉:从手掌到腋窝常为两条深静脉,与同名动脉伴行,在前臂近端汇入肱静脉,肱静脉向上汇入腋静脉,腋静脉移行为锁骨下静脉。

(2)下肢静脉:①下肢浅静脉:主要为大隐静脉和小隐静脉。大隐静脉是全身最长的静脉。在足内缘起自足背静脉弓,经内踝前方沿小腿和大腿内侧面上行,至腹股沟韧带下方汇入股静脉。小隐静脉在足外侧缘起自足背静脉弓。经外踝后方沿小腿背侧中线上行,注入腘静脉。②下肢深静脉:足和小腿的深静脉与同名动脉伴行,均为两条。胫前静脉和胫后静脉在腘肌下缘汇合成腘静脉。腘静脉向上移行为股静脉。

(二)超声检查方法

1. 仪器 彩色多普勒超声诊断仪,选用频率7.5~10.0 MHz线阵探头。

2. 体位

(1)上肢血管:患者取仰卧位,肩部衣物应宽松不紧绷,上肢自然外展、暴露。

(2)下肢血管:患者取仰卧位,下肢外展暴露,膝关节微屈。检查下肢静脉必要时可取站立位。

3. 扫查方法 探头表面涂耦合剂,上肢自锁骨上窝开始向下连续纵向、横向扫查,下肢自腹股沟区向下连续纵向、横向扫查。观察血管结构、内部回声,测量血管内经、动脉内膜厚度、血流参数。

(三)正常声像图表现

1. 二维声像图表现

(1)四肢动脉:血管结构清晰显示,管壁"两明一暗"三层结构清晰,内膜、外膜呈强带状回声,中层呈暗淡回声。管壁弹性好,探头加压不易压瘪,管腔内呈清晰液性暗区。

(2)四肢静脉:血管结构清晰显示,内径大于伴行动脉内经,管壁薄,弹性较差,探头加压易压瘪。内膜平整。管腔内呈清晰液性暗区,可见静脉瓣回声,静脉瓣多为双瓣,基底附着于静脉壁。

2. 彩色多普勒表现

（1）四肢动脉：离心性血流，管腔内彩色血流充盈饱满。

（2）四肢静脉：回心性血流，呈持续性并且充盈整个管腔（图13-9-9、彩图58）。

3. 频谱多普勒表现

（1）四肢动脉：频谱呈三相波形，表现为收缩期高速向前血流、舒张早期反向血流和舒张中晚期低速向前血流。

（2）四肢静脉：持续的低速血流，乏氏动作是血流中断，快速挤压小腿肌肉时近端血流速度瞬时增快（图13-9-10、彩图59）。

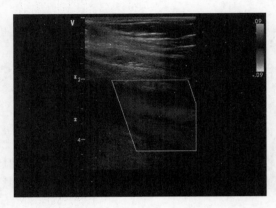

图 13-9-9　股动脉彩色多普勒

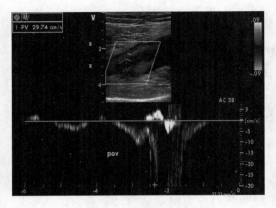

图 13-9-10　腘静脉血流频谱

快速挤压小腿肌肉，血流速度瞬时加快

（四）下肢深静脉血栓

【病因病理】

下肢深静脉血栓是指深静脉内不正常的血液凝结，多见于产后、术后长期卧床及肢体挤压伤等情况。

【临床表现】

患肢肿胀、疼痛等。如果血栓脱落，可引起肺栓塞。

【声像图表现】

1. 二维声像图表现　管径增大，管腔内液性暗区不清晰，可见不规则暗淡回声，探头加压管腔不易压瘪。随时间推移，血栓回声逐渐增强。有机化时甚至可和静脉壁混为一体。

2. 彩色多普勒表现　不完全阻塞时，管腔内彩色血流变细，红蓝不一；完全阻塞时，阻塞段及近端管腔内无血流信号。

3. 频谱多普勒表现　血栓栓塞范围小时，狭窄段血流呈连续性高速充填频谱；血栓栓塞范围大时，狭窄段血流呈连续性高速充填频谱。

【鉴别诊断】

主要与静脉受压引起的狭窄鉴别。仔细观察狭窄处的静脉及周围结构。

【超声诊断评价】

超声检查能清晰显示下肢深静脉解剖结构，评价其功能，观察血栓形成的程度、范围及进行疗效观察、评估，已成为临床首选检查方法。

复习题

1. 颈动脉的解剖结构有哪些特点？

2. 颈动脉检查的技巧有哪些？

3. 颈动脉硬化性闭塞症超声表现是什么？

4. 如何诊断下肢深静脉血栓？

第十四章　浅表器官超声检查

学习目标

掌握：正常眼球、乳腺、甲状腺、淋巴结超声检查方法及正常声像图；甲状腺、乳腺及淋巴结的常见病、多发病的基本超声声像图改变。

熟悉：眼球的常见病、多发病的基本超声声像图改变。

了解：超声在浅表器官及包块的应用新进展、新技术。在以后的学习和工作中更加合理地使用，充分发挥好超声的诊断及治疗价值。

超声因其操作方便、价廉、可重复性强、无放射损害等因素，已经广泛应用于浅表器官检查，尤其是近年超声探头不断改进以及其他软件的更新，其完全可用于几乎全身所有浅表器官及浅表包块的检查和诊断，其中应用最多、最广泛的是眼球、乳腺、甲状腺、阴囊、睾丸、淋巴结及浅表包块，这里主要介绍眼球、乳腺、甲状腺、淋巴结的超声检查。

第一节　眼球超声检查

眼球的超声检查由最初的 A 超、B 超，到彩色多普勒超声，发展至今已有 50 余年的历史。超声检查不仅可以清晰显示眼球内的各种病变，还可以对病变的血流特征进行观察分析，结合相应的病史、临床表现等对眼球的良、恶性病变做出初步诊断，为临床医师对患者做出合适的治疗提供客观依据。

一、眼球超声解剖

眼是人体的视觉器官，也是人体最浅层的小器官，由眼球、视路和眼球附属器构成（图 14-1-1）。眼球与视路共同完成视觉功能，眼球附属器能使眼球运动并对眼球起保护作用。

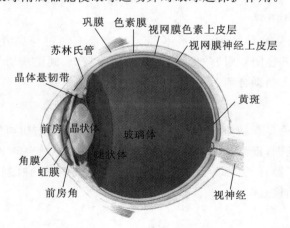

图 14-1-1　眼球解剖示意图

（一）眼球

眼球位于眼眶的前中央部，近似于球形，前部有眼睑保护，后部为眼眶骨性组织保护，并与视神经相连，眼眶脂肪垫衬周围。眼球分为眼球壁和眼内容物两部分。

1. 眼球壁 眼球壁包括外、中、内三层。外层为纤维膜，主要由胶原纤维组织构成，质地坚韧，起保护眼内组织和维持眼球形态的作用。前1/6为透明的角膜，后5/6为瓷白色的巩膜，两者移行区为角巩膜缘。中层为葡萄膜，因含有丰富的血管和色素，又称为色素膜。由前向后分别为虹膜、睫状体和脉络膜，具有营养、遮光和调节屈光的功能。虹膜位于角膜的后方，脉络膜位于巩膜和视网膜之间。内层为视网膜，是一层透明的薄膜，由色素上皮细胞、视锥细胞、视杆细胞、双极细胞和神经节细胞构成。视网膜前界为锯齿缘，后界为视乳头周围，外为脉络膜，内为玻璃体。后极部可见一直径约 1.5 mm、边界清晰的淡红色圆盘状结构，称为视乳头（视盘），为视网膜神经纤维汇集穿过巩膜筛板的部位。在视乳头颞侧 3 mm 处可见直径约 2 mm 的浅漏斗状小凹陷，称为黄斑，其中有一小凹为黄斑中心凹，为视网膜视觉最敏锐的部位。

2. 眼球内容物 眼球内容物包括房水、晶状体和玻璃体，均为无血管、无神经的透明体，具有屈光作用，与角膜共同构成屈光系统。房水位于角膜与晶状体之间。晶状体成双凸透镜形，位于虹膜之后，最厚处有 4～5 mm。玻璃体位于晶状体后、视网膜前，占球内容积的 4/5，其本身代谢能力低，无再生能力。

（二）视路

视路是指从视网膜光感受器至大脑枕叶视中枢的神经传导路径，包括视神经、视交叉、视束、外侧膝状体、视放射和枕叶视中枢。

（三）眼球附属器

眼球附属器包括眼睑、结膜、泪器、眼肌和眼眶，具有保护、运动和支持眼球的功能。

（四）眼部的血管解剖

1. 动脉系统 眼动脉是眼的主要血液供应，为颈内动脉的第 1 分支，眼动脉在视神经硬脑膜鞘内随视神经穿过视神经管进入眼眶后部，在眶外下方向前走行至视神经，在中部绕过视神经至鼻侧，分出视网膜中动脉和睫状动脉两个终端支。

2. 静脉系统 眼静脉分为眼上静脉和眼下静脉，为引流眼球及附属器血液的主要血管，由内眦静脉、鼻额静脉、眶上静脉汇合成眼上静脉主干向后走行，沿上直肌内侧缘向后走行至上直肌下方，进入肌锥内，再沿上直肌外侧缘至眶上裂入海绵窦。眼下静脉入海绵窦前发出分支进入眼上静脉，另一支汇入翼状丛。

二、眼球的超声检查方法

（一）患者准备及探测体位

患者无须特殊准备，一般采取仰卧位或坐位检查。检查前应通过与患者的密切交流消除其紧张、恐惧心理，配合医生的检查，让其轻闭双眼、减少瞬目，通过询问病史、阅读病历了解患者的基本病情。探头可使用薄膜手套包裹并使用无菌耦合剂。

（二）检查仪器

眼部超声检查可选用彩色多普勒超声。近年来，配有超高频探头的超声生物显微镜开始应用于眼部超声诊断，拓宽了超声应用范围，提高了眼部疾病诊断的准确性。二维超声检查一般使用高频线阵探头（7～10 MHz），仪器内置的小器官条件即可。由于眼球组织比较敏感，在眼科超声检查时应将仪器的输出功率调低，尽量缩短多普勒检查时间。

（三）检查方法

1. 常规检查法 超声检查多采用直接实时扫查法，原则为先检查正常眼，后检查患眼，动作轻柔，纵横扫查，左右对比。首先将探头左右滑动，进行纵切面连续扫查，在此基础上将探头转动 90°，进行上下滑动的横切面连续扫查。必要时侧动探头或倾斜探头,从多切面多角度探测,从而确保眼球能全面观察到,以更好地诊断眼部疾病。

2. 特殊检查方法

(1)磁性试验:用于急性眼外伤检查。当眼内异物显示后,用特制的电磁棒自远而近移向眼球的睫状体区,如超声显示异物摆动或消失,表示具有磁性,此种异物自睫状体扁平部切口可取出。

(2)眼球后运动试验:可以了解病变与眼球的关系。显示病变后,嘱患者转动眼球,而后停止转动。玻璃体积血、浑浊及大范围视网膜脱离等与眼球壁粘连不密切的病变,于眼球转动时异常回声突然抖动,眼球停止转动后异物仍振荡不止。

(3)加压试验:用于球后占位性病变。操作者手持探头,置于眼睑上轻轻向眼球加压,观察球后的占位有无变形,如变形多为囊性占位或海绵状血管瘤。

3. 多普勒血流成像 显示眼球及视神经后,在球后 15~25 mm 处,视神经的两侧可探查到类似"S"形的粗大血管即为眼动脉。在球后 5 mm 左右处,视神经的低回声区内可发现红蓝相间的血流,即视网膜中央动脉和视网膜中央静脉。在视神经的两侧可以探查单一颜色的条带状血流信号,为睫状后短动脉。

三、正常眼球声像图

(一)正常眼球声像图

1. 眼球的结构 超声检查显示眼球的最前方为角膜,呈带状回声,如果探头对角膜加压可见角膜形态发生改变,角膜顶点的回声局限扁平。前房为半球形无回声区。虹膜显示为对称的带状回声,中央区回声局限缺如为瞳孔区。晶状体的全部均可清晰显示,呈类椭圆形中强回声。晶状体后方为玻璃体,表现为无回声区,与眼球壁回声之间界限清晰。玻璃体周围是高回声的球壁,光滑自然(图 14-1-2)。

2. 眶内的血管彩色多普勒血流成像 显示视神经周围自后向前的眼动脉、睫状后动脉和视网膜中央动脉。这些动脉的脉冲多普勒频谱为三峰双切迹状,与心动周期一致。眼部的静脉表现与视网膜中央动脉相伴行,二者一般同时显示。

(二)眼球正常值

正常成人眼球轴长为 23~24 mm;角膜厚度为 0.5~1 mm;前房深度为 2~3 mm;晶状体厚度为 3.5~5 mm;玻璃体长度为 16~17 mm;球壁厚度为 2~2.2 mm。

四、眼部疾病

(一)视网膜脱离

【病因病理】

视网膜脱离简称网脱,多是由于外伤、炎症、肿瘤等引起视网膜的色素上皮细胞层与神经上皮层之间的分离。一般在临床上将视网膜脱离分为原发性视网膜脱离和继发性视网膜脱离。原发性视网膜脱离分部分性和完全性,多发生于老年人。

【临床表现】

原发性视网膜脱离患者一般会主诉眼前有黑影飘动,有的会有闪光感,然后出现眼前固定黑影,且黑影会逐渐扩大。继发性视网膜脱离是由各种原因引起,常合并其他玻璃体或脉络膜及晶状体疾病。继发性视网膜脱离的患者往往先有其他疾病的临床表现,一旦出现视网膜脱离时视力一般会明显受损。

【声像图表现】

视网膜脱离早期在眼球暗区内,脱离的视网膜在玻璃体内表现为与视盘回声相连的带状强回声。随着病情的发展,脱离范围扩大,形成完全性视网膜脱离,声像图上表现为眼球内类似"V"形的条带状回声,"V"形条带状回声的尖端与视盘回声相连,两端分别与周边球壁回声相连(图 14-1-3)。

脱离的视网膜回声表面光滑,与球壁回声弧度基本一致。一般情况下眼球后运动试验为弱阳性表现,视网膜的运动方向一般与球壁回声垂直,呈现以脱离的视网膜为中心的垂直轻微摆动。CDFI 可表现为脱离的视网膜上有点状或带状血流信号,并与视网膜中动脉的血流信号相延续,频谱多普勒显示与视

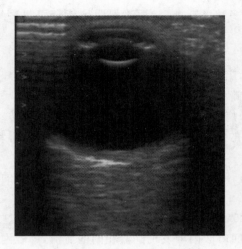

图 14-1-2　正常眼球声像图

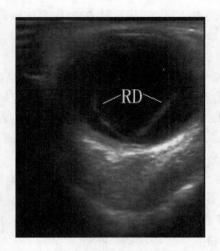

图 14-1-3　视网膜脱离声像图
RD,视网膜脱离

网膜中央动脉、静脉血流频谱相同。

【鉴别诊断】

与视网膜脱离鉴别的常见疾病有玻璃体内机化膜、玻璃体后脱离、脉络膜脱离等。鉴别要以病变的形态、回声强度、病变与眼球的固定关系、运动情况、后运动情况以及病变内部的血流情况进行鉴别(表 14-1-1)。

表 14-1-1　眼内膜状回声鉴别要点

病种	形状	固着点	运动	后运动	血流情况
视网膜脱离	带状,规则,光滑凹面,向前"V"形	一般与视盘相连,一端与周边球壁相连	+	-	与视网膜中央动脉、静脉相延续
脉络膜脱离	带状,规则,光滑,多个,凸面向玻璃体	一般在眼赤道部之前,不与视盘回声相连	+/-	-	血流信号丰富
玻璃体后脱离	连续带状,光滑弧形	不确定,可与眼球的任意部分相附着	+	+	病变上无血流信号
玻璃体积血	不规则,均匀点状	一般不与球壁回声相连	+	+	病变上无血流信号

【超声诊断评价】

超声能诊断有无视网膜脱离,判断脱离部位、程度、范围、性质,同时寻找病因,如在视网膜下有无肿瘤、囊虫等。

（二）脉络膜脱离

【病因病理】

脉络膜与巩膜之间的分离即脉络膜脱离,简称脉脱,多数由于眼内手术或眼外伤,使眼内压突然降低所致。脉络膜血管渗出增加,液体积聚于脉络膜与巩膜之间,引起脉络膜脱离。

【声像图表现】

典型的声像图为玻璃体前部半环形带状高回声,凸面向玻璃体,凹面向眼球壁,后端起自赤道部,前缘至睫状体前段,类冠状切面上可见多个弧形带状回声,因有多个点与眼球壁回声相连,形态类似花瓣状,即花瓣征阳性。横切面上脱离的脉络膜呈两条带状强回声,但可能不与球壁相连(图 14-1-4)。CDFI显示脱落的脉络膜上有较丰富的血流信号,血流频谱呈低速动

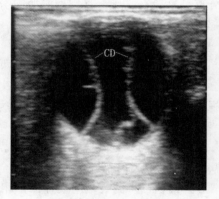

图 14-1-4　脉络膜脱离
玻璃体内类冠状切面上两条弧形带状回声,
提示脉络膜脱离;CD,脉络膜脱离

脉型血流频谱,与睫状体后短动脉的血流频谱特征相同。

【超声诊断评价】

脉络膜脱离由于一般继发于眼外伤或眼内手术之后,且患者一般没有显著的视力障碍,在诊断上存在一定困难。超声检查结合其特殊形态改变和血流特点一般可以得到准确诊断,对疾病的诊断和治疗有极大的帮助。

(三)玻璃体疾病

【病因病理】

玻璃体内98%为液体,超声下显示为无回声暗区。玻璃体内出现积血、浑浊、机化、玻璃体囊虫病时均可在超声下有特异表现。

玻璃体是胶状透明液体,当视网膜、脉络膜出现炎症、肿瘤,或糖尿病、肾病、高血压等引起血管病变,出现眼内出血积存在玻璃体内而形成玻璃体积血。少量积血易于吸收,可不影响视力;较多量积血可引起视力减退,甚至视力突然丧失;大量积血后期,可形成机化物,引起视网膜脱离或眼球萎缩。

【声像图表现】

玻璃体内有强回声,呈点状或斑块状(图14-1-5)。

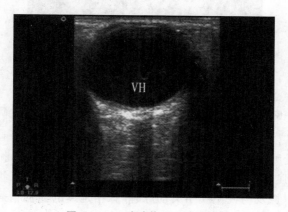

图14-1-5 玻璃体积血声像图
VH,玻璃体积血

依据出血量的多少和时间长短不同,其形态也不同。少量新鲜积血,可见玻璃体内有点状弱回声散在分布;大量新鲜积血,可见弥漫分布的点状强回声,当眼球转动,点状强回声可运动不止,眼球停止运动后,点状强回声仍在运动,称为后运动活跃。而陈旧性积血无此现象。CDFI显示玻璃体积血时病变内无血流信号。

【超声诊断评价】

超声对玻璃体积血的诊断与检眼镜的观察同样重要,除非临床医生能够明确只有玻璃体积血而无其他并发症的存在,否则一般均需行超声检查排除其他并发症。

2. 玻璃体机化 玻璃体内积血及炎性渗出物,可最后形成机化物,使玻璃体混浊形成玻璃体机化。由于机化物挛缩牵拉造成继发性视网膜脱离,会出现视力障碍。

【声像图表现】

玻璃体暗区内有各种形状的强回声,如点状、条索状、树枝状等。两端不与球壁相连。出现继发性视网膜脱离时的强回声特点是凸面指向机化处,呈顶篷状,眼球转动时该膜也随之活动。CDFI显示机化膜内无血流信号。

【鉴别诊断】

本病需与原发性视网膜脱离相鉴别。后者眼内暗区中强回声膜光滑整齐,凹面指向眼前方,可以用彩色多普勒测出血流信号,眼球转动时,膜的活动度大。而机化膜活动度小,无血流信号,形状也不规则。

（四）眼内肿瘤

1. 视网膜母细胞瘤

【病因病理】

视网膜母细胞瘤是儿童常见的眼内恶性肿瘤，多发生在5岁以内，恶性程度高，多数患儿发病后1～2年死亡，常与染色体显性遗传有关。

【声像图表现】

肿瘤形状多样，可为半球形、类圆形或不规则形，单发或多发，自眼球壁向玻璃体腔隆起，较大肿瘤可占据全玻璃体腔。病灶边界清楚但不整齐、不光滑（图14-1-6）。

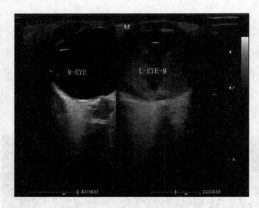

图 14-1-6 视网膜母细胞瘤声像图
右眼球正常，左眼球玻璃体内低回声肿物，术后证实为视网膜母细胞瘤；R-EYE，右眼球；L-EYE-M，左眼球包块

肿瘤内部回声不均匀，70％～80％的病变内可探及不规则形斑块状强回声，即钙斑。钙斑后可见声影。由于肿瘤源于视网膜，受肿瘤生长的影响极易导致视网膜脱离。如果肿瘤蔓延至眶内，可在眶内发现与球内病变相延续且回声强度一致的病变。如果肿瘤生长过程中破坏了视网膜上的血管，可以并发玻璃体积血。CDFI病变内可以探及与视网膜中央动脉、静脉相延续的血流信号，呈树枝状广泛分布在病变内，频谱特点是与视网膜中央动脉、静脉完全一致的动脉与静脉伴行的血流频谱。

【鉴别诊断】

本病主要应与早产儿视网膜病变、永存原始玻璃体增生症、眼内炎相鉴别（表14-1-2）。

表 14-1-2 白瞳症鉴别诊断表

病种	发病年龄	患侧	形状	内部回声	血流情况
视网膜母细胞瘤	婴幼儿期可有家族史	单侧或双侧	球形、不规则形，单个或多个病灶	强弱不等，典型病灶内可见钙斑	病变内呈树枝状分布，与视网膜中央动脉、静脉相延续
早产儿视网膜病变	婴幼儿期，双侧有早产、低体重及吸氧史	晶状体后团状回声并包绕其周围，向后与视盘相连		不均匀中高回声	病变内可见与视网膜中央动脉相延续的血流信号
永存原始玻璃体增生症	婴幼儿期	多为单侧	玻璃体内倒三角形或条带状强回声，底向前，尖向后	均匀，中强回声	病变内可见与视网膜中央动脉相延续的血流信号

【超声诊断评价】

视网膜母细胞瘤为婴幼儿的恶性肿瘤，直接威胁患儿的生命。由于很多疾病均可表现为白瞳，单纯依靠裂隙灯显微镜检查、眼底镜检查对视网膜母细胞瘤的诊断是远远不够的。超声诊断通过对视网膜母细胞瘤形态特征和血流改变的研究,可以准确诊断视网膜母细胞瘤。

2. 脉络膜黑色素瘤

【病因病理】

脉络膜黑色素瘤是由恶性黑色素性瘤细胞组成的肿瘤,其组织发生于脉络膜基质内的黑色素细胞。为常见眼内肿瘤,发病率仅次于视网膜母细胞瘤,多发生在中老年,恶性程度高,发展较快,好发于后部脉络膜。

【声像图表现】

肿瘤外形早期呈新月形、半圆形、光滑整齐,为锐利的强回声。随着肿瘤的长大可进一步呈蕈伞形、球形,如果是周边浸润型可见球壁增厚,高低不平。肿瘤的前部回声较强,后部衰减,接近眼球后壁时呈无回声,此现象称为"挖空现象"。肿瘤生长处,肿瘤的衰减与脉络膜连续在一起,声像图上表现为生长肿瘤处眼球壁向后凹陷。由于脉络膜黑色素瘤回声衰减

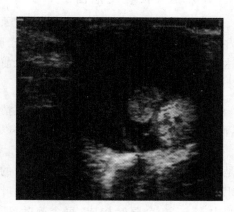

图 14-1-7　脉络膜黑色素瘤声像图

明显,较大的肿瘤后方常出现声影。当引起继发性视网膜脱离时,玻璃体无回声区内可见带状强回声。CDFI肿瘤内可见丰富的血流信号(图 14-1-7、彩图 60),呈高速低阻动脉型频谱。

【鉴别诊断】

(1)脉络膜血管瘤:脉络膜血管瘤多发生于成年人的眼球后极,检眼镜下呈橙红色扁平隆起。其内部回声均匀,为中等强度,无脉络膜凹陷和回声衰减等超声特点。

(2)脉络膜转移癌:脉络膜转移癌为视网膜下结节状扁平隆起,内部回声较均匀,肿物边界欠整齐是两者声像图的主要鉴别特点。

【超声诊断评价】

超声检查可以及时了解脉络膜黑色素瘤病变的性质、内部回声变化,准确测量病变的大小,观察病变内血流信号,为保存视力治疗提供帮助。

(五)眼内异物

【病因病理】

眼内异物为眼内的异常物体,分为金属和非金属(玻璃、木屑、塑料等)两种,金属类又分为磁性和非磁性(铜、铝等)两大类。其中金属异物最为常见,磁性异物占 78%～90%。异物应定位并设法取出,否则将引起白内障、虹膜睫状体炎等系列并发症。

【声像图表现】

超声检查对金属、非金属异物均能检查。眼内异物超声表现为眼内点状或斑块状强回声,异物后方可见"彗星尾"征,较大的非金属异物后可见声影。当异物进入眼内软组织时,急性炎症渗出、出血,在异物周围形成无回声晕环。由于异物引起眼内出血、白内障、视网膜脱离、眼内感染,则会出现相应声像图表现。

【超声诊断评价】

应用超声检查眼内异物,对确定异物在眼内的位置有很大帮助,此外还可以对异物伴随的情况进行诊断,如合并玻璃体积血、视网膜脱离、脉络膜脱离等,同时对术后疗效评价也有一定价值。

第二节　乳腺超声检查

乳腺是人体浅表器官之一,超声可清楚显示其解剖层次,分辨其病变部位、范围、大小、血流及其与周围正常组织的界限等信息,对乳腺病变做出准确的诊断,为临床的治疗提供可靠的依据,这里主要从以下

几方面对乳腺的超声检查做介绍。

一、乳腺超声解剖

(一)乳腺位置及范围

乳腺位于胸前壁的第 2～6 肋间乳房内,其宽度从胸骨旁线到腋前线,2/3 在胸大肌前,外侧为腋前线,内侧达胸骨缘。腺体组织大部分位于胸大肌肌膜上,小部分在前锯肌上。有些薄层的乳腺组织其上可达锁骨,内至胸骨中线,外侧达背阔肌前缘,外上可达腋下,伸进腋前皱襞,形成块状,似腋窝肿瘤。

(二)乳腺的构造

乳腺结构随着年龄、激素水平、生理情况变化而有所不同,在妊娠、哺乳期时乳腺小叶和导管高度增殖,而在绝经后腺体组织逐渐萎缩,代之以结缔组织。

乳腺正常结构(指成年未婚、未孕妇女的乳腺)的主要基础是乳腺腺体,由皮肤大汗腺衍生而来的多管泡状腺和脂肪组织构成。多管泡状腺由腺管、乳腺小叶及腺泡组成。成人乳腺由 15～20 个腺叶构成,每个腺叶又可分为若干小叶,每一腺叶发出一输乳管,末端开口于乳头。乳腺腺叶与输乳管都以乳头为中心,呈放射状排列,脂肪与结缔组织充填于乳腺腺叶、输乳管之间(图 14-2-1)。乳房由浅到深依次为:皮肤、皮下脂肪、乳腺腺体、乳腺腺体后组织,乳腺腺叶间结缔组织中有许多与皮肤垂直的纤维束,一端连于皮肤和浅筋膜层,一端连于浅筋膜深层,称乳腺悬韧带或 Cooper 韧带。

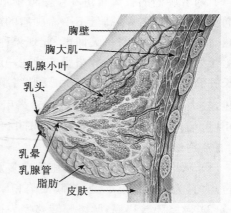

图 14-2-1　乳腺结构示意图

(三)乳腺血管

乳房血液供应主要来自胸外侧动脉及胸廓内动脉,约占乳房血液供应的 90%;第 3～7 肋间前动脉供应乳腺外下 1/4 的血液。

乳腺的静脉分浅、深两组,浅静脉紧贴皮肤位于浅筋膜下面,与淋巴管伴行。浅静脉分为横向走行和纵向走行两种,横向的静脉向胸骨旁回流,在中线两侧吻合;纵向的静脉向上走行,注入颈根部浅静脉,再回流至颈前静脉。深静脉与动脉伴行,深静脉分别回流至胸廓内静脉、腋静脉、奇静脉或半奇静脉,再流入脊椎静脉丛。

(四)乳腺淋巴引流

乳房内的淋巴回流向内侧汇集到胸廓内淋巴结,位于胸骨下;向上汇集到锁骨上、下的淋巴结群;向外侧汇集到腋窝淋巴结群及肩胛下群;向深部回流到胸肌群。

二、乳腺的超声检查

(一)患者准备及探测体位

患者无须特殊准备。一般取仰卧位,双手上举至头,充分暴露乳腺及腋窝等部位。如肿块位于乳腺的外侧象限时,可稍向健侧侧卧,而内侧象限病变的检查可偏向患侧。

(二)探测仪器

选用 7.5～12 MHz 的高频线阵探头,直接探查。若肿块位置较表浅(距皮肤<1 cm),近场伪像多,难以鉴别囊性或实性时,需提高探头频率或加用水囊。

超声仪器的调节也是检出乳腺肿块的重要前提。应根据病灶的位置调节图像深度,使病灶居于图像深度的 1/2 处。深度过深将致使图像过小,直接影响病灶细节显示。聚焦应位于病灶处。增益的调节可参照脂肪组织的回声,脂肪组织回声不可过低,否则容易漏诊低回声的乳腺病灶。即根据不同的患者、不同的病灶应采用不同深度、增益和聚焦,使图像效果达最佳。

（三）检查方法

由于乳腺腺体范围比较大，每位检查者应按固定的程序进行扫查以免遗漏。

超声标准切面及测量：经乳腺腺体最厚处的纵、横切面，通常于乳腺外上象限处取得；在此断面上测量乳腺最大前后径即厚度。乳头下方主导管长轴断面，测量乳头下方主导管宽度。

如果超声检查发现乳腺病灶，应对其位置、大小、内部回声、边界、形态、血流进行准确、标准的描述，描述内容包括：左侧/右侧、时钟方向、距乳头距离等。如左乳 9 点方向距乳头 2 cm 处探及大小约 2.0 cm×1.5 cm 的低回声包块，边界清，形态规则，边缘规整，内部可见短棒状彩色血流信号。

三、正常乳腺声像图

（一）二维超声

高分辨率超声能够清晰显示乳腺及其周围组织的解剖结构，如皮肤、皮下脂肪、乳腺腺体、乳腺腺体后脂肪及胸大肌等（图 14-2-2）。

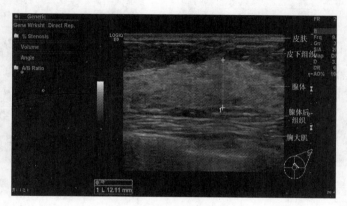

图 14-2-2 正常乳腺声像图

二维声像图显示乳头为均匀的中等回声，其后方常伴有声影，声影主要由乳头的结缔组织和乳晕下乳腺导管周围组织引起，声影会影响乳晕区的声像图质量，可将探头置于乳头旁，倾斜一定角度检查乳头后方。

（1）皮肤显示为界面反射形成的两条细线状强回声和夹在中间的真皮形成的中等回声带，正常厚度<2 mm。在创伤、炎症、肿瘤等疾病时，皮肤厚度、形态会发生改变。

（2）皮下脂肪：位于皮肤与乳腺腺体之间，脂肪小叶为低回声，有细线状强回声被膜。Cooper 韧带在皮下脂肪内显示清晰，表现为中等回声的条索状结构与皮肤相连。

（3）乳腺腺体：在皮下脂肪下方，回声比皮下脂肪强，声像图表现因其内分布的乳腺小叶和导管，以及脂肪、纤维组织的量不同而变化。乳腺小叶和导管呈低回声，乳腺导管从乳晕呈放射状进入乳腺腺体，宽度一般小于 3 mm，哺乳期增宽。脂肪、纤维组织回声高于腺体组织回声。

（4）乳腺腺体后脂肪通常比皮下脂肪薄，胸大肌紧邻其后方。部分腺体后脂肪突入乳腺腺体内，会造成类似肿块的假象，应仔细加以鉴别。

（二）多普勒超声

采用高频超声探头探测时，可显示正常乳腺的血管。乳腺血管的走行是从乳腺的深面向皮下组织的方向，在皮下脂肪内常可见乳腺血管与柯氏韧带的走行方向平行。在乳头附近的血流信号最丰富。

四、乳腺疾病

（一）乳腺增生症

【病因病理】

乳腺增生症是最常见的乳腺疾病，多见于 30～50 岁的妇女，也可见于 20 岁左右的女性。一般认为与内分泌功能紊乱相关,临床表现为乳房胀痛、酸痛,月经前症状最明显,经期症状缓解。在病理组织学上,乳腺增生症是一组以乳腺组织和间质不同程度增生为主要表现的病变,表现为乳腺小导管增生、扩张形成囊腔,导管及腺泡周围纤维组织增生及淋巴组织浸润。可分为单纯性增生症、乳腺囊性增生症和腺性小叶增生症。

【声像图表现】

1. 二维超声　乳腺单纯性增生症超声表现为乳腺和腺体间的纤维组织增厚、增粗、排列紊乱,轮廓不清,境界模糊(图 14-2-3)。

典型表现是乳腺组织可见管状暗条回声,末梢导管横切面可见呈小囊状扩张。若乳腺内散在分布多个囊性无回声,则称为乳腺囊性增生症(图 14-2-4),这些囊肿一般形态不规则,大小不等,后方回声增强,囊肿之间的乳腺组织回声可增强,形成"豹纹征"。若超声显示乳腺腺体增厚,回声强弱不一,呈单个或多个椭圆形或圆形,内部回声不均,有边界清晰或不清的低回声结节,则称为腺性小叶增生(图 14-2-5)。

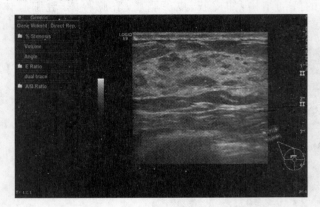

图 14-2-3　乳腺增生症声像图
腺体组织排列紊乱

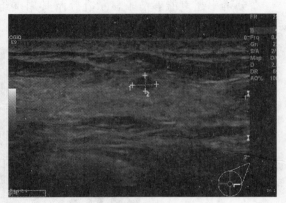

图 14-2-4　乳腺囊性增生症

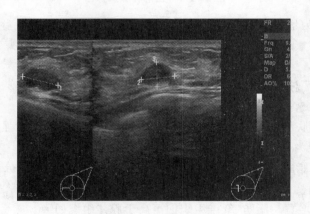

图 14-2-5　腺体小叶增生
腺体内可见单个低回声团块

2. 多普勒超声　乳腺彩色多普勒超声检查,乳腺增生症病变的血流信号无特异性,与正常组织相似。

【鉴别诊断】

乳腺腺瘤样增生表现为局灶性低回声,有时边界较为模糊,需与乳腺癌相鉴别,鉴别困难时可进行超声引导下穿刺活检或密切随访观察。

【超声诊断评价】

超声能够对有典型症状者,尤其是临床触诊发现的局部异常,如结节、界限不清的片状增厚区,进行有针对性的检查,有助于判断触诊异常区域的原因,以及是否在此基础上合并其他乳腺疾病。同时,对超声可见的病变可进行引导穿刺活检或定期随访。

（二）乳腺炎

【病因病理】

乳腺炎多发生于哺乳期妇女,尤其是初产妇,也可见于糖尿病患者。原因可能与婴儿吮吸的机械刺激或局部病变细菌侵入乳头进入乳腺导管所致;多为单侧,双侧少见。临床表现有不同程度发热,患处乳腺红肿、疼痛,乳腺肿块及患侧腋下淋巴结肿大。重者可出现血性分泌物,影响哺乳。

【声像图表现】

1. 二维超声

（1）乳腺炎初期,表现为受累局部出现界限不清的低至无回声,内部回声不均,病变与周围正常组织无明显分界。

（2）脓肿形成早期,液化不完全,肿块呈囊实性,壁厚,不规则,内部回声不均（图14-2-6）。实时超声检查时探头加压可见脓液流动。脓肿完全液化后,内部为无回声,边界相对清晰。

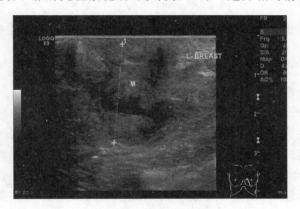

图 14-2-6 脓肿形成早期二维超声声像图
肿块呈囊实混合性,边界不清,形态不规则;M,包块;L-BREAST,左乳

（3）病变所在处的皮肤水肿增厚。

（4）在慢性乳腺炎中,病灶大小不一,多数病灶界限不清。当脓肿内液体吸收不全时,病灶可表现为回声不均的低无回声混合存在;病灶完全吸收后为瘢痕所替代,可形成边界不清的中低回声结构,后方回声衰减。

2. 多普勒超声 炎症期彩色多普勒超声可见脓肿周边有较丰富的血流信号,血流速度增快。

【鉴别诊断】

乳腺炎不同阶段声像图表现可与乳腺血肿、乳腺囊肿、乳腺癌类似。有时慢性乳腺炎的超声表现难以与乳腺癌鉴别,尤其当患者有炎症而临床症状不明显时更难以鉴别,往往须进行超声引导下穿刺活检以明确诊断。

【超声诊断评价】

多数情况下临床医师可根据患者病史、典型的临床症状,正确地诊断急性乳腺炎,无须行超声检查。但是,超声检查可判断是否有脓腔形成、脓腔的大小、是否为多发病灶、脓腔是否形成窦道等。

（三）乳腺纤维瘤

【病因病理】

乳腺纤维瘤系良性肿瘤,常见于青年女性,肿瘤生长受雌激素影响,单发多见,也可多发。通常表现为无痛、实性、边界清楚的实性结节,触之可移动。病理表现:肿瘤常有完整包膜,腺体成分较多者,质地软,呈浅红色;纤维成分较多者,质地硬。病程长者腺瘤可发生玻璃样变、黏液变性和钙化。

【声像图表现】

1. 二维超声 肿块形态表现为圆形或椭圆形,肿块较大时,常呈分叶形,边界清晰光滑,常可见其完整的包膜回声,边缘锐利,常伴有侧方回声失落,挤压探头,肿块可滑动。肿块内部以低回声多见,也可以是等回声或稍强回声,分布均匀或不均匀,有时可见囊性变或钙化（图14-2-7）。

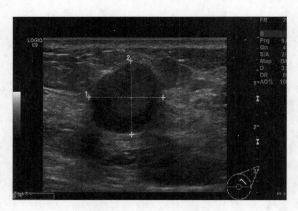

图 14-2-7 乳腺纤维瘤
边界清晰,可见包膜回声,边缘锐利

2. 多普勒超声 一般乳腺纤维瘤为无血流或少血流型,血流一般分布在肿块周围。脉冲多普勒可测及低速动脉血流。

【鉴别诊断】

多数乳腺纤维腺瘤有典型的超声表现,结合患者年龄,一般可明确诊断。但乳腺纤维腺瘤超声表现并非一成不变,通常因为各纤维腺瘤的组织构成不同而使声像图表现出现变化,尤其是出现变性和钙化的时候。乳腺纤维瘤需与乳腺内脂肪组织、乳腺癌鉴别。乳房内脂肪组织有时可以向乳腺层内部生长,某些切面显示为乳腺内的椭圆形低回声,其形态和内部回声与纤维瘤相似。对于前者只要转动探头,多切面扫查,就可以发现其形态不规则,并与乳腺内脂肪层相连,由此即可做出鉴别诊断。乳腺癌肿块多呈浸润性生长,形态不规则,无包膜,边缘呈毛刺状,肿块纵横径比值大于 1,必要时行超声造影或超声引导下穿刺活检。

【超声诊断评价】

超声检查是本病的首选检查方法。由于超声检查可准确地诊断本病,多数患者可避免其他影像学检查,同时超声能够对未行手术治疗的病变定期随访,判断结节是否变化。

(四) 乳腺癌

【病因病理】

乳腺癌是妇女最常见的恶性肿瘤之一,男性亦偶有发生。乳腺癌是起源于乳腺上皮的恶性肿瘤,最常见起源于末梢导管小叶单位的上皮细胞。多数就诊患者有临床症状,包括乳房肿块、乳头溢液、疼痛等。超声和 X 线摄影(钼靶)是两种最主要的影像学诊断方法,典型的乳腺癌声像图特征明显,诊断准确性很高。但是乳腺良、恶性肿瘤声像图表现有重叠,乳腺癌的诊断不能单凭其中任何一条指标,必须综合考虑。

【声像图表现】

1. 二维超声

(1) 肿块内部回声与乳腺腺体、脂肪组织相比,多呈明显的低回声,后方回声衰减。

(2) 肿块形态不规则,部分肿块呈小分叶状(图 15-2-8);部分导管内癌在超声声像图中显示为导管不规则扩张,管腔内见低回声,可伴有点状强回声钙化。

(3) 边界不清与毛刺状边缘:乳腺恶性肿瘤的边缘常呈毛刺状,或肿块周围形成厚薄不规则的强回声晕。周边毛刺征及强回声晕是乳腺癌向周围组织浸润生长的典型特征。

(4) 肿块纵横比值大于 1:指肿块生长不平行或垂直于乳腺腺体轴向,即前后径大于横径。该征象尤其常见于小乳腺癌。

(5) 簇状微钙化:乳腺癌肿块内部常伴有小钙化,是在组织坏死基础上产生的钙盐沉积。高频超声能够清晰显示低回声肿块中的微小钙化,多呈簇状分布、直径<0.5 mm 的点状强回声,其后方无声影。

(6) 间接征象:包括 Cooper 韧带连续性中断、皮肤水肿增厚和腋窝淋巴结肿大、形态失常等。

2. 彩色多普勒 大多数乳腺癌多表现为血流丰富,肿瘤越大,分化越差,血流越丰富;且肿瘤周边可见粗大的穿入型动脉血流,血流形态不规则,失去了正常的树枝状分支结构。

3. 频谱多普勒 乳腺癌多表现为高速高阻的频谱特点,RI 一般大于 0.7(图 14-2-9、彩图 61)。但是良、恶性病变在 PSV、RI、PI 等方面有一定程度的重叠,有时仅凭频谱多普勒结果难以鉴别良、恶性。

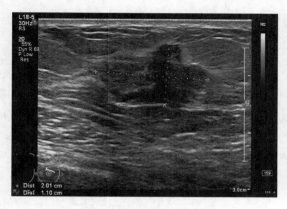

图 14-2-8 乳腺癌二维超声声像图

肿块回声不均匀,边界不清,呈分叶状

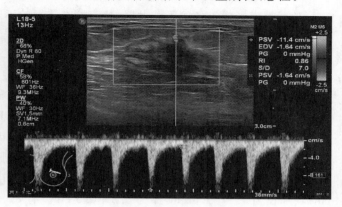

图 14-2-9 乳腺癌频谱多普勒声像图

血流呈穿入性;RI 为 0.86

【鉴别诊断】

乳腺癌的超声表现多样,声像图表现可与乳腺囊肿、乳腺纤维瘤等多种良性病变类似,因此乳腺癌与乳腺良性病变的鉴别诊断是乳腺超声中最重要的内容。乳腺良、恶性病变的主要鉴别点见表 14-2-1。

表 14-2-1 乳腺良、恶性病变的鉴别

	良性	恶性
形状	规则/圆形/椭圆形	不规则/锯齿状/蟹足状/多形性
纵横比	<1	>1
边界	光滑、整齐	不清、成角、小分叶、毛刺
内部回声	无回声或均质低回声	不均,呈实性衰减
后壁回声	整齐、增强、清晰	不整、不清晰、减弱或消失
肿物后回声	增强或正常	多衰减
侧方声影	明显	无
钙化形状	粗大钙化	微小钙化
皮肤或乳头	无明显变化	皮肤呈橘皮样改变,乳头凹陷
活动度	一般可活动	不可活动
淋巴结转移	无	可有同侧腋下或锁骨上淋巴结转移
超声多普勒	部分肿块内部无血流信号,部分可见血流信号,多呈点状或短棒状	少数肿块内血流信号不明显,多数可见血流信号,分布紊乱,以穿入性血流多见
脉冲多普勒	动脉频谱多为低阻力型,RI<0.7	动脉频谱多为高阻力型,RI>0.7

【超声诊断评价】

超声和 X 线钼靶摄影检查是目前两种最主要的乳腺影像学诊断方法。X 线钼靶摄影检查可检出部分以微小钙化为唯一表现的乳腺癌,临床应用广泛。随着高频超声的广泛应用,多数乳腺癌肿块可显示出典型的恶性超声声像图特征,诊断准确性很高。目前认为,X 线钼靶摄影检查在显示钙化方面优于超声检查,而超声检查则可更好地显示乳腺肿块,临床应用时常常将二者的结果结合起来综合考虑。

第三节　甲状腺超声检查

随着超声影像设备的不断发展,超声检查技术的不断改进,甲状腺的超声检查的优势越来越突显,在最近的国际国内甲状腺疾病的诊断指南中,超声已经成为首选推荐的检查手段之一。

一、甲状腺超声解剖

甲状腺是成年人体内最大的内分泌腺,分左、右两侧叶,中间由较窄的峡部相连接,呈"H"形或蝶形横跨于气管上段(图 14-3-1),随吞咽而上下移动。正常甲状腺质软,呈黄红色,表面有包膜,切面可见有分隔的胶状组织。甲状腺的形态和大小有较大的差异,成年人甲状腺重量为 15~30 g;侧叶长为 3~6 cm,宽为 2~3 cm,厚为 1~2 cm;峡部长为 1.2~1.5 cm,厚为 0.2~0.5 cm。有 30%~50%的人在峡部上缘有一尖端向上的锥状叶,是甲状腺常见的变异情况。

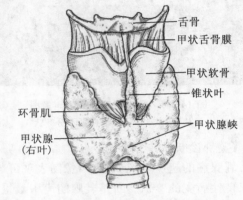

图 14-3-1　甲状腺结构示意图

甲状腺一般位于颈前下方皮下软组织内,后方为气管,前方由浅到深依次为皮肤、皮下组织、浅筋膜、颈筋膜浅层、舌骨下肌群,以及胸锁乳突肌等。甲状腺深面依次有甲状软骨、环状软骨、气管、咽下缩肌、食管,甲状腺上、下动脉以及喉返神经等。甲状腺前缘较薄,后缘较厚,掩盖颈总动脉,且常掩盖甲状旁腺。甲状腺峡部的前面借甲状腺前筋膜与胸骨甲状肌相隔。甲状腺组织可异位生长于颈前正中或前上纵隔。

甲状腺的动脉有甲状腺上动脉和甲状腺下动脉。甲状腺上动脉发自颈外动脉起始部前壁,向前下方至甲状腺上缘分支进入甲状腺内;甲状腺下动脉,绝大多数发自锁骨下动脉的分支甲状颈干,极少数发自头臂干或主动脉弓,发出后沿前斜角肌内侧缘上行,至甲状腺下极,从背侧进入甲状腺实质内。

甲状腺的静脉分上、中、下三条。甲状腺上静脉与同名动脉伴行,甲状腺中静脉自甲状腺侧叶外侧缘穿出,上述两条静脉均汇入颈内静脉。甲状腺下静脉自甲状腺下极穿出,汇入头臂静脉。

甲状旁腺位于甲状腺两侧叶的背面,为黄褐色圆形小体,有薄层结缔组织被膜。甲状旁腺有上、下两对,通常贴附在甲状腺左、右叶面的被膜上或埋在甲状腺组织内,呈扁卵圆形,如麦粒大小。

二、甲状腺超声检查

(一)患者准备及探测体位

患者无须特殊准备,一般取仰卧位,颈后垫一枕头使头略向后仰,充分暴露颈部,便于超声探测。

(二)检查仪器

一般使用具有高频线阵探头(5~10 MHz)的彩色多普勒超声仪对甲状腺进行探测。必要时采用扇形探头结合吞咽动作对较大甲状腺肿物、锁骨后或胸骨后甲状腺进行观察。

(三)检查方法

(1)测量甲状腺大小。沿侧叶纵切扫查,取最大切面测量上下径,横切面扫查时取最大横切面测量横径和前后径;用同样方法测量峡部。

(2)从上至下,从外向内做一系列横切和纵切扫查,观察甲状腺实质及结节的二维超声表现。如甲状腺内出现结节时,需对结节进行横切、纵切等多切面扫查,以明确结节的位置、数目、大小、边界、有无声晕、内部回声、有无钙化及钙化的类型、后方回声等。结节回声水平分为:极低回声(低于颈前肌)、低回声(高于颈前肌低于甲状腺实质)、等回声(与甲状腺实质回声相当)和高回声(高于甲状腺实质回声)。判断甲状腺实质回声水平,以邻近胸锁乳突肌回声作参照。

（3）多普勒超声检查观察腺体和结节的血流信号的分布和丰富程度，测量结节内动脉血流的峰值流速和阻力指数。必要时测量甲状腺上、下动脉的内径，峰值流速和阻力指数。

三、正常甲状腺声像图表现

（一）二维超声

正常甲状腺一般均呈中等回声（略低于正常肝脏回声）。高分辨率超声显示的甲状腺实质回声密集均匀。

甲状腺实质是由二层被膜包绕。在甲状腺的前方可见皮肤、皮下组织、颈前和颈侧肌即舌骨下肌群，包括胸骨舌骨肌、肩胛舌骨肌和胸骨甲状肌，外侧可见胸锁乳突肌。气管位于峡部后方中央，因其内部含有气体，故呈一弧形强回声带的多重回声，渐次减弱成声影区。在甲状腺左后方，恰在气管旁可见食管。甲状腺后方外侧为颈总动脉、颈内静脉和迷走神经。甲状腺的正后方和颈椎之间可见颈长肌，气管的后方为颈椎椎体（图14-3-2）。

（二）多普勒超声

甲状腺实质在彩色多普勒超声探测时，因超声仪器灵敏度的高低可显示稀疏点状、短棒状或条状血流信号（图14-3-3、彩图62）。动脉表现为闪烁的明亮彩色血流信号，而静脉彩色血流较为暗淡，并且不具搏动感。甲状腺上动脉较甲状腺下动脉容易显示，位置表浅，走向较直，内部血流信号容易探及。

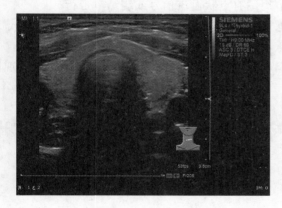

图14-3-2　正常甲状腺颈前正中横切面声像图

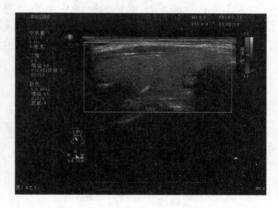

图14-3-3　正常甲状腺实质血流信号

甲状腺上动脉和下动脉的脉冲多普勒呈单向搏动性频谱，收缩期急速上升，舒张期缓慢下降为低幅血流。甲状腺上、下动脉正常管径<2 mm，收缩期峰值速度为22～33 cm/s，平均速度为12～22 cm/s，阻力指数（RI）为0.55～0.66。

四、甲状腺疾病超声检查

（一）原发性甲状腺功能亢进症

【病因病理】

原发性甲状腺功能亢进症简称甲亢，又称毒性甲状腺肿，指甲状腺肿大，可为正常甲状腺的2～3倍，伴有甲状腺激素分泌过多的状态，好发于20～40岁女性，女性发病率为男性发病率的4～6倍。

【临床表现】

窦性心动过速、神经过敏、体重减轻、突眼等。

【声像图表现】

1. 二维超声　甲状腺呈弥漫性、均匀性增大，左右两侧对称，峡部前后径增大明显，可达1.0 cm。增大明显时，颈总动脉及颈内静脉被挤压向外侧移位。内部回声正常或稍强，呈密集点状分布，本病治疗后，可有点状或条状中、强回声。

2. 彩色多普勒　甲状腺内小血管增多、扩张，血流速度加快（峰值流速可达70～90 cm/s）。甲状腺内呈弥漫的点状或分支状的血流信号，呈典型的"火海征"（图14-3-4、彩图63）。此征具有特征性，但并非本

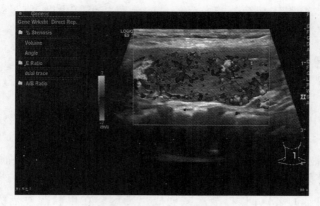

图 14-3-4　原发性甲状腺功能亢进症

血流表现为典型的"火海征"

病专有,也可见于其他甲状腺疾病。如果血流信号增多的分布范围较局限则呈"海岛征"。

3. 频谱多普勒　甲状腺上、下动脉表现为低阻高速动脉频谱。

【鉴别诊断】

1. 与结节性甲状腺肿相鉴别　结节性甲状腺肿显示甲状腺腺叶肿大,表面不光滑、不对称,并伴有大小不等的结节。彩色多普勒显示血流正常或丰富,在结节周围有点状血流信号或绕结节走行。

2. 与单纯性甲状腺肿相鉴别　单纯性甲状腺肿为地方性缺碘引起的疾病,甲状腺增大 3～5 倍或 10 倍以上,甲状腺内见多个无回声区,血流信号减少,甲状腺功能正常或偏低。

3. 与甲状腺腺瘤鉴别　甲状腺腺瘤为局部、单发结节,有包膜,部分腺瘤为高功能性,可同时出现甲亢症状。但腺瘤切除后,甲亢症状则恢复正常。

【超声诊断评价】

仅依靠超声检查较难对本病做出明确诊断,需结合临床症状和体征及实验室检查结果方能做出明确诊断。

(二) 甲状腺炎症性疾病

亚急性甲状腺炎

【病因病理】

亚急性甲状腺炎(亚甲炎)是一种自限性非化脓性炎性疾病,多见于 20～60 岁的女性,病因尚不确定。

【临床表现】

发病初期有上呼吸道感染的表现,之后出现受累的甲状腺局部有疼痛,可放射至下颌、耳部或枕部。病程一般持续 2～3 个月,可自行缓解消失。早期可有甲亢症状,中后期可伴有甲减或恢复期症状。

【声像图表现】

(1) 患侧甲状腺肿大,被膜下病灶常使甲状腺与颈前肌之间的间隙模糊或消失。

(2) 甲状腺实质内可出现单发或多发、边界模糊、散杂的融合性片状低回声区,呈地图样或泼墨样改变(图 14-3-5、彩图 64)。随着病情的好转,纤维组织的增生可使甲状腺内部出现纤维化增生,而显示内部回声增粗、分布不均,低回声区缩小甚至消失,恢复为正常甲状腺组织的中等回声。

(3) 疾病的急性期由于滤泡破坏,大量甲状腺激素释放入血,出现 T_3、T_4 的增高,引起甲亢症状,彩色多普勒可探及病灶周边血流信号丰富,病灶内常呈低血供或无血供。频谱多普勒测量甲状腺上动脉血流速度接近于正常。在恢复期甲状腺功能减退时,因 T_3、T_4 降低,TSH 持续性增高而刺激甲状腺组织增生,引起甲状腺内血流增加。

【鉴别诊断】

(1) 本病单侧或局限性肿大,应与甲状腺肿瘤相鉴别。甲状腺肿瘤患者无上呼吸道感染病史,除肿瘤外,还可见到正常的甲状腺组织。

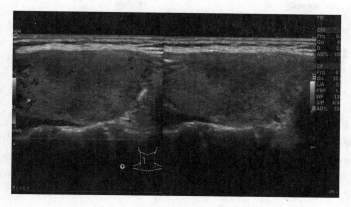

图 14-3-5　亚急性甲状腺炎泼墨样改变声像图

（2）与甲状腺癌鉴别：本病常多发，分布于双侧叶，内部可见正常的甲状腺组织，病变区域无明显的占位效应，血流信号随病程有变化，有正常穿行的血管。而甲状腺癌病变为实性不均质低回声结节，单发多见，有明显的占位效应，结节内部血供分布不规则，无正常穿行的血管。

【超声诊断评价】

超声结合患者临床症状和体征不仅能明确诊断该病，还是定期随访的良好手段。

桥本氏甲状腺炎

【病因病理】

桥本氏甲状腺炎又称慢性淋巴细胞性甲状腺炎，是一种自身免疫性疾病，是遗传因素与环境因素共同作用的结果。好发于中青年女性，常见于 30～50 岁年龄段。本病起病隐匿，常无特殊症状。体检触及甲状腺正常大小或呈中度弥漫性肿大，腺体质韧如橡皮。

【声像图表现】

典型的桥本氏甲状腺炎常累及整个甲状腺，腺体增大明显，呈弥漫性非均匀性肿大，以前后径增大最为明显，峡部也明显增厚；病程后期可表现为腺体萎缩。

本病早期腺体呈弥漫性回声减低，轻度不均（图 14-3-6）。随着病程的进展，甲状腺内呈现散在条状中强回声，实质内呈分隔状或网格状，是腺体内纤维组织增生所致。局限性改变患者，常在甲状腺实质内出现局部低回声区，周围为正常组织结构，颇似肿瘤。彩色多普勒超声表现一般无特异性，但早期血流丰富，部分患者呈现为"火海征"，后期血流减少。

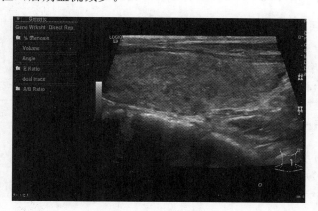

图 14-3-6　桥本氏甲状腺炎声像图
甲状腺体积增大，回声增粗增强

【鉴别诊断】

本病主要与甲状腺功能亢进症相鉴别。本病甲状腺体积增大以前后径和峡部增大为主，腺体内部呈弥漫性回声减低伴条状中强回声，或网格状改变，血流信号呈"火海征"或中度增加；后者甲状腺体积增大以侧叶长径增大为主，腺体内部呈弥漫性或散在性的低回声为主，血流信号呈现"火海征"。

【超声诊断评价】

仅凭超声表现难以对本病做出明确诊断。超声检查结合患者症状和体征,尤其实验室检查甲状腺球蛋白抗体的滴度明显升高,方能做出明确诊断。

（三）结节性甲状腺肿

【病因病理】

结节性甲状腺肿系良性病变,多见于中年女性。由于体内甲状腺激素相对不足致使垂体 TSH 分泌增多,导致甲状腺反复增生,伴有各种退行性改变,最终形成结节,结节进一步发展,压迫结节间血管,使结节血供不足而发生变性、坏死、出血等病变。出血和坏死组织可逐渐纤维化,形成不规则瘢痕,其中可发生钙盐沉积。

【声像图表现】

结节性甲状腺肿是弥漫性增生性甲状腺肿发展至后期的结果。早期仅表现为滤泡上皮的增生肥大,从而导致甲状腺弥漫性均匀性增大,腺体内无结节样结构,超声上也仅表现为甲状腺体积不同程度地增大。当病变发展至晚期——结节形成期时,甲状腺超声声像图表现为:

（1）甲状腺双侧叶不对称肿大,表面不平整。

（2）腺体内可见单个或多个不同回声的结节,边界清晰或模糊,可伴有弧形或颗粒状钙化;出现两个及以上的结节时可相互融合。结节内血流信号不一,有的增生结节内部血流丰富,有的以退化为主的结节（如囊性变、液化、坏死的结节）内部无或仅有少许血流信号（图 14-3-7、彩图 65）。

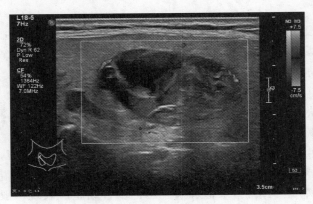

图 14-3-7　结节性甲状腺肿声像图（结节部分囊性变）

（3）结节以外的腺体回声可能表现为均匀、不均或散在的点状或条状高回声,血供无明显增多。

【鉴别诊断】

结节性甲状腺肿需与甲状腺腺瘤、甲状腺癌相鉴别,其鉴别点见表 14-3-1。

表 14-3-1　结节性甲状腺肿、甲状腺腺瘤、甲状腺癌的鉴别诊断要点

鉴别项目	甲状腺癌	甲状腺腺瘤	结节性甲状腺肿
数目	单发多见	单发多见	多发多见
边界	模糊,不整齐（较大癌灶）	清晰,整齐,有高回声包膜	清晰或模糊,整齐或不整齐
形态	不规则	椭圆形或圆形	规则或不规则
纵横比	>1	<1	<1
囊性变	少见	常见	常见
内部回声	多为实性不均质低回声	均匀,多为低或等回声	回声水平不等
钙化	微小钙化	少见,粗大	常见,颗粒状
后方回声	衰减或无变化	无变化或增强	无变化、增强或衰减
内部血流	紊乱的血流	环绕血管,内部点状或短棒状血流	无明显变化
颈部淋巴结	有进展	无变化	变化不大

【超声诊断评价】

超声为结节性甲状腺肿的首选检查方法,较易做出明确诊断,多数患者能够避免行其他影像学检查。但是,超声对结节是否合并癌变,是否合并有甲状腺功能亢进难以做出明确诊断。

（四）甲状腺腺瘤

【病因病理】

甲状腺腺瘤系良性肿瘤,起自腺上皮组织,可分为滤泡状腺瘤、乳头状腺瘤和混合型三种,占甲状腺肿瘤的70%~80%。多见于中青年女性。肿瘤生长缓慢,患者一般无明显自觉症状。若肿瘤内突然出血,则肿块迅速增大,伴局部疼痛。少数病例属高功能性,可引起甲状腺功能亢进;约10%的腺瘤可以恶变。体检可触及单个圆形或椭圆形肿块,质韧,表面光滑,无压痛,可随吞咽而活动。

【声像图表现】

（1）腺瘤一般为单发,极少数为多发;呈圆形或椭圆形,边界清晰、光滑、完整,有包膜。肿物长轴常与腺体长轴平行,如位于峡部的腺瘤,长轴与纵切面垂直。

（2）腺瘤内部回声呈低或等回声;较大者易合并囊性变、出血或坏死,内部有不规则无回声区、钙化灶或浓缩胶质,浓缩胶质表现为点状强回声（图14-3-8）,此为良性结节的特征性表现。

（3）腺瘤周围可见正常的甲状腺组织,在腺瘤与正常甲状腺的界面,可出现薄晕环。后壁及后方回声增强或无明显变化。

（4）彩色多普勒显示腺瘤内部可见点状或短棒状丰富的血流信号,周边可见环状彩流信号（图14-3-9、彩图66）。

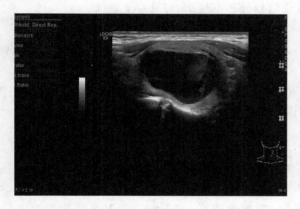

图14-3-8 甲状腺腺瘤声像图（结节内囊性变并出血）

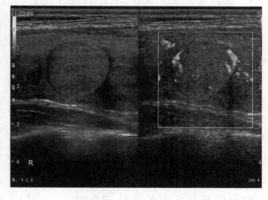

图14-3-9 甲状腺腺瘤声像图（结节周边环状血流）

【鉴别诊断】

主要与结节性甲状腺肿和甲状腺癌相鉴别,鉴别诊断要点见表14-3-1。

【超声诊断评价】

多数甲状腺腺瘤凭超声可做出提示,但少数腺瘤与边界清晰的恶性病变较难区分。另外,超声对腺瘤恶变和功能自主性腺瘤的诊断价值有限。

（五）甲状腺癌

【病因病理】

甲状腺癌是最常见的甲状腺恶性肿瘤,占所有肿瘤的1%~3%,多见于女性,好发于40~50岁。甲状腺癌的病情进展相对缓慢,生存时间较长,绝大多数甲状腺癌患者预后较好,但仍有少数患者肿瘤局部侵犯或远处转移。甲状腺癌可分为4种病理类型:①乳头状癌:最多见,占甲状腺癌的60%~70%。恶性程度较低,生长缓慢,预后良好。②滤泡状癌:占甲状腺癌的5%~15%,恶性程度较高,易转移。③未分化癌:占甲状腺癌的5%~10%,主要发生于老年人,具有高度侵袭性,5年病死率超过90%。典型表现为生长迅速,向甲状腺外扩展,浸润毗邻结构。④髓样癌:占甲状腺癌的5%,起源于甲状腺滤泡旁细胞,各年龄均有,但较多见于中年以后。多为单发圆形,少数多发,界限清楚,无包膜,可有钙化。恶性程度中等,肿瘤生长缓慢,常通过淋巴转移。预后比滤泡状癌差。

【声像图表现】

1. 二维超声　较大癌灶常表现为边界模糊,界限不清,边缘不规整,形态不规则,纵横比值大于1,未分化癌可呈蟹足样改变,但髓样癌和微小癌(直径<1 cm)表现为边界清晰。癌灶周边晕环不完整或厚薄不均。癌灶内部回声常呈不均质低回声,也可出现点状、细小、微粒状的强回声钙化点(图14-3-10),这种微小钙化对预测恶性的特异性较高,但敏感性差。癌灶较大时,可出现坏死或囊性变,局部呈无回声区,液化不全时,可呈囊性改变。癌灶可侵犯颈部淋巴结及喉返神经,表现出相应的症状。

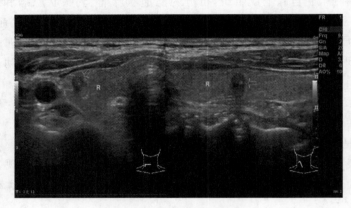

图14-3-10　甲状腺癌声像图
内部回声不均,可见点状强回声;R,右侧甲状腺;箭头所指处为甲状腺结节长轴及短轴切面

2. 彩色多普勒　彩色多普勒可以观察癌灶内部血流信号分布不规则,可见穿支血流。

【鉴别诊断】

甲状腺癌应与甲状腺腺瘤和结节性甲状腺肿相鉴别,鉴别要点见表14-3-1。有时需与甲状腺炎相鉴别。

【超声诊断评价】

超声检查是甲状腺癌较为可靠的首选影像学检查方法。但是,甲状腺癌具有多种不同病理类型和生物学特性,其复杂多样的声像图表现给超声检查带来困难,必要时可进行超声引导下穿刺活检。

 # 第四节　浅表淋巴结超声检查

淋巴结是体内重要的防御器官,广泛分布于全身各处,常聚集成群,位于淋巴管汇入静脉的途中,与淋巴管相通,在四肢的近端、颈部、腋下、腹股沟、盆腔、纵隔、肠系膜和肺门处较多。临床上易引起浅表淋巴结肿大的病因有全身性或局部感染、结核病、淋巴瘤和转移癌等。以往触诊是诊断浅表淋巴结最主要的手段,而近来,高分辨率超声仪的问世,使得超声能清晰地显示浅表淋巴结的内部结构,而彩色多普勒超声则显示肿大淋巴结的血流状况。

一、淋巴结超声解剖

正常人有300~400个浅表淋巴结,分布于淋巴管行进途中。正常淋巴结质地柔软,表面光滑,不易触及,无压痛,与毗邻组织无粘连。

正常淋巴结呈蚕豆形,大小不一,直径在1~30 mm不等。淋巴结的表面有结缔组织的被膜,被膜深入淋巴结形成小梁,内部的实质分为皮质和髓质。皮质位于被膜下,为淋巴结实质周围部分,由密集的淋巴小结、弥散淋巴组织和皮窦组成。髓质在皮质的深部,为淋巴结的中心部分。淋巴结隆凸的一侧接入数条输入淋巴管,凹陷的一侧为淋巴门,由髓索、小梁和淋巴窦三种结构共同组成,其内含有输出淋巴管、动静脉和神经(图14-4-1)。

颈部淋巴结分区:目前在国际外科学和肿瘤学上被普遍应用的颈部淋巴结分组法是美国癌症联合委员会(AJCC)的分组。依据颈部淋巴结被肿瘤转移累及的范围和水平,AJCC将颈部可扪及的淋巴结分为七个区(图14-4-2)。

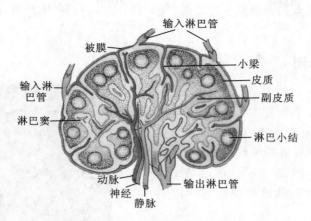

图 14-4-1　淋巴结结构模式图

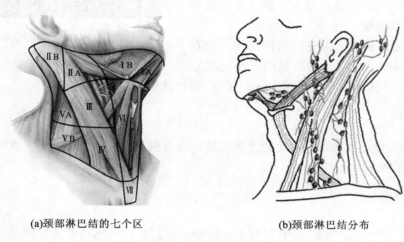

(a)颈部淋巴结的七个区　　　　　　(b)颈部淋巴结分布

图 14-4-2　颈部淋巴结

Ⅰ区:包括颏下和颌下淋巴结,由二腹肌前腹与后腹围绕,上界为下颌骨,下界为舌骨。

Ⅱ区:包括颈内静脉上组淋巴结,上界为颅底,下界为舌骨。

Ⅲ区:包括颈内静脉中组淋巴结,上界为舌骨,下界为环状软骨下缘。

Ⅳ区:包含颈内静脉下组淋巴结,上界为环状软骨,下界为锁骨。

Ⅴ区:为颈后三角淋巴结,含淋巴结副神经淋巴结和颈横淋巴结,锁骨上淋巴结包括在内。其后界为斜方肌前缘,前界为胸锁乳突肌后缘,下界为锁骨。

Ⅵ区:为颈前中央区淋巴结,包括喉前淋巴结、气管旁淋巴结和气管前淋巴结,上界为舌骨,下界为胸骨上切迹,外侧为颈动脉鞘内侧缘。

Ⅶ区:为胸骨上切迹下方的上纵隔淋巴结。

二、淋巴结探测方法

1. 检查仪器　使用高分辨率彩色多普勒超声诊断仪,选择 7～15 MHz 频率的线阵探头。检查时,一般选择仪器内预设的小器官条件,适当调节频率、增益、聚焦等,使正常淋巴结结构清晰显示,调节彩色多普勒频率、血流速度标尺、取样框、灵敏度、壁滤波等,尽可能清晰显示淋巴结内血流信号。

2. 检查方法　检查大血管周围的淋巴结,可沿着血管的走向分别进行横切面和纵切面扫查。对于软组织内淋巴结,可根据各区域软组织的解剖特征进行扫查。观察淋巴结的分布、形态、大小、边界、内部结构及血流分布等,检测其血流动力学变化。

浅表淋巴结可根据临床要求进行检查。口腔、咽等疾病,重点扫查颈部Ⅰ区、Ⅱ区及Ⅲ区淋巴结;甲状腺疾病,颈部七个区淋巴结都应扫查,尤其是Ⅲ区及Ⅵ区淋巴结群;胸腔、腹腔疾病分别重点扫查双侧锁骨上淋巴结;乳腺疾病,重点扫查腋窝淋巴结群(外侧群、前群、后群、中央群、腋尖群等)、锁骨上淋巴结及胸骨旁淋巴结。

三、淋巴结正常声像图

【声像图表现】

1. 二维超声 正常浅表淋巴结纵切面呈扁椭圆形,横切面呈椭圆形,包膜薄而光滑、呈高回声,包膜下均匀低回声为皮质,中央髓质呈条带状高回声,髓质与淋巴结门部及包膜相延续(图 14-4-3)。淋巴结中央高回声为淋巴门,淋巴门回声随淋巴结部位及年龄的不同,其大小有所变化。

2. 多普勒超声 淋巴结门部及髓质内的血流信号呈点状或条状,皮质内血流不容易显示。频谱多普勒检测,动脉血流为低速低阻型。

3. 浅表淋巴结超声测量 淋巴结超声测量一般在长轴上测量其长径和厚径。正常淋巴结的大小变化很大,长径可超过 30 mm,大多数厚径小于 5 mm,长径、厚径之比大于 2。

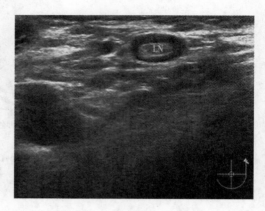

图 14-4-3 淋巴结正常声像图
LN,淋巴结

四、淋巴结疾病

多种疾病可以引起淋巴结异常,最常见的淋巴结异常有淋巴结炎、淋巴结反应性增生、淋巴结结核、淋巴瘤和淋巴结转移癌。

(一)淋巴结炎

【病因病理】

淋巴结炎由引流区域组织细菌、病毒及真菌等感染引起。急性淋巴结炎的特点是局部感染和引流区域的淋巴结肿大并存,肿大淋巴结的局部皮肤有红、肿、热、痛的急性炎症表现,有时周边可见到淋巴管炎所致的"红线",严重者伴有发热及白细胞增高。慢性淋巴结炎有反复肿胀史,肿大的淋巴结质地中等、活动,可有轻微压痛,局部皮肤炎症表现不明显。

淋巴结炎病理表现:淋巴结充血,淋巴细胞和巨噬细胞增生,中性粒细胞、单核细胞及浆细胞浸润,严重者形成脓肿和坏死。

【声像图表现】

(1)急性淋巴结炎:淋巴结明显肿大,多呈椭圆形或圆形,长径、厚径之比大于 2。皮质增厚、回声低,髓质增厚呈高回声,包膜光滑,淋巴结之间分界清楚。淋巴结内血流信号明显增多。沿门部、髓质、皮质呈放射状分布(图 14-4-4、彩图 67)。多普勒检测动脉血流为低阻型频谱,收缩期峰值流速加快。

(2)慢性淋巴结炎:淋巴结轻度肿大,多呈椭圆形,边界清晰,长径、厚径之比大于 2。皮质均匀低回声,皮质髓质轻度增厚,两者之间分界清楚。淋巴结内血流信号轻度增多,主要沿门部、髓质分布。

【鉴别诊断】

急性淋巴结炎,局部皮肤有红、肿、热、痛的急性炎症表现,经治疗后淋巴结常可缩小。慢性淋巴结炎,不易与淋巴结反应性增生鉴别,主要依据病史及其他检查资料进行诊断。

(二)淋巴结反应性增生

【病因病理】

淋巴结反应性增生因免疫性疾病或组织器官受细菌、病毒等病原微生物感染而导致引流区域的淋巴结发生免疫反应。临床主要表现为局部或全身性浅表淋巴结肿大,无红肿、压痛。本病预后好,肿大的淋巴结可随局部或全身性疾病痊愈而回缩。

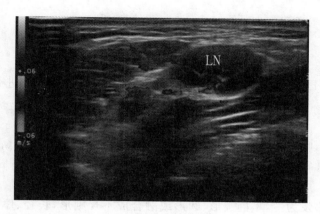

图 14-4-4 淋巴结炎

血流信号明显增多,皮质、髓质、门部呈放射状分布;LN,淋巴结

【声像图表现】

淋巴结肿大,以多发为主,多呈椭圆形,长径、厚径之比大于 2,包膜光滑。皮质增厚,呈均匀低回声,与髓质分界清楚,髓质居中,无明显增厚,呈高回声。淋巴结内血流信号轻度或明显增多,呈树枝状,主要分布于门部、髓质,少数血管分支可进入皮质(图 14-4-5、彩图 68)。多普勒检测,动脉血流速度加快,阻力指数正常或偏低。

【鉴别诊断】

淋巴结反应性增生需要与淋巴结结核、恶性淋巴结肿大相鉴别,淋巴结皮质均匀增厚和树枝状血流分布特点可以与之鉴别。

(三)淋巴结结核

【病因病理】

淋巴结结核最常见于颈部。儿童、青年发病者较多。结核杆菌通过上呼吸道、口腔、鼻咽部以及扁桃体引起的原发病灶,感染沿淋巴管达颈部、颌下、颏下等部位淋巴结。淋巴结常成群受累,继续发展而形成干酪样坏死,其坏死物液化后可穿破皮肤形成久治不愈的窦道,若干酪样坏死物全部排出,伤口可渐渐愈合。淋巴结结核愈合后可有硬结、钙化。

【声像图表现】

淋巴结呈椭圆形或圆形,长径、厚径之比小于 2,被膜消失,可群集成堆,边界清楚,欠规整。皮质、髓质分界不清,内部呈不均匀低回声(图 14-4-6),可见钙化斑的点状强回声,干酪样时可见不规则液性暗区。淋巴结内血流信号明显减少,多无血流信号显示。有的仅显示散在点状彩色血流(图 14-4-7、彩图 69)。

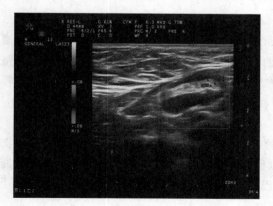

图 14-4-5 淋巴结反应性增生声像图

血流信号轻度增多

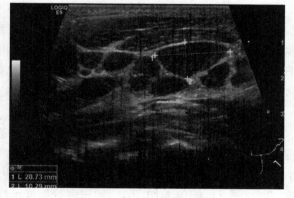

图 14-4-6 淋巴结结核声像图(一)

皮质、髓质分界不清,内部呈不均匀低回声

【鉴别诊断】

不伴有干酪样坏死液化或脓肿形成的淋巴结结核需与淋巴瘤、淋巴结转移癌鉴别,详细询问病史及

临床相关资料有助于鉴别。

（四）淋巴瘤

【病因病理】

淋巴瘤分为霍奇金淋巴瘤和非霍奇金淋巴瘤，二者均可表现为慢性、进行性、无痛性浅表淋巴结肿大。

【临床表现】

早期淋巴结质地较软，晚期淋巴结广泛肿大，质硬、固定、融合，并有发热、消瘦等症状。霍奇金淋巴瘤主要发生于淋巴结，而非霍奇金淋巴瘤发生于淋巴结或结外淋巴组织。

【声像图表现】

淋巴结明显肿大，以多发为主，呈椭圆形、圆形或融合成不规则形，长径、厚径之比小于2，包膜隐现。淋巴结皮质明显增厚，呈低回声，无液化或钙化，髓质受压变形或显示不清（图14-4-8）。当髓质消失时，淋巴结内近似无回声。淋巴结内血流信号轻度或明显增多，血管分支扭曲，分布杂乱。多普勒探测，动脉血流明显加快，阻力指数正常或偏高。

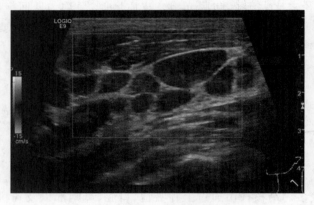
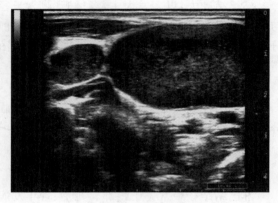

图 14-4-7　淋巴结结核声像图（二）
其内可见散在点状血流信号

图 14-4-8　淋巴瘤声像图
整体呈低回声，无液化或钙化，髓质受压变形或显示不清

【鉴别诊断】

淋巴瘤，淋巴结皮质明显增厚，呈均匀低回声，血管分支杂乱；淋巴结转移癌，淋巴结内回声不均匀（混合回声、液化、钙化等），血管走向杂乱。淋巴结反应性增生或淋巴结炎，皮质呈均匀低回声，与髓质分界清楚，血管走向清晰。

（五）淋巴结转移癌

【病因病理】

瘤细胞侵入淋巴管并随淋巴结到达区域淋巴结形成淋巴道转移。如口腔、鼻咽部及甲状腺的原发癌转移到颈部淋巴结；乳腺癌首先转移到同侧腋窝淋巴结。瘤细胞首先聚集于边窦，逐渐生长繁殖累及整个淋巴结，使淋巴结增大、变硬。瘤组织亦可突出被膜相互融合成团。局部淋巴结发生转移后，可继续转移至下一站淋巴结，最后可经胸导管进入血液而激发血行转移。

【声像图表现】

淋巴结单个或多个群集，多呈圆形，不规整，边界部光滑，长径、厚径之比小于2，被膜断续可见。皮质、髓质分界不清楚且回声均较低。有的可见回声较高的被膜及小梁回声，皮质增大、回声极低，内见细小、均匀散在的弱点状回声，髓质回声较高（图14-4-9）。淋巴结内血流信号散在，分布异常，血管走行迂曲、杂乱（图14-4-10、彩图70）。频谱多普勒显示高速高阻型血流。

【鉴别诊断】

淋巴结转移癌需与淋巴结结核和淋巴瘤相鉴别。

【超声诊断评价】

高频超声对浅表淋巴结的检出率高于临床触诊或其他影像学检查。在一般情况下，高频超声有助于

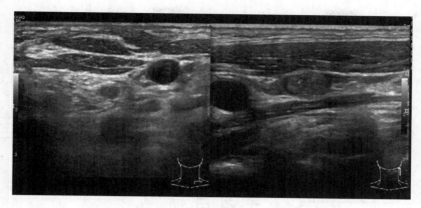

图 14-4-9 淋巴结转移癌声像图

甲状腺癌转移性淋巴结,形态不规则,内部回声不均

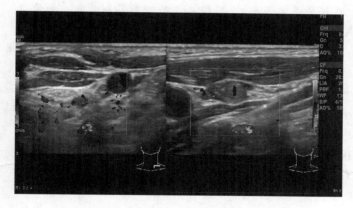

图 14-4-10 淋巴结转移癌内血流分布杂乱

良、恶性淋巴结的鉴别,对于不典型的病例,需要结合临床病史进行诊断,必要时可在超声引导下穿刺活检,进行细胞学及组织学检查。超声检查方便、快捷,随访对比图像的变化,也有助于指导临床的治疗。

近年来,随着医学影像学技术及医学生物工程的迅速发展,许多超声检查新技术的应用(如淋巴结超声造影的应用,淋巴结转移癌表现为癌组织、坏死区域造影剂充盈缺损和不规则分布,不同于良性的均匀性增强),能够提高超声鉴别良、恶性淋巴结的能力。另外在淋巴结超声造影引导下对淋巴结异常灌注区进行穿刺活检,更能提高穿刺活检的成功率。

复习题

1. 常见眼球疾病有哪些?分别说出其典型声像图特征。
2. 甲状腺结节有哪些?简单概述其主要鉴别点。
2. 简述乳腺癌的特征性超声影像学改变(直接改变及间接改变)。
3. 简述全身浅表淋巴结的分布,异常淋巴结的超声影像特征。

第十五章　超声临床新进展

学习目标

掌握：介入性超声的适应证与禁忌证。

熟悉：超声弹性成像的基本原理，在乳腺良恶性肿瘤鉴别诊断中的价值。

了解：三维超声在胎儿颜面部成像中的应用。

能够主动适应超声临床新进展，在以后的学习和工作中更加合理地使用它们，发挥好它们的价值。

临床超声的发展离不开超声仪器的进步，随着计算机技术、信息技术、材料科学的突飞猛进，各种最新的成果综合应用到超声仪器上，使超声诊断仪的性能每3～5年就有一个质的飞跃，而且这种升级更新的周期越来越短。新的仪器搭载新的技术，再经过临床的实际应用，有一些已经逐步成熟，具备推广价值。本章重点介绍那些有广阔临床应用前景的超声新技术。

 ## 第一节　介入性超声

介入性超声这一称谓是1983年在哥本哈根召开的世界介入性超声学术会议上正式统一并确定的。它是利用超声导向技术将所需器械导入人体，获取细胞学、组织学、细菌学、生化和生理学等资料，并与超声影像和其他临床资料相结合，对疾病做出诊断或施行治疗的新学科。介入性超声是现代超声医学的一个必不可少的重要组成部分，与介入放射学和介入核医学一起组成完善的介入放射学学科，被誉为"第三大诊疗体系"。

一、介入性超声内容

根据介入性超声的概念，凡是需要借助超声导向或监视将诊断或治疗器械导入人体的操作都应列入介入性超声内容。依其介入的目的，其内容包括诊断性和治疗性两大类。

1. 诊断性介入性超声　凡超声能够清晰显示病变区域，存在安全进针途径，一般均可实施。超声引导下的穿刺活检，是准确获取病变区细胞或组织，得到病理诊断的重要途径。通常用于肝脏、胰腺、肾脏、胸腹壁、乳腺、甲状腺、前列腺、四肢软组织等部位病变的细胞学或组织学活检。

2. 治疗性介入性超声　治疗性介入性超声是以超声引导下的穿刺技术为基础而进行的微创治疗。临床常用的治疗性介入性超声包括以下几种。

（1）超声引导下囊性病变穿刺抽液、硬化治疗：主要用于一些较大的单纯性囊肿的治疗，直径一般大于5 cm，包括肾囊肿、肝囊肿、胰腺囊肿等，当抽出囊液符合单纯性囊肿时，尽量抽出囊液后可注入适量硬化剂（常用无水酒精），用量一般以囊液的1/3～1/2为宜，但一次总量不要超过50 mL。硬化剂在囊腔内保留5 min后完全抽出，中途可抽吸冲洗保证硬化剂和囊壁的充分接触。

超声引导下囊肿硬化治疗具有缓解较大囊肿压迫症状，预防囊肿扭转、破溃、继发出血、感染，消除患者心理负担等作用（图15-1-1）。

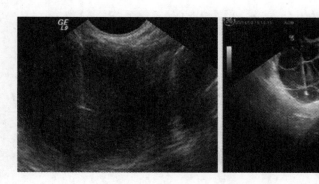

图 15-1-1　超声引导下卵巢囊肿穿刺硬化治疗

（2）超声引导下感染性病变抽液、冲洗、注药或置管引流：当体内感染灶液化、局部包裹后，通过超声引导穿刺感染液化区，抽出脓液、冲洗脓腔，或者置入引流管、局部注入抗感染药物，可明显加速感染灶的控制和吸收，往往能起到事半功倍的效果。抽出的脓液可以送微生物学检验，进行药敏试验，指导临床用药。常用于盆、腹腔脓肿，肝脓肿，脓胸的治疗。

（3）超声引导下梗阻管腔的置管引流：临床常见的管腔梗阻，如胆道梗阻引起的肝内胆管扩张、上尿路梗阻引起的肾积水，在超声引导下经皮穿刺置管引流，是一种安全、方便、有效的治疗方法。

（4）超声引导下实质性肿瘤病灶的消融治疗：消融治疗是指将某种物质或能量作用到局部病灶，通过物理或化学机制使局部组织坏死，坏死的组织可以逐渐吸收或纤维化。由于超声实时引导的优越性，近年来，超声引导下实质性肿瘤病灶的消融治疗得到了较快发展。消融治疗最常用于肝癌或肝转移瘤的治疗（图 15-1-2）。

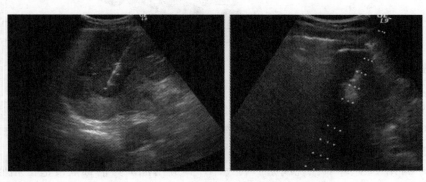

图 15-1-2　超声引导下肝肿瘤消融治疗

二、介入性超声的常用装置

1. 仪器　超声诊断仪。

2. 导向装置　专用导向装置大致可分为二类。

（1）穿刺探头：穿刺探头通常指超声诊断仪制造厂为介入性穿刺提供的专用探头。

（2）穿刺附加器：穿刺附加器是与普通探头组合配置的导向器具，但基本构成相似，即由固定部件、导向部件和不同规格的针槽三部分构成（图 15-1-3）。

3. 针具与导管　针具是指穿刺针及其附件，国际通用的穿刺针的外径以 Gauge（G）表示，G 的数码越大，外径越小；而 G 的数码越小，外径越大，其后标明长度，如 20G 17 cm 表示外径 0.9 mm，长 17 cm（图15-1-4）。

4. 自动活检装置（ABD）　ABD 是介入性超声重要进展之一，使用 ABD 不仅能避免靶目标退让，而且由于进针速度快，显著增大了切割力，标本质量高，成功率大，并发症减少（图 15-1-5）。

三、介入性超声械具的消毒方法

1. 高温灭菌　适用于纯金属器械。

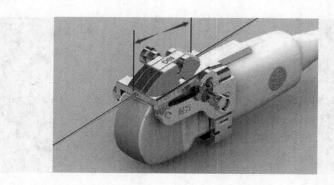

图 15-1-3　穿刺附加器

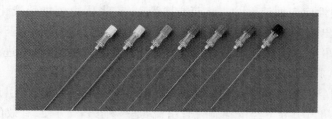

图 15-1-4　各种穿刺针

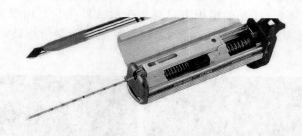

图 15-1-5　自动穿刺活检枪

2. 消毒液浸泡　常用的消毒液有乙醇、新洁尔灭、氯己定、2%戊二醛溶液等。浸泡消毒法主要适用于部分橡胶和塑料导管。部分厂家允许使用指定消毒液浸泡的密封探头。某些穿刺针的塑料针座、导管尾端的黏结材料长时间浸泡后易变质,导致脱落。

3. 气体熏蒸　常用甲醛、环氧乙烷或原子氧气体。其应用范围与消毒液浸泡法相似,方法为在中间置有隔板的密闭消毒箱或玻璃干燥器底部放置能够产生上述气体的物质,然后把欲消毒的器械放置在隔板上,密封消毒箱或玻璃干燥器。熏蒸时间以所用气体和欲消毒的器械类型不同而定。

4. 包裹隔离　主要用于配用穿刺附加器的普通探头,利用消毒好的塑料薄膜或外科手套、避孕套等包裹探头。探头的探查面与包裹物之间应涂以耦合剂。附加器应另行消毒。

四、介入性超声的禁忌证和并发症

1. 禁忌证

(1) 穿刺路径存在重要器官和血管等,损伤后,可能会引起严重并发症的病例。

(2) 有出血倾向和全身情况较差不能承受穿刺手术者。

(3) 不能主动配合穿刺手术者应谨慎。

2. 并发症

(1) 出血:出血是介入性穿刺最多发生的并发症,其发生率与所涉及的脏器、病灶性质,使用针具的类型和外径,操作人员的熟练程度等有关。

(2) 发热:发热可以是感染性因素引起的,也可以是非感染性因素造成,后者使用抗生素无效。

(3) 感染:引起术后感染的主要原因是介入性器械细菌污染。严格无菌操作,术中采取措施避免感染源扩散,是预防感染的最有效途径。

（4）副损伤：进行介入性超声操作过程中，由于穿刺路径经过肠道、膀胱、血管等组织如发生穿刺针潜行，偏离预选穿刺路径时，可能造成副损伤，轻者可能不引起症状，重者引起肠道穿孔，腹腔内大量出血、血肿、血尿等。为避免副损伤，首先要在选择介入性路径时避开重要脏器，特别是使用监视盲区比较大的导向装置时，要反复扫查，保证盲区内无重要脏器。

（5）针道种植转移：针道恶性细胞种植转移的发生率极低，据统计在 0.03‰～0.09‰ 之间。一般认为针道种植转移的发生主要与肿瘤细胞的类型、多次重复穿刺、穿刺针口径过大有关。

第二节 三维超声成像

三维超声成像是超声显像技术的重大突破，它在胎儿领域的应用最为广泛，甚至为普通民众所熟悉；在心脏领域的应用已显示其巨大潜力；在其他领域的应用也在逐步探索中。

一、三维超声成像的优势

1. 图像显示直观 采集了人体结构或病灶的三维数据后，医师可通过人-机交互方式实现图像的放大、旋转及剖切，从不同角度观察脏器的切面或整体，提高了疾病诊断的准确性。而且三维图像更有利于超声医师和临床医师的交流沟通。

2. 精确测量结构参数 心室容积、心内膜面积等是心血管疾病诊断的重要依据，在获得了脏器的三维结构信息后，这些参数的精确测量就有了可靠依据。

3. 准确定位病变组织 三维超声成像可向医师提供肿瘤病灶在体内的空间位置及三维形态，可为临床手术或放疗提供参考。

4. 缩短数据采集时间 三维超声成像系统可在很短的时间内采集到足够的数据并存入计算机，医师可通过计算机存储的影像进行分析诊断，而不必在患者身上反复扫查。当然前提是存储的三维影像全面、标准。

二、三维图像的显示

静态三维超声影像在临床应用中多采用两种显示模式，即表面成像模式和透明成像模式。

1. 表面成像模式 从图像数据库中选取部分数据重建轮廓，显示感兴趣区结构的立体形态、表面特征、空间位置关系，可对显示的感兴趣区结构的容积或体积进行测量。这种方式类似于照相，比较广泛地用于含液性结构或被液体环绕结构的三维成像。利用实质性组织与液体的灰阶有较大的反差，以获取较清晰的三维表面成像（图 15-2-1）。

2. 透明成像模式 用来显示实质性脏器内部结构的三维成像。采用的模式有最大回声模式，显示每条回声上的最强回声结构；最小回声模式，显示每条回声上的最弱回声结构；X 射线模式，显示每条回声上的灰阶平均值。最大回声模式主要用于占位性病灶的三维成像；最小回声模式主要用于血管等无回声管道的三维成像。

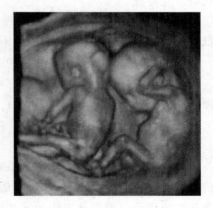

图 15-2-1 胎儿三维成像

第三节 超声弹性成像

超声弹性成像的基本原理是对组织施加一个内部或外部的激励，在弹性力学、生物力学等物理规律作用下，组织将产生一个响应，如位移、应变、速度的分布等产生一定改变。利用超声成像方法，结合数字图像处理技术,可以测算出组织内部的相应情况,从而间接或直接反映组织内部的弹性模量等力学属性的差异。

一、超声弹性成像分类

1. 血管内超声弹性成像 血管内超声弹性成像是利用气囊、血压变化或者外部挤压来激励血管,测算血管的位移(一般为纵向),得到血管的应变分布,从而表达血管的弹性。它是一种对血管壁动脉粥样硬化斑块局部力学特性进行成像的技术。血管内超声弹性成像可用于估计粥样硬化斑块的组成成分、评价粥样硬化斑块的易损性、估计血栓的硬度和形成时间,甚至可用于观察介入治疗和药物治疗的效果,具有重要的临床价值。

2. 组织超声弹性成像 多采用静态/准静态的组织激励方法。利用探头或者探头-挤压板装置,沿着探头的纵向(轴向)压缩组织,给组织施加一个微小的应变,根据各种不同组织的弹性系数不同,再加外力或交变振动后其应变(主要为形态改变)也不同,收集被测体某时间段内的各个信号片段,测算组织内部不同位置的位移,从而计算出变形程度,再以灰阶或彩色编码成像。

二、超声弹性成像技术

目前有关超声弹性成像的技术较多,主要的有以下三种。

1. 压迫性弹性成像 首次提出的弹性成像便是使用压迫性弹性成像的技术方法。压迫性弹性成像是通过操作者手法施加一定的压力,比较组织受压前后的变化得到一幅相关的压力图。已研制成的超声弹性成像仪以原有的超声彩色成像仪为基础,在设备内部设置可调的弹性成像感兴趣区(ROI),比较加压过程中 ROI 内病变组织与周围正常组织之间的弹性(即硬度)差异。但手法加压法人为影响因素较多,产生的应变与位移可因施加压力的大小不同而不同,也可因压、放的频率快慢而不同。为解决这一问题,日本某公司在所开发的仪器显示屏上,有数字 1~7 显示,代表压力与压放频率的综合指标。

2. 间歇性弹性成像 间歇性弹性成像是应用一个低频率的间歇振动造成组织位移,然后用组织反射回来的超声波去发现组织的移动位置。通过这种方法可得到 ROI 中不同弹性系数的组织的相对硬度图。该技术具有无痛、无创、无并发症的优点,采用超声系统,价格便宜,检查速度快,临床应用方便,检查时不依赖于操作人员,重复性好,可用于无创诊断肝纤维化,监测肝脏疾病的发展,还可用于评价抗病毒疗法或抗纤维化疗法。

3. 振动性弹性成像 超声激发振动声谱成像,后来被称为振动性弹性成像。振动性弹性成像是用一个低频率的振动作用于组织并在组织内部传播,产生一个振动图像并通过实时多普勒超声图像表现出来。振动性超声弹性成像是一种新的弹性成像技术,目前还处于初始研究阶段,仅对离体组织有实验研究。专家们认为,随着研究的深入,它可能在肿瘤的早期检测、肿瘤的热疗和高强度聚焦超声治疗过程的检测控制等方面发挥重要作用。

三、超声弹性成像评分

组织弹性成像可有效鉴别实质性肿瘤的良、恶性,对于恶性病变诊断具有较高的特异性和敏感性。目前其主要应用于乳腺、前列腺、甲状腺等小器官,尤其在乳腺疾病方面研究更为深入,技术更加成熟。超声弹性成像评分根据软组织的平均硬度(红色代表组织硬度比平均硬度软,而蓝色区域表示组织硬度比平均硬度硬),以 1~5 级评分,评分标准如下。

(1)病变组织与周围组织完全为绿色覆盖(1 级)。

(2)病变区内蓝绿混杂,以绿色为主(2 级)。

(3)病变区以蓝色为主,周边绿色(3 级)。

(4)病变区完全为蓝色覆盖(4 级)。

(5)病变区完全为蓝色覆盖且病变周围少部分组织也为蓝色(5 级)。

大于等于 3 级者提示为恶性病变的可能性较大(图 15-3-1、彩图 71)。

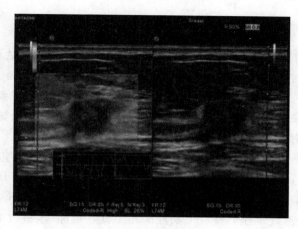

图 15-3-1 乳腺结节弹性成像

第四节 组织多普勒超声

在传统的心脏多普勒显像中,为了获得瓣膜口较高血流的多普勒信号而将心肌的相对较低运动速度产生的多普勒频移当作杂波滤掉。组织多普勒成像(DTI)恰恰相反,它以多普勒原理为基础,通过特殊方法直接提取心肌运动产生的多普勒频移信号进行分析、处理和成像,对心肌运动进行定性和定量分析。

一、基本原理

根据多普勒效应原理,组织运动也会产生多普勒频移。来自活体心脏的多普勒信息除了心腔内血流产生的高频低振幅信号外,还包括心肌组织运动所产生的低频高振幅信号。传统彩色多普勒血流成像技术通过设置高通滤波器,将反映心肌运动的低频信号滤除,从而只显示血流信号。DTI 则通过增益控制器和低通滤波器,将血流的高频信号滤除,然后采用自相关信号处理等技术,对代表心肌运动的多普勒信号进行分析、处理和彩色编码,再以不同的显示方式成像。

二、成像模式

1. 多普勒组织速度成像 多普勒组织速度成像(TVI)是对心肌运动速度和方向进行彩色编码成像。在二维和 M 型图像上红色表示心肌运动朝向探头,蓝色表示心肌运动背离探头,无色表示心肌无运动,而颜色的亮暗表示心肌运动速度的高低。遵循多普勒效应,TVI 与 CDFI 一样具有角度依赖性,它要求心肌运动方向尽可能与声束平行(夹角<20°时误差较小),因此在分析心肌运动时有一定的局限性。

2. 多普勒加速度成像 多普勒加速度成像是对单位时间内心肌运动速度变化率即加速度进行彩色编码成像。它有显示和不显示心肌运动方向两种模式,显示心肌运动方向模式图像上,心肌运动方向朝向探头为红色,心肌运动方向背离探头为蓝色,颜色的亮暗则表示加速度的高低。不显示心肌运动方向模式,则以蓝、绿、红色分别表示低、中、高加速度。多普勒加速度成像能直观、半定量反映心动周期中各部位心肌运动速度由零增至最大的时间顺序,主要用于检测心电传导异常、异位起搏点、起搏电生理状态、心肌活力等。

3. 能量多普勒成像(PDTI) PDTI 是对心肌组织多普勒回声信号强度(振幅)进行彩色编码成像。多普勒回声信号的振幅代表强度,振幅的平方则代表能量,多普勒组织能量成像是将能量-频率曲线下面积进行彩色编码成像。多普勒回声信号强度与心肌组织内散射体的数量相关,而与多普勒频移值大小无关。因此,多普勒组织能量成像不受心肌运动速度高低和角度的影响。该成像模式主要用于心肌声学造影检查,静脉注射造影剂后,根据心肌组织能量信号的强弱就可以了解造影剂在心肌组织内的分布,从而评估心肌组织的血流灌注情况。

三、临床应用

1. 检测室壁节段性运动异常　室壁节段性运动异常（RWMA）是心肌缺血的特征性表现，也是超声心动图诊断冠心病的基础。心肌缺血时，RWMA 要先于心电图异常出现，因此，超声心动图可以作为早期诊断心肌缺血的无创性检查方法。在 DTI 技术出现之前，检查 RWMA 主要靠超声医师肉眼判断心肌的运动，检查结果明显受图像质量、超声医师水平和经验的限制，敏感性、重复性欠佳。DTI 显著提高了超声心动图检测 RWMA 的敏感性和准确性。

2. 评价心功能　DTI 技术的应用为临床提供了一种无创性定量评估心室收缩与舒张功能、整体与局部功能的新方法。研究发现，缺血性心脏病患者等容舒张期压力下降时间与 DTI 所测左心室后壁舒张早期峰值速度呈负相关，表明 DTI 可无创评价各种心脏病的左心室舒张功能异常（图 15-4-1、彩图 72）。收缩期二尖瓣环下移速度是快速评价左心室收缩功能的一个良好指标，该参数与左心室射血分数呈线性相关，心尖四腔切面二尖瓣环下移峰值速度与左心室 EF 的相关性最为密切。

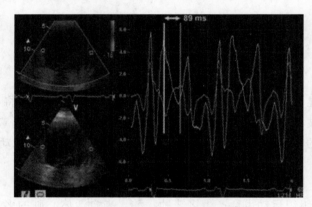

图 15-4-1　室壁运动组织多普勒成像

3. 评估心肌血流灌注　利用 PDTI 可评估心肌血流灌注，有报道显示，因缺血而运动减弱或消失的心肌组织在 PDTI 图像上表现为色彩暗淡或紫黑色区域，与正常心肌组织的金黄色分界明显，PDTI 和超声造影心肌血流灌注显像显示的平均左心室心肌缺血面积无显著差异，虽然都大于病理梗死心肌内膜面积，但均高度相关。三种方法显示的梗死心肌内膜面积无显著差异表明 PDTI 可作为定量心肌缺血范围的可靠方法。

 ## 第五节　超声造影

　　超声造影又称声学造影，是利用造影剂使后散射回声增强，明显提高超声诊断的分辨率、敏感性和特异性的技术。随着仪器性能的改进和新型声学造影剂的出现，超声造影已能有效地增强心、肝、肾、脑等实质性器官的二维超声影像和血流多普勒信号。观察正常组织和病变组织的血流灌注情况，已成为超声诊断的一个十分重要和很有前途的发展方向。有人把超声造影看作是继二维超声、多普勒彩色血流成像之后的第三次革命。

一、超声造影原理

　　血细胞的散射回声强度为软组织回声强度的 $1/10000\sim1/1000$，在二维图像上表现为"无回声"，对于心内膜或大血管的边界通常容易识别。但由于混响效应和分辨率的限制，有时心内膜显示模糊，通常无法显示小血管。超声造影是通过造影剂来增强血液的背向散射，使血流清楚显示，从而达到对某些疾病进行鉴别诊断的一种技术。由于在血液中的造影剂回声比心壁更均匀，而且造影剂是随血液流动的，不易产生伪像。

二、超声造影剂

对于不同的应用,需要选用不同的造影剂。目前最受关注的是用来观察组织灌注状态的微气泡造影剂。通常把直径小于 10 μm 的小气泡称为微气泡。依据微气泡内包裹气体的种类可将造影剂划分为第一代和第二代微气泡造影剂。第一代微气泡造影剂内含空气,第二代微气泡造影剂内含惰性气体。

以德国先灵(Schering)公司的利声显(Levovist)为代表的第一代微气泡造影剂,其包裹空气的壳厚、易破,谐振能力差,而且不够稳定。当微气泡不破裂时,谐波很弱,而微气泡破裂时谐波很丰富。所以通常采用爆破微气泡的方式进行成像。它利用爆破的瞬间产生强度较高的谐波,心脏应用时,采用心电波触发;腹部应用时,采用手动触发。

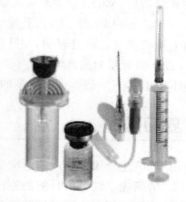

图 15-5-1 第二代微气泡造影剂

以意大利博莱科(Bracco)公司的声诺维(Sonovue)为代表的第二代微气泡造影剂,其内含高密度的惰性气体六氟化硫,稳定性好,造影剂有薄而柔软的外膜,在低声压的作用下,微气泡也具有好的谐振特性,振而不破,能产生较强的谐波信号,可以获取较低噪声的实时谐波图像,这种低机械指数(MI)的声束能有效地保存脏器内的微气泡,而不被击破,有利于有较长时间扫描各个切面。由于新一代造影剂的发展,实时灰阶灌注成像成为可能(图 15-5-1)。

高质量的新型声学造影剂应具有如下特点:①高安全性、低副作用;②微气泡大小均匀,直径小于 10 μm 并能控制,可自由通过毛细血管,有类似红细胞的血流动力学特征;③能产生丰富的谐波;④稳定性好。第二代微气泡造影剂就具备上述特点。目前除了用于组织显像的声学造影剂发展迅速外,具有诊断和治疗双重作用的靶向声学造影剂也在研究中。

三、超声造影技术

超声造影技术除了常规的造影谐波成像外,还有间歇式超声成像、能量对比谐波成像、反脉冲谐波成像、受激声波发射成像、低机械指数成像、造影剂爆破成像等方法。无论采用何种方法,对一台能进行造影的超声设备必须具有足够的带宽、高动态范围,能够提供充分的参数,如造影时间、MI 和声强、实时动态硬盘存储功能等。下面以两种方法为例做扼要介绍。

1. 造影剂爆破成像 使用第一代微气泡造影剂时,为了观察造影剂在血管脏器和组织中的分布信息,通常采用爆破微气泡的方式,以获取丰富的谐波。通过心电波触发进行爆破对比谐波成像,可以获取心肌灌注图像;而在肝脏等腹部脏器中,则使用手动触发,来获取造影剂对肿瘤灌注的时相图像。

2. 低机械指数成像 当发射超声的机械指数 MI 低于 0.15 时,称为低机械指数超声波。采用这种低于微气泡被击破时的能量的超声波进行的造影称为低机械指数成像。这种方法可以实现血流连续谐波成像,也能减少组织谐波的干扰。该技术使用第二代微气泡造影剂(图 15-5-2)。

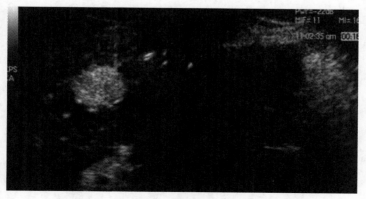

图 15-5-2 肝脏结节超声造影(低机械指数成像)

四、超声造影的临床应用

心脏声学造影技术自 20 世纪 60 年代末应用于临床以来发展很大,右心声学造影在诊断先天性心脏病方面的价值已得到充分肯定。

将含有微气泡的造影剂直接经外周静脉注入抵达冠状动脉循环来评价心肌微循环的完整性的心肌灌注声学造影(MCE)也逐渐进入临床,由单纯定性研究进入定量研究阶段。

声学造影在肝、肾、子宫、乳腺、甲状腺等实质性脏器的临床应用中,已证实在肿瘤的检出和定性诊断中有着重要意义。研究表明,在肝肿瘤数量的诊断方面,声学造影优于常规超声和螺旋 CT。尤其在检测 1 cm 以下的亚厘米病灶方面,声学造影的诊断能力可优于或至少与螺旋 CT 具有同样的敏感性。与 CT 和 MRI 相比,声学造影拥有更多的优越性,如安全性好、无过敏反应、实时性、检查费用相对较低等。

复习题

1. 请简述介入性超声的适应证和禁忌证。
2. 请简述三维超声目前的临床应用。
3. 请简述超声造影对肝脏结节的鉴别诊断价值。

附 录 实验指导

 ## 实验一 超声诊断仪的使用及维护

一、实验目的

学生能够掌握超声诊断仪的规范操作,能够根据不同情况合理调节各类参数;掌握超声诊断仪的基本维护保养。

二、实验设备

实验设备为彩色多普勒超声诊断仪。

三、实验内容与步骤

1. 超声诊断仪的使用与调节

(1)接通电源,开机。

(2)选择腹部探头,常规腹部条件。

(3)冻结与解冻。

(4)调节总增益和深度增益补偿。

(5)调节深度。

(6)调节焦点数目与位置。

(7)调节频率。

(8)启动彩色多普勒超声诊断仪。

(9)调节 CDFI 取样框大小。

(10)调节 CDFI 量程。

(11)调节 CDFI 增益。

(12)调节 CDFI 血流的最佳灵敏度。

(13)在 CDFI 的基础上启动频谱多普勒(PW)。

(14)调节 PW 量程。

(15)调节 PW 增益。

(16)由腹部探头切换至浅表探头。

(17)按程序关机。

2. 超声诊断仪的基本维护保养

(1)测量超声诊断仪房间内的温度与湿度。

(2)房间除尘和超声诊断仪的清洁。

(3)查看记录超声诊断仪的电源电压。

(4)查看超声诊断仪的水平稳定性。

（5）超声探头的清洁。

（6）过滤网的拆卸、清洗、安装。

四、注意事项

（1）保持实验室的清洁和秩序。

（2）保证电源安全，确保各电源接口的稳固性和密闭性。

（3）爱护设备，特别避免探头碰撞。

（4）服从安排，严格按照实验内容和步骤进行实验。

（5）实验中遇到异常情况及时向教师汇报。

五、实验时数

该实验的时数为 2 学时。

 # 实验二　超声探测的基本方法

一、实验目的

（1）掌握超声检查基本检查程序及操作手法，并能够正确识别声像图各个方位。

（2）熟悉检查前的各项准备工作。

（3）能够正确描述、记录、分析图像。

二、实验设备

实验设备有超声诊断仪、检查床、耦合剂等。

三、实验内容与步骤

（一）做好检查前的各项准备工作

（1）接通超声诊断仪电源，开机。

（2）选择相应的探头，将超声诊断仪调节至最佳状态。

（3）选择一名同学作为被检查者进行示教，教师示教讲解，学生观察学习。

（二）操作过程，教师边操作边进行讲解

（1）常用扫查方法的演示。

（2）声像图上方位的识别及各个组织器官的识别。

（3）正常组织的回声的显示。

（4）若发现异常回声，需对异常情况进行记录，如位置、形态、大小、边界回声、内部回声、后方回声、周围改变、功能改变等。

（三）同学们自由练习，教师在旁进行指导

四、注意事项

（1）保持实验室的清洁和秩序。

（2）爱护设备，特别避免探头碰撞、水浸。

（3）服从安排，严格按照实验内容和步骤进行实验。

（4）实验中遇到异常情况及时向教师汇报。

五、实验时数

该实验的时数为 2 学时。

实验三　肝脏超声检查

一、实验目的

（1）掌握超声检查肝脏的检查前准备，探测体位、探测途径及探测方法。

（2）掌握正常肝脏的超声检查方法和肝脏分叶分段法。

（3）熟悉肝脏探测途径中的标准切面的探测方法和声像图特征。

二、实验设备

（1）B 型超声诊断仪。

（2）耦合剂、卫生纸等。

三、实验内容与步骤

（一）教师示教实训内容和方法

教师操作演示：结合超声诊断仪的使用，演示讲解正常肝脏的探测方法，肝及肝内外管道系统的超声测量注意事项，讲解从不同途径探测各标准切面声像图的步骤及方法，真实操作，加深学生对各标准切面的声像图及操作手法、注意事项的理解。

（二）学生分组上机实训操作

（1）重复示教内容，观察肝脏实质回声、肝脏管道结构、肝脏分叶分段，体会操作方法，感受操作方法与声像图的关系。

（2）完成肝脏标准切面的探查。

（3）完成整个肝脏的探查：注意探查顺序，注意将肝脏探查全面，特别注意超声探测易遗漏的"盲区"。

（4）探测过程中，注意与被检查者呼吸的配合，以获得满意的声像图。

（5）测量正常肝脏径线值，左肝厚径、长径，右肝最大斜径。

（三）教师巡回辅导、纠正答疑

学生上机操作时，学生有问题及时提出，教师及时进行解答指导，使学生在操作过程中真正掌握肝脏超声检查的正确方法。

四、注意事项

（1）注意探测过程中的图像方位。

（2）注意了解肝脏常用切面的声像图的特征和探测位置、探测方法。

（3）教师注意针对实训过程中的主要问题做点评、指导讲解。

五、实验时数

该实验的时数为 2 学时。

实验四 胆道系统超声检查

一、实验目的

（1）掌握胆道系统的扫查方法和正常声像图特点及参考值；胆道系统常见病的超声特点，包括胆囊结石、急慢性胆囊炎、胆囊小隆起病变、胆囊癌、胆管结石、胆管癌、先天性胆总管囊肿、梗阻性黄疸等。

（2）熟悉胆道系统超声解剖。

（3）了解胆道系统常见病的鉴别诊断。

二、实验设备

（1）彩色多普勒超声诊断仪。

（2）耦合剂、卫生纸等。

三、实验内容与步骤

（一）教师示教实训内容和方法

（1）教师操作演示：选择学生作为模特，教师演示讲解正常胆囊及胆管的探测方法、胆道系统的超声测量注意事项。

（2）操作方法：结合超声诊断仪的使用，讲解从不同途径探测各标准切面声像图的步骤及方法，让学生们对各切面声像图的表现及特点有真实感受，理解胆囊及胆管超声诊断探测注意事项及操作规程。

（二）学生分组上机实训操作

（1）重复示教内容，观察正常胆囊及胆管的探测方法，识别胆囊炎、胆囊结石、胆管结石及胆囊息肉声像图表现，体会操作方法，感受操作过程中图像变化与操作方法的关系。

（2）观察阻塞性黄疸梗阻部位的判断，注意肝外及肝内胆管有无扩张，胆囊有无增大，分析造成扩张的原因及梗阻部位。

（3）指出和纠正学生在描述过程中可能出现的问题和错误，重申探测注意事项和分析疾病的方法和步骤，以提高学生操作能力和分析诊断疾病的水平。

（三）教师巡回辅导、纠正答疑

学生上机操作时，学生有问题及时提出，教师及时进行解答指导，使学生在操作过程中真正掌握胆囊超声检查的正确方法。

四、注意事项

（1）在扫查胆囊时，需清楚显示完整的胆囊，即胆囊底至胆囊颈均需显示清楚。

（2）测量胆囊大小时，应以胆囊最大前后径为主，前后径比长径更具有临床意义。

（3）胆囊壁的厚度测量采取横切胆囊，测量胆囊床侧胆囊壁的厚度，该处可较准确测量胆囊壁的厚度，不受气体、大网膜及肠管的影响。

（4）当胆囊腔内发现强回声光团，而不能确定为结石或肠道气体时，可改变体位或饮少量水后观察光团是否移动及形态是否改变。

（5）胆总管下段显示不清楚时，可饮水或口服胃造影剂消除胃肠道气体的干扰，有利于胰头和胆总管下端显示。

五、实验时数

该实验的时数为 2 学时。

实验五　脾脏超声检查

一、实验目的

通过脾脏超声实训操作,学生们熟悉脾脏超声扫查方法,对脾脏正常声像图表现有所认识,学会脾脏超声测量方法。通过观看脾脏常见疾病声像图视频,掌握脾脏常见疾病的声像图表现。通过实验学习,培养学生们关爱患者的服务意识和严谨认真的工作态度。

二、实验设备

(1)耦合剂。

(2)实时超声诊断仪,3.0～3.5 MHz线阵或凸阵探头。

(3)被检查者。

(4)纸巾。

(5)脾脏常见疾病视频资料:光盘等。

(6)多媒体投影仪。

三、实验内容和步骤

(一)实训操作

(1)选择探头。

(2)实时超声诊断仪各项调节处于工作状态。

(3)扫查技术:

①被检查者右侧卧位,充分暴露被检查部位,涂耦合剂。探头在左腋前线和腋中线之间的第9～11肋之间进行肋间扫查,显示脾脏的长轴切面。

②被检查者仰卧位,探头在左腋中线做脾脏冠状切面扫查,之后声束平面向腹侧倾斜显示脾脏前倾冠状切面图像。

(二)视频播放

播放脾脏常见疾病声像图视频,认识脾脏的正常声像图表现和熟悉脾脏常见疾病(弥漫性脾肿大、脾破裂等)的超声声像图表现。

四、注意事项

掌握脾脏常用切面的声像图,学会测量脾脏的长径和厚度。

五、实验时数

该实验的时数为2学时。

实验六　胰腺超声检查

一、实验目的

通过胰腺超声实训操作,学生们熟悉胰腺超声扫查方法,对胰腺正常声像图表现有所认识。通过观看脾脏常见疾病声像图视频,掌握胰腺常见疾病的声像图表现。通过实验学习,培养学生们关爱患者的服务意识和严谨认真的工作态度。

二、实验设备

(1) 耦合剂。
(2) 实时超声诊断仪,3.0～3.5 MHz 线阵或凸阵探头。
(3) 被检查者。
(4) 纸巾。
(5) 胰腺常见疾病视频资料:光盘等。
(6) 多媒体投影仪。

三、实验内容和步骤

(一) 实训操作

(1) 选择探头。
(2) 实时超声诊断仪各项调节处于工作状态。
(3) 扫查技术:
①被检查者取仰卧位,充分暴露被检查部位,于上腹部涂耦合剂。
②确定胰腺位置。
③按顺序进行胰腺横切面和纵切面扫查。
④按照胰腺测量标准,对胰腺各部进行测量。

(二) 视频播放

播放胰腺常见疾病声像图视频,认识胰腺的正常声像图表现和熟悉常见疾病(急慢性胰腺炎、胰腺囊肿、胰腺癌、壶腹周围癌等)的超声声像图表现。

四、注意事项

因胃肠道气体的影响,部分被检查者的胰腺可能显示不满意,为获得较为满意的胰腺声像图,需要注意以下几个方面:

(1) 被检查者应空腹 8 h 以上,必要的时候需饮水 500 mL 以充盈胃作为透声窗。

(2) 因胰腺长轴在体内的位置为左高右低,宜采用斜切的扫查方法,探头取 15°～30°,以便于显示胰腺全貌。

(3) 可采取坐位检查,以肝脏为透声窗,这样可以避免胃内气体的干扰,必要的时候可采用加压滑行的扫查方法。

(4) 从后往前寻找胰腺的位置,由于腹膜后血管和脊柱比较固定,因此,找到脾静脉,其前方的脏器就是胰腺。

五、实验时数

该实验的时数为 2 学时。

 # 实验七　胃肠超声检查

一、实验目的

(1) 掌握胃肠超声检查方法,掌握胃肠正常声像图特征。

（2）熟悉胃肠超声解剖及胃肠常见疾病的声像图特点，包括急性阑尾炎、肠梗阻、肠套叠、胃溃疡、十二指肠溃疡、胃癌、大肠癌、胃穿孔、十二指肠穿孔、胃结石与异物、胃肠间质瘤等。

（3）了解胃肠常见疾病的超声鉴别诊断。

二、实验设备

实验设备为彩色多普勒超声诊断仪。

三、实验内容与步骤

（1）胃肠超声解剖特征复习。

（2）正常胃肠壁声学特征的观察，分空腹与充盈两种状态。

（3）胃、十二指肠作为一个器官，分互相延续的又各具特征的十部分进行检查。小肠、大肠、阑尾检查。

（4）常见9种胃肠道疾病声像图特点。

四、注意事项

（1）在检查前首先熟悉胃肠解剖特征及形态的空间变异，尤其熟悉胃、横结肠、乙状结肠、阑尾等的声像图特征。

（2）空腹时，胃肠管壁黏膜形成许多褶皱，腔内有气体、黏液。饮用有回声型充盈剂，可使黏膜褶皱展平，气体、黏液消除，因此，胃肠超声一般应进行空虚与充盈两种状态下的对照检查。

（3）蠕动是胃肠道基本运动形式，胃肠蠕动频率缓慢而持久，故观察胃肠蠕动，要适当等待。

（4）胃肠疾病可由肠系膜血管疾病引起，胃肠超声不应遗漏。

（5）每个部位尽量获取3个互相垂直切面，至少2个互相垂直切面观察，以防误诊、漏诊。

五、实验时数

该实验的时数为2学时。

实验八　泌尿系统及男性生殖系统超声检查

一、实验目的

（1）掌握泌尿系统及男性生殖系统的超声检查方法。

（2）掌握泌尿系统及男性生殖系统正常声像图表现。

（3）掌握肾结石、肾积水的声像图特点。

（4）掌握膀胱结石、前列腺增生的声像图特点。

二、实验设备

实验设备及用品有彩色多普勒超声诊断仪、检查床、耦合剂等。

三、实验内容与步骤

（1）开机前检查，检查完毕后，接通电源，调试超声设备。

（2）做好检查前准备，泌尿系统检查应嘱被检查者提前憋尿。

（3）以正常人双肾、膀胱、前列腺为模型，示教超声扫查方法、常规切面。

（4）观察肾脏、膀胱、前列腺内部结构回声，测量双肾、膀胱、前列腺大小并记录数据。

（5）描述正常肾脏、膀胱、前列腺声像图特征。

（6）书写超声诊断报告，多媒体及病例示教肾积水、肾结石、膀胱结石等泌尿系统常见疾病及男性生殖系统的声像图表现后书写超声诊断报告。

（7）正常关机。

四、注意事项

（1）实验过程中保持实验室清洁，维护实验室秩序。

（2）实验过程中爱护实验设备，避免损伤超声探头及主机。

（3）实验人员服从实验室安排，严格按照实验步骤和内容逐一进行实验。

五、实验时数

该实验的时数为 2 学时。

实验九　妇科超声检查

一、实验目的

学生掌握子宫、附件经腹部探测前准备及注意事项；熟悉正常子宫、卵巢超声表现。熟悉子宫肌瘤、子宫腺肌症声像图特点及鉴别诊断要点。

二、实验设备

彩色多普勒超声诊断仪，根据需要可选择经腹、经阴道或经直肠超声探头。经腹超声检查宜选用凸阵探头，探头频率为 3.5 MHz。经阴道和直肠超声检查用经阴道或经直肠超声探头，探头频率为 5~7.5 MHz。耦合剂、卫生纸、超声诊断学课件、VCD 等。

三、实验内容与步骤

（一）检查前准备

（1）经腹超声检查：受检者检查前应适度充盈膀胱，以能清晰显示宫底为标准。若膀胱充盈不良，透声窗较小，子宫、附件的显示会受到肠内容物干扰。

（2）经阴道超声检查：受检者检查前排空小便，或留少量小便，便于更好地显示子宫及附件。

（3）经直肠超声检查：受检者检查前排空大便。

（二）教师示教实验内容及方法

教师先选择一体形适中的学生为模特进行正常妇科经腹超声检查的示教。然后再进行妇科疾病超声的示教。

1. 病例教学法　教师提前预约子宫肌瘤或子宫腺肌症患者，在进行疾病检查的同时进行示教，让学生对不同妇科疾病声像图的表现及特点有真实了解，注意对患者的尊重和保护，杜绝一切与医疗无关的检查，把对患者关爱的理念融入教学实践中。

（1）受检者体位：

① 经腹超声检查：受检者采取仰卧位，伸展下肢，充分暴露下腹部，放松。

② 经阴道超声检查：受检者取截石位。

③ 经直肠超声检查：受检者取左侧卧位。

（2）检查技术：

① 经腹超声检查：在耻骨联合上方检查区涂上适量耦合剂，使探头与皮肤充分接触，滑动探头对盆腔

内脏器做纵、横连续扫查,确定有无子宫及附件,调节仪器获得满意的子宫纵、横切面。探查右侧附件区,可将探头置于左侧,适当加压向右侧观察;反之,置于右侧,适当加压向左侧观察左侧附件区。可做:a.下腹横向扫查;b.下腹纵向扫查;c.下腹斜向扫查;d.下腹扇形扫查。

②　经阴道超声检查:将阴道探头涂上适量耦合剂,套上完好无菌的避孕套,在避孕套表面涂上适量无菌耦合剂,嘱受检者平静呼吸,将阴道探头置入阴道,使探头紧贴宫颈表面。通过前后左右转动操作杆,获得满意的子宫及附件声像图。

(3) 数据测量:

①　子宫大小的测量:在子宫纵切面上从宫底至宫颈内口的距离为宫体长度,从宫颈内口至宫颈外口的距离为宫颈长度,两者相加为子宫的全长;在此切面上测量子宫前后径,与子宫长径垂直的最大径线;在子宫横切面上测量子宫横径,此切面能清晰显示两侧宫角且子宫断面呈椭圆形,在两侧宫角下缘测最大径线。

②　卵巢大小的测量:在卵巢的纵、横切面上测量其最大长径、横径和前后径。

③　子宫动脉血流参数的测定部位:主干位于宫颈两旁,在该处测量血流参数。

④　卵巢血流参数的测定:有卵泡发育的卵巢在月经周期的不同时期血流参数不同。在清晰的二维图像上叠加彩色,将频谱取样容积置于兴趣区的彩色血流信号上,观察波形,测量频谱参数。

2. 影视教学法　播放《超声诊断学》教学课件、多媒体教学 VCD 资料片,重点讲解子宫肌瘤、子宫腺肌症声像图特点并注意两者之间的鉴别,重点观察子宫的大小、形态及肌层回声,宫腔内膜线是否有偏移;认识卵巢肿瘤的特征性超声表现(卵巢大小、内部回声)。

3. 实践法　可安排学生到医院参观见习,完成教学内容的学习。

(三) 学生分小组上机操作实践

(1) 同学之间互相检查:观察正常子宫、附件声像图特征并与病变的声像图比较。

(2) 实验结束后清洁仪器。

(四) 教师巡回辅导纠正错误、答疑

在学生上机操作时教师及时进行指导,指出学生在操作过程中的问题及错误,讲解纠正,使学生在操作过程中真正掌握正确的操作方法和技巧。解答学生在教学资料片观看过程中及教师为相关妇科疾病患者进行检查时的问题。

四、注意事项

(1) 保持实验室的清洁和秩序。

(2) 爱护设备,特别避免探头碰撞、水浸。

(3) 服从安排,严格按照实验内容和步骤进行实验。

(4) 实验中遇到异常情况及时向教师汇报。

五、实验时数

该实验的时数为 2 学时。

 # 实验十　浅表器官超声检查

一、实验目的

(1) 掌握甲状腺、乳腺、浅表淋巴结的基本检查方法。

(2) 熟悉甲状腺功能亢进症、乳腺增生症、乳腺纤维瘤的声像图表现。

(3) 了解甲状腺结节、乳腺癌、异常淋巴结的基本声像图特征,了解甲状腺、乳腺及淋巴结常见疾病间的鉴别要点。

二、实验设备

（1）仪器：彩色多普勒超声诊断仪。

（2）耦合剂。

（3）卫生纸。

（4）影像资料：《超声诊断学》的课件、多媒体教学 VCD 资料。

三、实验内容和方法

（一）教师示教实践内容及方法

1. 病例教学法

（1）提前预约相关浅表器官疾病的患者。

（2）在进行相关浅表器官疾病检查的同时进行示教，让学生对不同器官不同疾病声像图的表现及特点有切身感受。

（3）需要注意对患者的尊重和隐私保护，把关爱患者的理念融入教学实践中。

2. 影视教学法 根据影像资料进行相关浅表器官疾病声像图表现讲解。

（二）学生分组上机操作实践

（1）同学之间互为模特，观察正常浅表器官声像图特征并记录。

（2）认识正常乳腺解剖层次与结构；对乳腺增生症、乳腺纤维瘤、乳腺癌的声像图表现及鉴别要点有一定了解。对乳腺肿块知道如何描述（如从形态、大小、边界、内部回声、血流信号及有无转移性淋巴结等进行描述）。

（3）认识正常甲状腺声像图及周围解剖结构；对甲状腺功能亢进症、结节性甲状腺肿、甲状腺腺瘤、甲状腺癌的声像图表现及鉴别诊断有一定了解。对甲状腺结节知道如何描述（如从形态、大小、边界、内部回声、血流信号、颈侧区淋巴结有无异常等进行描述）。

（4）熟悉全身浅表淋巴结的分布，认识正常淋巴结的声像图表现。对异常淋巴结知道如何描述（如从部位、回声、数目、大小、形态、内部回声、有无坏死等进行描述）。

（三）教师巡回辅导纠错、答疑

在同学相互检查的过程中进行巡视，及时发现探测方法、标准切面识别方面的问题及错误，并讲解纠正。解答学生在观看影像资料过程中及教师为患者进行检查时的问题。

（四）实践评价和思考

（1）分析讨论实践过程中的问题，自评达到了哪些实践目的和要求。

（2）独立完成实践报告，总结归纳正常甲状腺、乳腺、淋巴结的声像图表现，了解甲状腺、乳腺、淋巴结常见病、多发病的异常声像图特点及鉴别要点。

（3）针对学生操作过程中所存在的问题及原因和实践报告中的共性问题进行点评，提出改进办法和措施。

四、注意事项

（1）保持实验室的整洁和秩序。

（2）爱护设备，避免探头碰撞、水浸。

（3）服从安排，严格按照实验内容和步骤进行实验。

（4）实验中遇到异常情况及时向教师汇报。

（5）由于眼组织比较敏感，在行超声检查时时间不宜过长，应将输出功率调低，使机械指数（MI）小于0.2。

（6）甲状腺及乳腺检查时，加压时力度适中，以免造成包块变形及影响血流分布的判定，从而影响诊断。

五、实验时数

该实验的时数为 2 学时。

 # 实验十一　介入性超声检查

一、实验目的

学生熟悉介入性超声的常用器械，掌握介入性超声的消毒，在实验物品和动物脏器上练习介入性超声穿刺。

二、实验设备

彩色多普勒超声诊断仪、穿刺引导器、穿刺活检枪、PTC 针、穿刺活检消毒包、消毒柜、脸盆、硬币、小面团、离体猪肝、消毒手套等。

三、实验内容与步骤

1. 超声引导下触碰脸盆内硬币

（1）在脸盆内装入适量深度自来水，在盆底放置 1 角、5 角、1 元硬币各 1 枚。

（2）接通超声诊断仪电源，开机。

（3）选择腹部探头，常规腹部条件，调出穿刺引导线。

（4）给探头套上隔水薄膜，在探头上加装穿刺引导器。

（5）佩戴手套。

（6）探头接触液面寻找各个硬币回声，使穿刺引导线瞄准硬币。

（7）PTC 针通过穿刺引导器并在超声实时引导下触碰 1 元硬币，当针尖接触到硬币回声时查看效果。

（8）同法触碰 5 角、1 角硬币。

（9）实验结束后清洁仪器、器械。

2. 超声引导下穿刺离体猪肝内小面团

（1）将小面团埋入猪肝内。

（2）超声扫描到小面团回声，在肝表面确定穿刺点。

（3）按照规范动作消毒、铺巾。

（4）模拟局部麻醉。

（5）给穿刺活检枪安装穿刺活检针。

（6）在超声实时引导下瞄准肝内小面团回声并击发，查看穿刺效果。

（7）实验结束后清洁仪器、器械。

四、注意事项

（1）保持实验室的清洁和秩序。

（2）爱护设备，特别避免探头碰撞、水浸。

（3）避免穿刺活检枪和 PIC 针对人身的伤害。

（4）服从安排，严格按照实验内容和步骤进行实验。

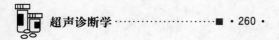

（5）实验中遇到异常情况及时向教师汇报。

五、实验时数

该实验的时数为 1 学时。

超声诊断学教学大纲（供医学影像技术专业使用）

一、课程性质

超声诊断学是一门以电子学与医学工程学的最新成就和解剖学、病理学等形态学为基础并与临床医学密切结合，既可非侵入性地获得活性器官和组织的精细大体断层解剖图像和观察大体病理形态学改变，亦可使用介入性超声或腔内超声探头深入体内获得超声图像，从而使一些疾病得到早期诊断的新兴学科。超声诊断学属医学影像诊断学范围，是医学影像诊断专业的必修课。

二、课程任务

本课程内容包括超声诊断的物理基础和原理；超声诊断的检查方法和诊断术语；超声诊断的正常声像图和病理声像图表现；介入性超声等。其总任务是使学生能运用超声诊断的基本理论、基本知识和基本技能，对常见病进行诊断。

三、教学方式方法

在教学过程中，坚持理论联系实际和启发式教学原则，采用讲授、演示、讨论、阅读、电教、录像、课件和见习等多种方法组织教学，传授知识，并通过提问、测验和操作，评价学生的理论知识和技能技术水平。

四、总体教学目标

（1）掌握超声诊断学的各脏器声像图的识别、疾病的超声诊断标准及鉴别诊断，同时培养学生的继续学习能力，以获取不断更新的专业新知识、新技术。

（2）具有规范而熟练的超声技能操作能力，能在现代医学观的指导下应用超声理论知识去认识、思考超声诊断过程中面临的问题。

（3）具有良好的职业道德修养、团队合作精神和服务意识。

五、教学时间分配表（大纲拟定课程共80学时，理论54学时，实践26学时）

序号	章　节	授课时数		
		理论	实践	总学时
1	绪论	0.5	0	0.5
2	超声诊断的物理基础	2.5	2	4.5
3	超声诊断基础	4	2	6
4	肝脏超声检查	6	2	8
5	胆道系统超声检查	4	2	6
6	脾脏超声检查	2	2	4
7	胰腺超声检查	2	2	4
8	胃肠超声检查	2	2	4
9	泌尿系统及男性生殖系统超声检查	6	2	8

序号	章　节	授课时数		
		理论	实践	总学时
10	妇科超声检查	6	2	8
11	产科超声检查	6	2	8
12	新生儿超声检查	1	1	2
13	心脏及血管超声检查	8	2	10
14	浅表器官超声检查	2	2	4
15	超声临床新进展	2	1	3
合计		54	26	80

参考文献

CANKAOWENXIAN

[1] 王新房,谢明星.超声心动图学[M].5版.北京:人民卫生出版社,2016.

[2] 刘延玲,熊鉴然.临床超声心动图学[M].3版.北京:科学出版社,2014.

[3] Carlos A. Roldan.临床超声心动图指南[M].北京:人民军医出版社,2008.

[4] 姜玉新,王志刚.医学超声影像学[M].北京:人民卫生出版社,2010.

[5] 钱蕴秋.超声诊断学[M].2版.西安:第四军医大学出版社,2008.

[6] 周进祝,李彩娟.超声诊断学[M].北京:人民卫生出版社,2014.

[7] 周进祝.超声诊断学[M].北京:人民卫生出版社,2011.

[8] 中华医学会.临床技术操作规范超声医学分册[M].北京:人民卫生出版社,2004.

[9] 周永昌,郭万学.超声医学[M].5版.北京:科学文献技术出版社,2006.

[10] 徐智章.现代腹部超声诊断学[M].2版.北京:科学出版社,2008.

[11] 刘树伟.断层解剖学[M].2版.北京:人民卫生出版社,2011.

[12] 康斌.骨骼肌肉系统疾病超声诊断学[M].北京:科学出版社,2001.

[13] 周丛乐.新生儿颅脑超声诊断学[M].北京:北京大学医学出版社,2007.

[14] 闫丹丹,张丹.急性肺损伤/急性呼吸窘迫综合征的肺部超声研究进展[J].中华临床医师杂志(电子版),2013,7(15):121-123.

[15] 戴九龙.肺疾病的超声诊断[J].中华医学影像学杂志,2013,(8):634-637.

[16] 姜玉新,王志刚.医学超声影像学[M].2版.北京:人民卫生出版社,2016.

[17] 杨文利,王宁利.眼超声诊断学[M].北京:科学技术文献出版社,2006.

[18] 李胜利.产科超声检查[M].北京:人民军医出版社,2008.

彩　图

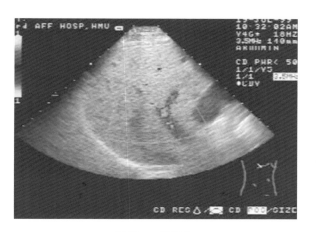

彩图 1　脂肪肝

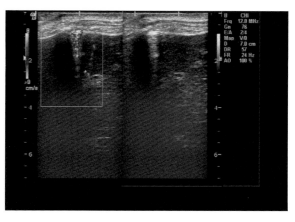

彩图 2　胃穿孔左肝前游离气体

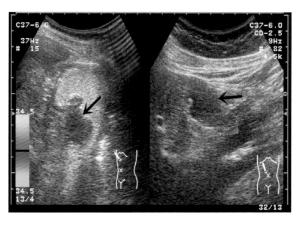

彩图 3　胃小弯侧实性包块（间质瘤）

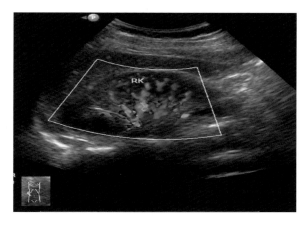

彩图 4　正常肾脏血管彩色多普勒声像图

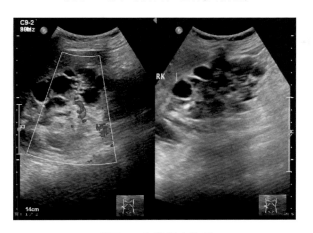

彩图 5　多囊肾声像图

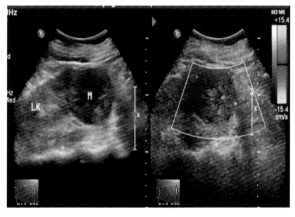

彩图 6　肾细胞癌声像图

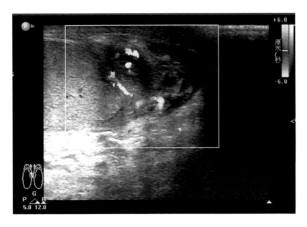

彩图 7　附睾炎血流声像图

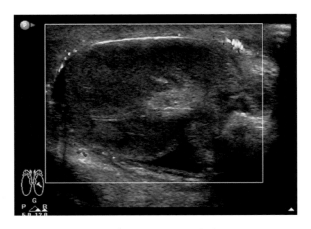

彩图 8　睾丸扭转血流声像图

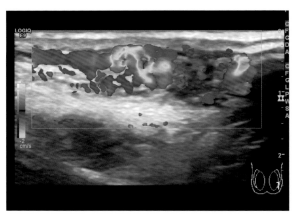

彩图 9　精索静脉曲张血流声像图

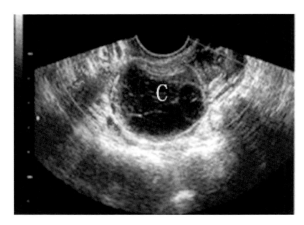

彩图 10　黄体囊肿

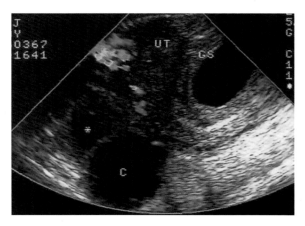

彩图 11　妊娠黄体囊肿

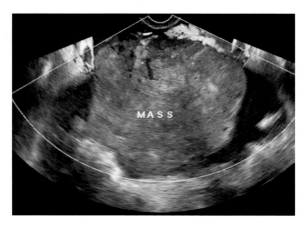

彩图 12　内胚窦瘤

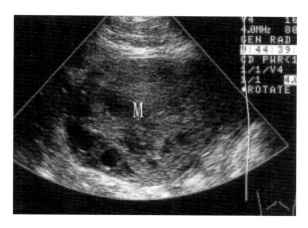

彩图 13　颗粒细胞瘤(纵切面)

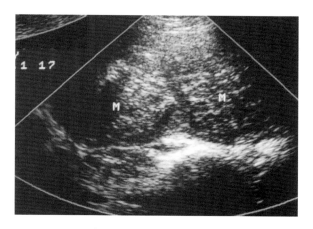

彩图 14　卵巢转移性肿瘤

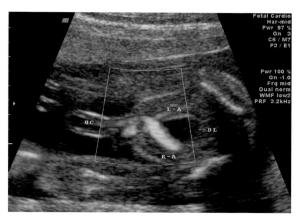

彩图 15　下腹部膀胱横切面

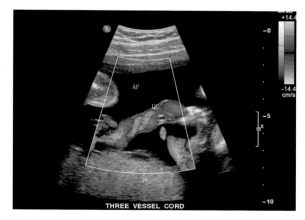

彩图 16　脐带的长轴切面

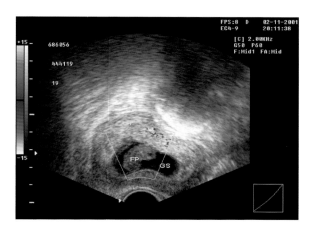

彩图 17　难免流产

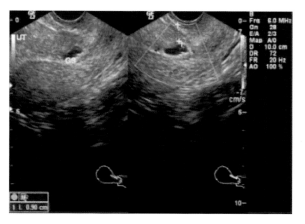

彩图 18　子宫剖宫产切口处妊娠

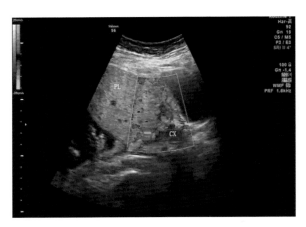

彩图 19　中央性前置胎盘

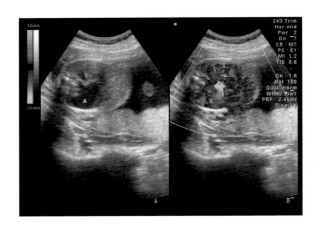

彩图 20　单心房单心室

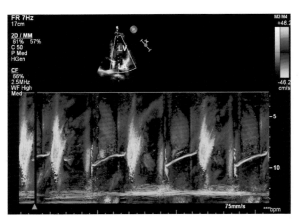

彩图 21　二尖瓣彩色 M 型超声心动图

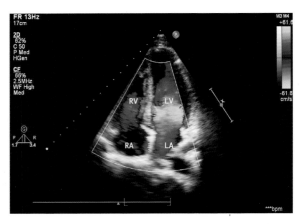

彩图 22　二尖瓣彩色多普勒血流图像

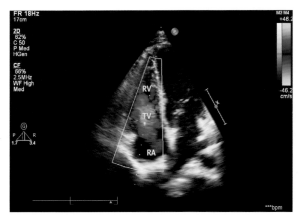

彩图 23　三尖瓣彩色多普勒血流图像

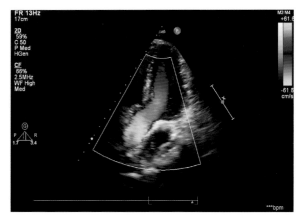

彩图 24　主动脉瓣彩色多普勒血流图像

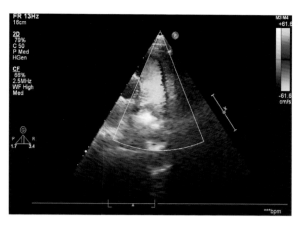

彩图 25　肺动脉瓣彩色多普勒血流图像

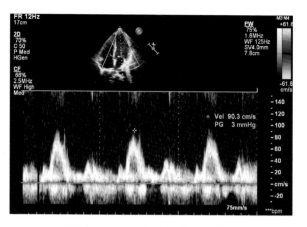

彩图 26　正常二尖瓣频谱多普勒波形

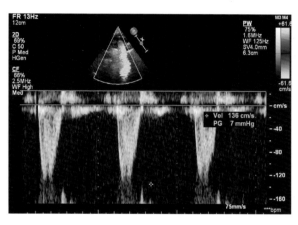

彩图 27　正常肺动脉瓣频谱多普勒波形

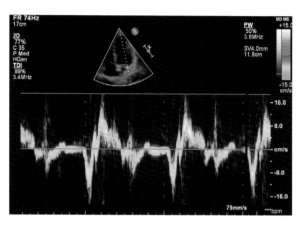

彩图 28　正常二尖瓣环根部组织多普勒

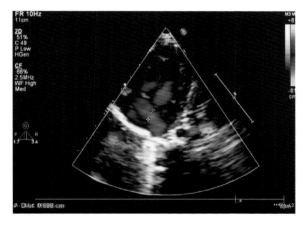

彩图 29　四腔心切面彩色多普勒显示左向右分流

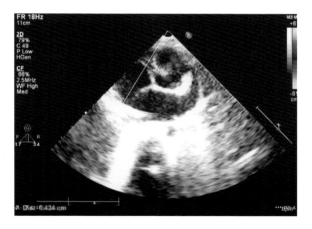

彩图 30　膜周部室间隔缺损

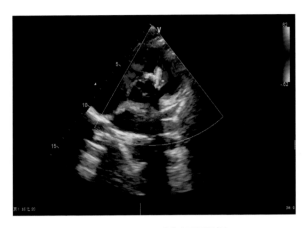

彩图 31 干下型室间隔缺损

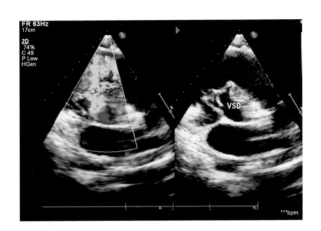

彩图 32 室间隔缺损

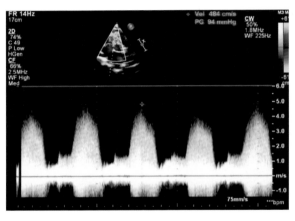

彩图 33 膜周部室间隔缺损

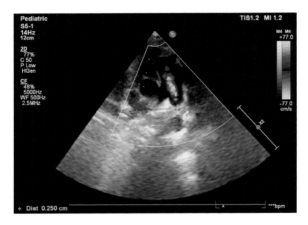

彩图 34 动脉导管未闭血流图(显示为红色)

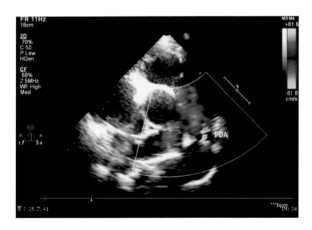

彩图 35 动脉导管未闭

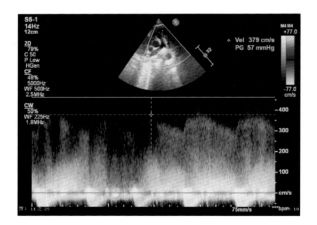

彩图 36 动脉导管未闭频谱(显示为双期连续频谱)

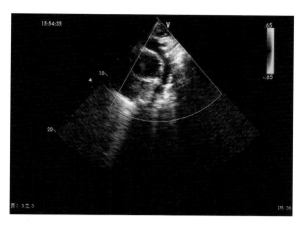

彩图 37　肺动脉瓣狭窄,主、肺动脉发育欠佳

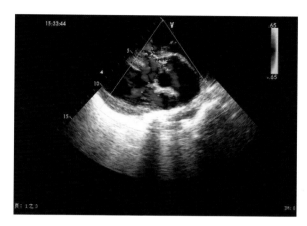

彩图 38　主动脉骑跨彩流信号(红蓝相间)

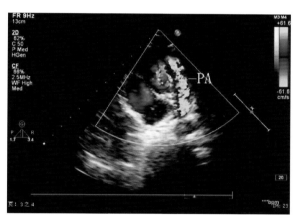

彩图 39　肺动脉长轴切面

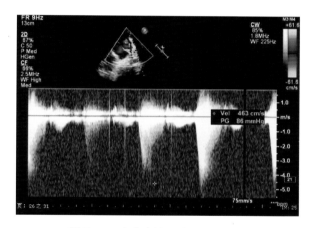

彩图 40　肺动脉瓣口狭窄血流频谱

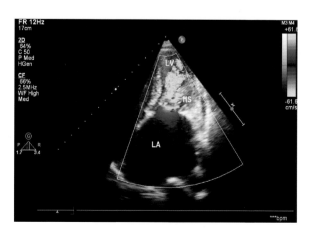

彩图 41　舒张期二尖瓣口以红色为主的五彩镶嵌血流信号

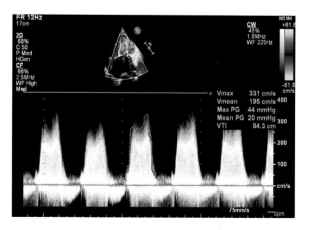

彩图 42　二尖瓣血流频谱

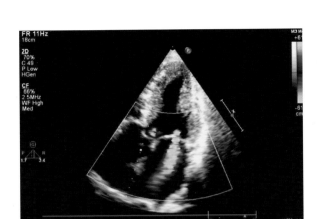

彩图 43　彩色多普勒收缩期二尖瓣口

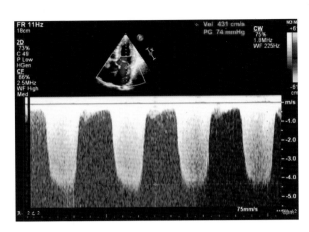

彩图 44　频谱多普勒收缩期的反向血流

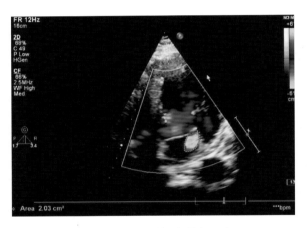

彩图 45　二尖瓣轻度关闭不全

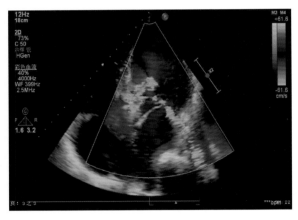

彩图 46　彩色多普勒瓣周漏

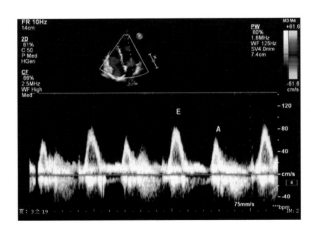

彩图 47　扩张型心肌病伴严重二尖瓣反流时的频谱多普勒超声心动图

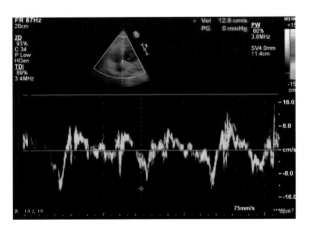

彩图 48　扩张型心肌病组织多普勒

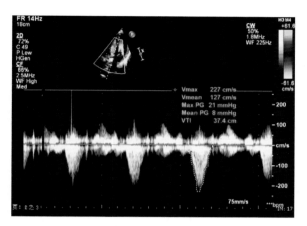

彩图 49　肥厚型心肌病（五腔心切面）

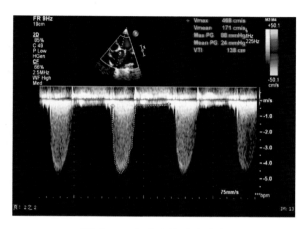

彩图 50　主动脉瓣重度狭窄

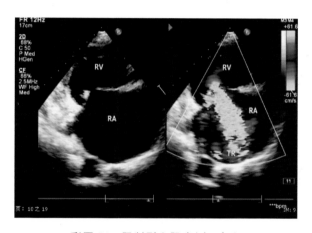

彩图 51　限制型心肌病（左、右心
房扩大，三尖瓣大量反流）

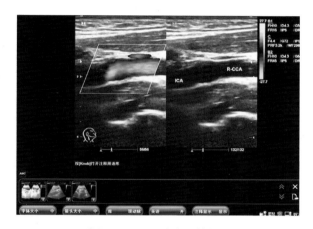

彩图 52　颈总动脉长轴切面

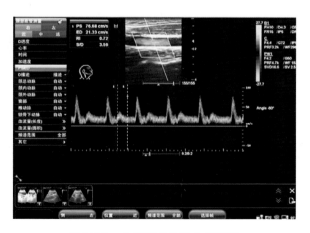

彩图 53　右侧颈总动脉血流频谱

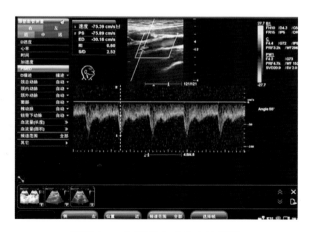

彩图 54　右侧颈内动脉血流频谱

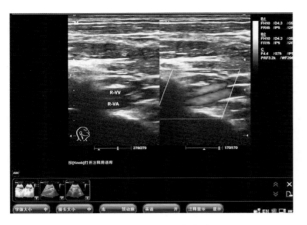

彩图 55　正常椎动脉声像图

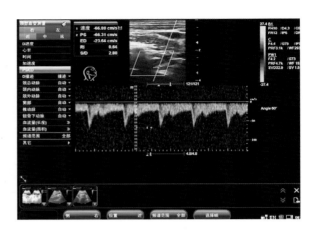

彩图 56　正常椎动脉血流频谱

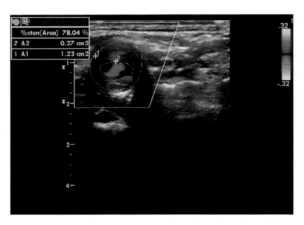

彩图 57　颈总动脉短轴切面显示狭窄

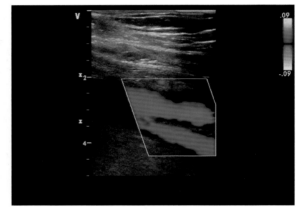

彩图 58　股动脉彩色多普勒

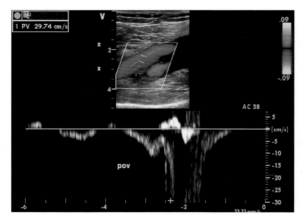

彩图 59　腘静脉血流频谱

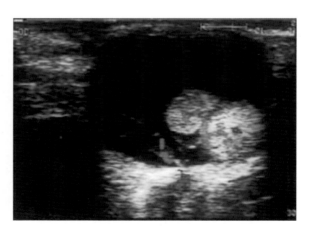

彩图 60　脉络膜黑色素瘤声像图

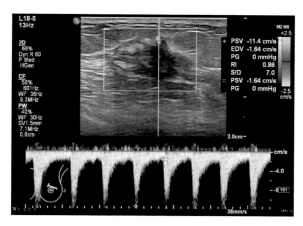

彩图 61　乳腺癌频谱多普勒声像图

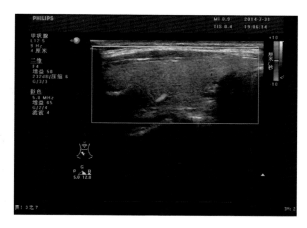

彩图 62　正常甲状腺实质血流信号

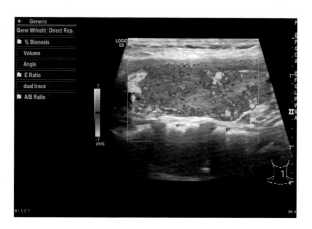

彩图 63　原发性甲状腺功能亢进症

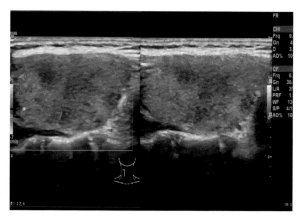

彩图 64　亚急性甲状腺炎泼墨样改变声像图

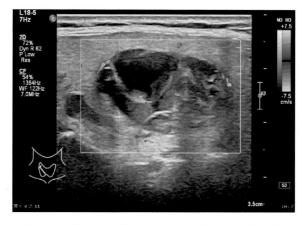

彩图 65　结节性甲状腺肿声像图(结节部分囊性变)

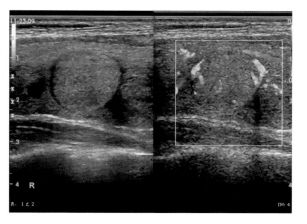

彩图 66　甲状腺腺瘤声像图(结节周边环状血流)

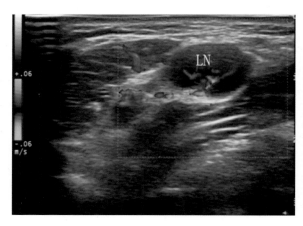

彩图 67　淋巴结炎

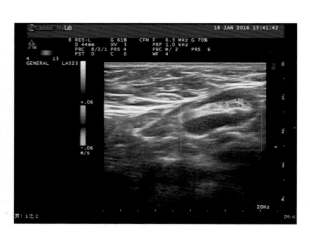

彩图 68　淋巴结反应性增生声像图

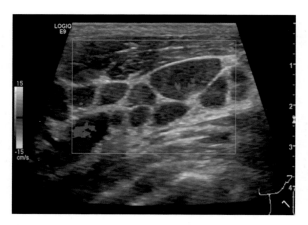

彩图 69　淋巴结结核声像图（二）

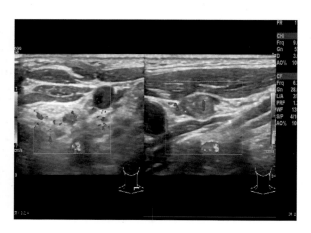

彩图 70　淋巴结转移癌内血流分布杂乱

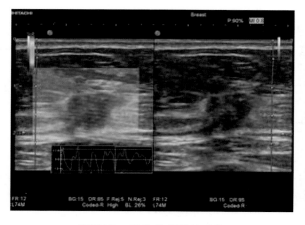

彩图 71　乳腺结节弹性成像

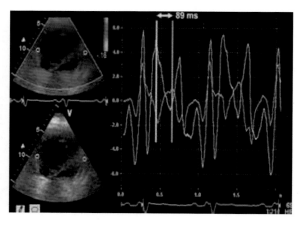

彩图 72　室壁运动组织多普勒成像